FISCHER

Kontaktadresse nach EU-Produktsicherheitsverordnung:
produktsicherheit@fischerverlage.de

Angesichts des bevorstehenden Todes fehlen vielen Menschen die Worte. Dabei gibt es oft noch so viel zu sagen. Die Verunsicherung darüber, wie, wann und ob überhaupt man übers Sterben sprechen darf oder soll, ist groß. Wie aber der Sprachlosigkeit und der eigenen Hilflosigkeit begegnen?

Der Palliativmediziner Sven Gottschling und die Psychotherapeutin Katja Welsch zeigen mit vielen Beispielen, konkreten Gesprächsangeboten und ihrer großen Praxis-Erfahrung, wie ein offenes Gespräch selbst in schwierigen Situationen möglich wird.

Sven Gottschling (Jahrgang 1971) ist Chefarzt am Zentrum für Palliativmedizin und Kinderschmerztherapie des Uniklinikums des Saarlandes. Aus seiner langjährigen Erfahrung im Umgang mit schwerstkranken Patienten, weiß er, wie überaus wichtig Gespräche über das Sterben sind, aber auch wie schwierig es manchmal sein kann, diese frühzeitig anzustoßen.

Die Diplom-Psychologin *Katja Welsch* (Jahrgang 1985) arbeitet am Zentrum für Palliativmedizin und Kinderschmerztherapie am Universitätsklinikum des Saarlandes in Homburg/Saar als therapeutische Teamleitung sowie Leiterin des Forschungsbereichs dieser Abteilung. Dort begleitet sie Patienten und deren Angehörige, die mit einer lebensverkürzenden Erkrankung konfrontiert sind. Daher weiß sie, wie viel Angst und Unsicherheit Gespräche über das Sterben bei den Betroffenen auslösen.

Prof. Dr. med.
Sven Gottschling
mit Dr. Katja Welsch

ÜBERS STERBEN REDEN

Wie Kommunikation in schwierigen Situationen gelingt

FISCHER

3. Auflage

Originalausgabe

Printed in Germany
ISBN 978-3-596-70536-8

Wenn wir nicht mehr heilen können, dann können wir lindern.
Und wenn wir nicht mehr lindern können,
dann können wir trösten.
Und wenn wir nicht mehr trösten können,
dann sind wir immer noch da.

STEFAN EINHORN, SCHWEDISCHER ARZT

INHALT

JEDES GESPRÄCH IST EIN GESPRÄCH GEGEN DIE ANGST

»Findet immer den Mut zu sprechen und den Willen, Dinge zu klären. Denn Stille wiegt schwer wie ein Stein. Und Steine werden zu Mauern. Und Mauern trennen Menschen.«

UNBEKANNT

Ob Betroffener, Angehöriger oder medizinischer Profi – das Sprechen über das Sterben und den Tod fällt uns allen schwer. Die Verunsicherung darüber, wie, wann und ob man überhaupt darüber sprechen darf oder soll, ist groß. Es ist das letzte große Tabuthema, dem wir nach Kräften aus dem Weg gehen wollen. Betroffene möchten ihre Angehörigen schützen, Ärzte und Angehörige befürchten, dass Erkrankte ein solches Gespräch nicht verkraften könnten. Alle Beteiligten fühlen sich durch die starken emotionalen Reaktionen, die dabei ausgelöst werden können, ge- und oftmals auch überfordert. Eigentlich hat niemand das Gefühl, auf diese Gespräche tatsächlich vorbereitet zu sein, denn es ist nicht leicht, mit den eigenen Ängsten, persönlicher Betroffenheit und Unsicherheit umzugehen und sich dabei der eigenen Sterblichkeit bewusstzuwerden.

Schwerkranke Patienten verlieren im Laufe ihrer Erkrankung vieles, das es zu betrauern gilt: Gesundheit, Vitalität, die bisherigen Lebensperspektiven, aber auch die körperliche Unversehrtheit – sei es durch einen künstlichen Darmausgang, sei es durch die Amputation einer Brust oder auch »nur« durch den vorübergehenden Haarausfall aufgrund einer Chemotherapie. Darüber hinaus verändert sich oft die Rolle innerhalb der Familie, auch das ist ein Verlust: Der Ernährer der Familie fällt aus, oder die Mutter, die all die Jahre über den ganzen Laden geschmissen hat, liegt auf einmal kraft- und hilflos im Bett und muss sich nun pflegen lassen.

Und ganz zum Schluss ist der nahende Verlust des Lebens zu verkraften und zu betrauern. Aus der anfangs nur unterschwellig vorhandenen Angst zu sterben wird Gewissheit. Selbst die wenigen Menschen, die es schaffen, sich mit dem eigenen Tod wirklich zu arrangieren, quälen sich mit anderen Themen, wie mit der Frage, wie das Sterben denn tatsächlich ablaufen wird: Wird es qualvoll werden? Kann der Arzt mir zumindest die schlimmsten Beschwerden nehmen? Kann ich in Würde sterben?

Aus unserer Erfahrung als Palliativexperten wissen wir, dass viele Menschen leidvolles Sterben in ihrem Umfeld schon persönlich erlebt haben oder es aus Erzählungen kennen. Nichtmediziner verbinden das Sterben oft mit vielen irrigen Vorstellungen und Schreckensszenarien. Aufklärung gibt hier sowohl dem Betroffenen als auch den Angehörigen und Freunden die Möglichkeit, Informationen richtig einzuordnen und die verbleibende Lebenszeit aktiver und bewusster zu gestalten.

Die Belastung der Angehörigen ist oft viel größer als die des Patienten. Während sich alle um den Kranken bemühen, werden die Angehörigen vernachlässigt oder – und das ist noch schlimmer – durch ungeschickte Bemerkungen und empathiefreie Gespräche seitens des medizinischen Pflegepersonals noch zusätzlich belastet.

Natürlich vermeiden wir alle gerne unangenehme Themen, aber wenn wir es nicht schaffen, mit Betroffenen, mit Angehörigen oder auch als Angehörige mit den Patienten offen zu sprechen, bleiben alle mit ihren Ängsten alleine. Jedes Gespräch ist die Chance zu entlasten, jedes Gespräch ist ein Gespräch gegen die Angst.

Diese Gespräche zuzulassen bedeutet auch, die damit verbundenen Gefühle erst einmal stärker zu spüren. Wir wissen jedoch aus Untersuchungen, dass das Sprechen über Abschied, Tod und Sterben im Vorfeld, die Trauer der Angehörigen nach dem Tod reduziert.

Zudem stellt sich die Mehrzahl der Betroffenen das Ende häufig unnötig schrecklich vor und leidet dementsprechend stärker. Wie entlastend könnte hier ein offenes Gespräch sein!

Gespräche mit Sterbenskranken und deren Angehörigen sind ein Teil, wenn nicht der wichtigste Teil unserer täglichen Arbeit auf der altersübergreifenden Palliativstation am Universitätsklinikum Homburg. Wir wissen sehr wohl, wie hoch die Hürden sind, über das Sterben zu sprechen, und wie viele Missverständnisse es dabei gibt. Die große, oftmals lähmende Angst davor, etwas Falsches zu sagen – entweder weil man wenig Erfahrung im Umgang mit sterbenskranken Menschen hat, oder selbst schlimme Erfahrungen mit Krankheit gemacht hat –, sind dabei die größten Hindernisse.

Die wesentlichen Grundvoraussetzungen dafür, dass Gespräche übers Sterben gelingen, sind Ehrlichkeit und eine offene, warmherzige und einfühlsame Grundhaltung. Es geht nicht darum, ein Happy End wie im Hollywoodfilm herbeizureden, sondern Wichtiges und vielleicht bislang Unausgesprochenes zu äußern und, sofern möglich, letzte Dinge zu regeln. Nicht die Lösung bestehender Probleme steht dabei im Vordergrund, allein schon das Benennen von relevanten Problemen, selbst wenn sie nicht mehr lösbar sind, wirkt befreiend und ist tröstlich.

Tatsächlich gibt es beim Reden übers Sterben nur wenige Dinge, die man wirklich falsch machen kann. Vermeidet man bagatellisierende, vermeintlich tröstende Floskeln wie »wird schon wieder« oder »Die Zeit heilt alle Wunden« (an die Angehörigen gerichtet), und gelingt es, wirklich offene Worte zu finden, anstatt drum herumzureden, hat man schon sehr viel richtig gemacht. Das gilt sowohl für Ärzte, die sich gern hinter ihrer Fachsprache verschanzen, als auch für Sterbende, die ihre Angehörigen beruhigen wollen, oder für Angehörige, die mit aller Gewalt versuchen, ihre Verzweiflung zu verbergen. Obwohl wir alle immer wieder in unterschiedlichste Rollen schlüpfen, geht es gerade bei diesem existentiellen Thema nicht darum, die Erwartungen der anderen zu erfüllen. Sowohl Sterbende als auch ihre Angehörigen haben höchst feine Antennen dafür, ob das Gegenüber aufrichtig ist. Darf jeder so sein, wie er sich wirklich fühlt, nimmt es den Druck aus dem Gespräch, und das ist eine Qualität für sich.

Das Ende eines Lebens kostet viel Kraft, versuchen Sie nicht, eine Fassade aufrechtzuerhalten, sondern investieren Sie die Kraft darin, zu den Gefühlen des anderen und damit zu den wirklich relevanten Botschaften durchzudringen.

»Wie viel Zeit bleibt uns noch?« Diese Frage beschäftigt die Angehörigen ebenso wie den Erkrankten. Die Antwort lautet: »Immer zu wenig.« Und deshalb heißt die Antwort auf die Frage »Wann sollte man mit Gesprächen über das Sterben und den Tod beginnen?« – »Jetzt!«

Mit dieser Motivation und dem Wissen, dass sich die meisten Menschen nicht oder zumindest unzureichend für ein Gespräch über das Sterben gerüstet fühlen, haben wir dieses Buch geschrieben.

Katja Welsch und Sven Gottschling

DAS STERBEN INS LEBEN HOLEN

Man lebt nur einmal,
und wenn man es richtig macht,
dann reicht das auch.

UNBEKANNT

Wenn man erzählt, dass man mit Palliativpatienten, das heißt lebensbegrenzt erkrankten Menschen, arbeitet, ist die Reaktion meist ein ungläubiges bis entsetztes »Echt? – Wie hältst du das denn aus?«. Warum ist die Beschäftigung mit dem Sterben so unangenehm? Nimmt einem der Tod tatsächlich die Freude am Leben, und wirft er nur Fragen auf? Und: Was bringt uns dazu, das – zugegebenermaßen – schwierige, traurige und schmerzhafte Thema Sterben wieder mehr ins Leben holen zu wollen, auch in das von jungen und gesunden Menschen?

Renate Selzer ist 64 Jahre alt, als sie mit starken Schmerzen bei uns auf der Palliativstation aufgenommen wird. Ohne Vorwarnzeichen war bei ihr Lungenkrebs diagnostiziert worden, der so vehement voranschreitet, dass sie schon sehr schwach und bettlägerig ist. Sie hadert mit ihrem Schicksal, ist aber zugleich auch sehr wütend auf sich selbst. »Ich habe mein Leben mit *Verschieben* verbracht, auf morgen, auf in drei Jahren, auf die Zeit nach der Rente. Und jetzt erlebe ich dieses Morgen, diese drei Jahre und auch meine Rente nicht mehr.« Hört man sich ihre Lebensgeschichte an, versteht man ihre Wut noch besser. Frau Selzers Mutter starb früh, und als älteste Tochter war sie für die beiden Geschwister verantwortlich. Um sich aus dieser Situation zu lösen und sich ein eigenes Leben aufzubauen, hatte sie früh geheiratet und recht schnell drei Kinder bekommen. Weil sie es selbst nicht erlebt hatte, wollte sie ihren Kindern eine *heile* Familie bieten und blieb bei ihrem Ehemann, obwohl er sie immer wieder betrog. Als die Kinder älter wurden, begann Renate Selzer wieder in Vollzeit zu arbeiten. Für ein geringes Gehalt litt sie unter einem Chef, der ihren Einsatz nicht würdigte und seine schlechte Laune regelmäßig an ihr ausließ. Nebenbei pflegte Renate Selzer noch ihre Schwiegermutter und ihren Vater und hatte eigentlich nie Zeit für sich, für Hobbys und Freundschaften. Die Verwirklichung ihrer Träume – einen Tanzkurs machen, einmal das Meer sehen, töpfern lernen – verschob sie immer wieder auf später. Zum Renteneintritt sollte es endlich so weit sein, sie buchte eine Reise nach Menorca – ganz alleine. Doch dann – zwei Monate vor Rentenbeginn – erkrankte sie.

Nichts ist schlimmer, als mit dem Gefühl sterben zu müssen, das Leben nicht genutzt und genossen zu haben. Das hängt von der Lebenszeit ab, über die wir verfügen, kann aber auch unabhängig davon sein. So erleben wir in unserem Praxisalltag immer wieder hochbetagte Menschen, die trotz eines hohen Alters sehr mit dem Sterben hadern, weil sie das Gefühl haben, nie richtig mit dem Leben begonnen zu haben. Ein hohes Alter muss nicht automatisch damit verbunden sein, den Tod zu akzeptieren. Und selbst wenn man ein ausgefülltes Leben geführt hat, ist das nicht selbstverständlich. Wie ein Patient sagte: »Wissen Sie, auch als alter Mensch lebt man sehr gerne.«

Aber zurück zu der Frage, warum es auch bzw. gerade für gesunde und auch jüngere Menschen sinnvoll ist, sich die eigene Endlichkeit von Zeit zu Zeit vor Augen zu führen. Wenn man dies tut, führt es in der Regel dazu, dass man den Ist-Zustand mit dem Soll-Zustand abgleicht. Das heißt, man betrachtet sein Leben unter den Aspekten: Was ist mir wichtig? Was möchte ich erreichen? Bin ich auf dem richtigen Weg? Schaffe ich es, mich selbst zu verwirklichen? Vor dem Hintergrund der eigenen Endlichkeit wird einem bewusst, dass man seine Träume und Wünsche nicht aufschieben sollte, sondern sofort beginnen sollte, das Hier und Jetzt in seinem Sinne zu gestalten.

Verstehen Sie uns nicht falsch: Es geht nicht darum, die Angst vor dem Tod kleinzureden. Der Tod darf auch weiterhin etwas bleiben, worauf Ihnen Antworten fehlen. Eine mehr oder minder große Angst bzw. Unsicherheit diesbezüglich ist durchaus normal und angemessen. Hätten wir keinerlei Angst vor dem Tod, würde sich vielleicht der Großteil der Menschen aus dem Leben verabschieden, sobald sie sich mit Problemen konfrontiert sehen. Insofern erfüllt die Angst vor dem Tod eine wichtige Funktion.

Dennoch: Das Bewusstmachen der eigenen Endlichkeit soll nicht zu Trauer, Verzweiflung und Hoffnungslosigkeit führen, sondern ganz im Gegenteil eher dazu, dass Sie Ihre Träume in den Blick nehmen, nichts aufschieben und sich immer mal wieder fragen, ob das Leben, das sie führen, auch dasjenige ist, das sie führen möchten.

Weder Tag noch Stunde

»Damit muss ich mich jetzt noch nicht befassen, dafür habe ich später noch Zeit.« Viele von uns, die gesund sind oder zumindest glauben, es zu sein, wiegen sich in einer Sicherheit, die es nicht gibt, und schieben den Tod weit von sich weg. Aber letztlich weiß niemand, wann es so weit sein wird. Jeden Tag kann es aus den verschiedensten Gründen dazu kommen, dass unser Leben auf den Kopf gestellt wird: Durch eine niederschmetternde Diagnose oder einen tragischen Unfall, wie uns die Plakate an der Autobahn so drastisch vor Augen führen, die ein zersplittertes Handydisplay zeigen, auf dem eine junge Frau und ihre kleine Tochter zu sehen sind – daneben ein großes Kreuz, unter dem steht: »Marie (38), abgelenkt durch eine SMS«. Natürlich sollen Sie jetzt nicht jeden Tag mit dem Gedanken aufwachen, dass es morgen sowieso schon vorbei sein kann. Aber gerade im Fall eines Unfalls oder einer plötzlich auftretenden Krankheit kann es für Ihre Angehörigen, die wahrscheinlich noch den Schock, den diese Nachricht in ihnen ausgelöst hat, verdauen müssen, sehr entlastend sein, wenn Sie Vorkehrungen getroffen und über Ihre Wünsche im Fall Ihres plötzlichen Versterbens gesprochen haben.

Giovanni Rossi erleidet mit 50 Jahren aus dem Nichts heraus einen Herzinfarkt mit Kreislaufstillstand. Eine Reanimation rettet zwar sein Leben, aber er hat massive Hirnschäden davongetragen und wird für immer ein Pflegefall bleiben. Seine Ehefrau – völlig überwältigt von dem Ereignis – hatte nie mit ihrem Mann über Krankheit, Sterben und Tod gesprochen. Weder hat er eine Patientenverfügung (Seite 123) noch eine

Vorsorgevollmacht (Seite 147). Trotzdem müssen nun Entscheidungen getroffen werden, wie es mit Herrn Rossi weitergehen soll. Es ist für seine Frau eine massive zusätzliche Belastung, nicht zu wissen, was ihr Mann sich in einer solchen Situation gewünscht hätte. Denn bei allem, was jetzt kommt, hat sie das Gefühl, auf einmal über Wohl und Weh, Leben und Tod ihres Mannes entscheiden zu müssen.

Ähnlich ergeht es den Eltern der 19-jährigen Lea Kurtz, die beim Schwimmen im Freibad verunglückt ist und bei der nur noch der Hirntod festgestellt werden kann. Grundsätzlich kommt hier eine Organspende in Betracht. Der zuständige Arzt befragt die Eltern, ob Lea einen Organspendeausweis besitzt oder sich jemals zu dem Thema geäußert hat. Die Eltern haben mit ihrer Tochter nie darüber gesprochen. Für sie ist es extrem schwer, in dieser Situation eine Entscheidung zu treffen, und sie haben zudem Angst, die falsche zu treffen, die nicht im Sinne von Lea wäre. Herr und Frau Kurtz entscheiden sich gegen eine Organspende. Doch damit ist es nicht getan – anschließend stehen weitere Entscheidungen an: Feuer- oder Erdbestattung? Friedhof oder Friedwald? (Seite 170) Auch bei diesen Fragen sind die Eltern überfordert.

Dierk Bläuer ist selbständiger Dachdeckermeister, und sein Betrieb ist sein Lebenswerk, auf das er sehr stolz ist. Beide Söhne sind ebenfalls Dachdeckermeister, arbeiten als Angestellte in unterschiedlichen Firmen. Dierk Bläuer war es immer wichtig, dass sein Betrieb nach seinem Tod weitergeführt wird und in Familienbesitz bleibt. Er hat sich jedoch nie Gedanken darüber gemacht, wie dies konkret umgesetzt werden soll, und sich jedem Gespräch darüber mit dem Argument, das hätte ja noch ein bisschen Zeit, verweigert. Auf einer Baustelle verunglückt Dierk Bläuer schwer und verstirbt auf der Intensivstation. Nach seinem Tod zerstreiten sich seine Söhne, weil es keine Absprachen über die Geschäftsnachfolge gibt. Der Betrieb muss verkauft werden und geht in einem Großunternehmen auf.

Die Beispiele zeigen, welche Folgen es haben kann, wenn man nicht rechtzeitig über die letzten Dinge im Leben gesprochen hat und entsprechende Vorkehrungen getroffen wurden. Das ist spätestens dann unumgänglich, wenn eine lebensbedrohliche Erkrankung vorliegt. Aber es sollte auch ohne aktuellen Anlass erfolgen, vor allem, wenn Sie Verantwortung für andere tragen. Stellen Sie sich nur vor, Sie und Ihr Partner bzw. Ihre Partnerin haben kleine Kinder. Endlich wollen Sie sich wieder etwas Zeit zu zweit gönnen. Sie haben einen Tisch in Ihrem Lieblingsrestaurant reserviert und einen Babysitter organisiert. Sie verbringen einen wunderschönen Abend, doch auf dem Heimweg nimmt Ihnen jemand die Vorfahrt, und bei dem folgenden schweren Unfall sterben Sie und Ihr Partner bzw. Ihre Partnerin. Was soll aus Ihren Kindern werden? Bei wem sollen sie aufwachsen? (Seite 161) Deshalb:

MERKE

Suchen Sie das Gespräch mit Ihren Angehörigen. Sagen Sie, dass Ihnen das Thema wichtig ist. Fragen Sie sie auch danach, was sie sich vorstellen. Halten Sie Ihre Wünsche schriftlich fest. Welche Dokumente dafür wichtig sind, erfahren Sie in diesem Buch. Wichtig ist, dass Sie in regelmäßigen Abständen überprüfen, ob die von Ihnen getroffenen und kommunizierten Entscheidungen noch zutreffen.

Der Umgang mit dem Tod ist schwer genug. Wenn durch Sie nichts geregelt wurde und Ihre Angehörigen Entscheidungen treffen müssen, ohne zu wissen, was in Ihrem Sinne ist, stellt dies eine zusätzliche Belastung dar, der Sie vorbauen können.

Ein Bekannter erzählte uns vor einiger Zeit völlig entrüstet von einem Aufklärungsgespräch, das er mit einem Chirurgen anlässlich eines geplanten kleinen Eingriffs an einem Leistenbruch führte. Dieser hätte ihn doch allen Ernstes gefragt, ob er eine Patientenverfügung habe. Prinzipiell darf man sich die Frage stellen, ob das bei einem Routineeingriff bei einem kerngesunden 50-Jährigen eine vertrauensbildende Maßnahme war. Andererseits schwingt bei jeder Behandlung, auch bei jedem Routineeingriff, ein gewisses, nicht einzuschätzendes Risiko mit. Nicht nur bei einer Krebserkrankung besteht die Gefahr zu sterben, auch bei chronisch obstruktiver Lungenerkrankung (COPD) zum Beispiel, unter der Millionen Deutsche leiden. Trotz intensivster medizinischer Behandlung führt COPD in der Regel zu einem verfrühten Tod. Dies geschieht oft im Rahmen eines plötzlich aufgetretenen Infektes der Luftwege, das heißt durch ein Bakterium in der Lunge oder durch ein Grippevirus. Aus einer leidlich stabilen Lage wird plötzlich eine lebensbedrohliche Situation.

Es ist wirklich nie zu früh, sich darüber Gedanken zu machen, was man sich am Lebensende für sich selbst wünscht. Auch die Entscheidung, sich nicht mit diesen Fragen auseinanderzusetzen, ist eine Entscheidung. Denn in krankheitsbedingten Notfallsituationen wird immer das gesamte Feuerwerk an Diagnostik und Therapie abgebrannt. Dann kann es passieren, dass die Angehörigen auf der Intensivstation am Bett stehen, während man selbst über einen Luftröhrenschnitt künstlich beatmet wird, an der Dialyse hängt und durch verschiedene kreislaufunterstützende Medikamente am Sterben gehindert wird. Und in genau dieser Situation wird man diesen Menschen, die Angst haben und überfordert sind, die folgende Frage stellen: Was hätte sich der Patient für sich gewünscht?

Versuchen Sie sich einmal in die Rolle jener Angehörigen hineinzuversetzen, und Sie werden uns beipflichten, dass sich das nicht wirklich gut anfühlt. Wenn Sie es bislang als vielleicht gesunder Mensch nicht geschafft haben, sich mit dem Thema Vorausverfügungen im Krankheitsfall zu beschäftigen, dann sollten Sie das schleunigst ändern.

Eines können wir Ihnen versprechen: Wenn Sie sich Ihre Gedanken dazu gemacht und sie in mehr oder minder ausführlicher Form zu Papier gebracht haben (wie Sie das ganz leicht schaffen, zeigen wir Ihnen auf Seite 123) und mit Ihren engsten Vertrauten über Ihre Wünsche und Vorstellungen in bestimmten Krankheitssituationen gesprochen haben, werden Sie merken, wie groß das Gefühl der Entlastung ist. Dann nämlich müssen Sie sich nicht mehr mit diesen Themen beschäftigen. Zum einen haben Sie für sich die Klarheit gefunden, und zum anderen haben Sie die Menschen, die Ihnen am wichtigsten sind, für den Ernstfall entlastet. Und bedenken Sie auch: Je geringer das eigene Krankheitsgefühl, je geringer die Einschränkungen, desto weniger bedrohlich ist auch die Auseinandersetzung mit dem Thema Vorsorgevollmacht, denn wenn es mir gutgeht, fühle ich mich ja nicht akut von einer künstlichen Beatmung bedroht.

Wir wissen von vielen Patienten, die wir über die Jahre betreut haben und betreuen, dass es gerade bei weit vorangeschrittenen Erkrankungen, wie zum Beispiel metastasierten Krebserkrankungen, sehr schwer ist, im Angesicht eines vielleicht nicht mehr allzu weit entfernten Sterbens diese Themen anzugehen. Auch reagieren viele Angehörige unserer Patienten immer wieder überrascht, wenn wir sie in Gesprächen dazu ermutigen, diesen Zeitpunkt zu nutzen, um sich Gedanken über eigene Wünsche und Vorstellungen zu machen und diese zu Papier zu bringen. Je länger die Themen wie Vollmacht oder Patientenverfügung auf die lange Bank geschoben werden, desto mehr wächst der Druck und desto stärker wird das Unwohlsein. Es ist ein bisschen wie mit der Steuererklärung: Je näher der Abgabetermin rückt, desto unbequemer wird es. Erkrankte, die die Vorsorge für sich ignorieren, schieben diesen Schwarzen Peter ihren Angehörigen zu.

Besonders dramatisch ist es in den Fällen, bei denen die Hinterbliebenen minderjährige Kinder sind. »Ja, aber es gibt doch die Taufpaten«, mögen Sie jetzt einwerfen. Das können zwar Ihnen nahestehende Menschen sein, die Ihnen glaubhaft versprochen haben, sich im Notfall um Ihre Kinder zu kümmern, familienrechtlich relevant ist eine solche Taufpatenschaft aber keineswegs.

Bei Patienten mit schwerwiegenden, aber prinzipiell heilbaren Erkrankungen, wie bestimmten Krebserkrankungen, denen wir eine Auseinandersetzung mit diesen Themen empfehlen, geht es uns nicht darum, ihnen die Hoffnung auf eine Heilung zu nehmen. Gleichwohl möchten wir sie dafür sensibilisieren, dass es mittlerweile auch trotz verbesserter Therapien langjährige Verläufe gibt, in denen die Patienten die Hoffnung nie aufgeben. Auch beim fünften Rückfall fällt den Ärzten immer noch etwas ein, was zu dem Phänomen führt, das wir gerne das »Unsterblichkeits-Gefühl« nennen. Machen Patienten permanent die Erfahrung, dass ihre Ärzte wieder und wieder ein neues Kaninchen aus dem Hut zaubern, liegt es nahe zu glauben, es gehe immer so weiter. Gerade bei diesen Patienten mit Langzeitverläufen erleben wir, dass das Gespräch über Plan B – was, wenn es irgendwann doch nicht mehr weitergeht – besonders schwierig ist, weil es in fundamentaler Weise im Widerspruch zum bisher Erlebten steht. Auch hier gilt der Leitsatz: »Hope for the best and prepare for the worst.« Denn wenn ich mich prinzipiell mit dem Schlimmsten auseinandergesetzt und darauf vorbereitet habe, kann ich mich noch mal mit ganz viel Schwung auf die Hoffnung stürzen, dass doch noch alles gut werden kann.

FACTS

Im Jahr 2018 veröffentlichte die IAHPC, die Internationale Gesellschaft für Hospiz- und Palliativversorgung, eine neue Definition von Palliativversorgung. Diese verdeutlicht noch einmal, dass Palliativmedizin eben nicht Medizin am Lebensende bedeutet, sondern wesentlich mehr. In der Definition heißt es: »Palliativversorgung ist die aktive und umfassende Versorgung von Menschen jeden Alters mit schwerem gesundheitsbezogenem Leiden infolge schwerer Erkrankung und insbesondere von Menschen nahe am Lebensende. Sie zielt auf eine Verbesserung der Lebensqualität von Patienten, deren Familien und Zugehörigen ab.«

Was kann eine palliative Versorgung leisten?

Früher vertrat man den Standpunkt, gerade bei einer Krebserkrankung lange mit allen zur Verfügung stehenden Mitteln den Tumor zu bekämpfen und ein drohendes Scheitern möglichst gar nicht oder so spät wie möglich zu thematisieren. Man gab an, damit dem Patienten nicht die letzte Hoffnung nehmen zu wollen, aber in Wirklichkeit war es wohl auch für die Ärzte der wesentlich bequemere Weg. Denn solange man einem Patienten noch den trügerischen Strohhalm einer weiteren Chemotherapie hinhalten konnte, musste man sich nicht dem anspruchsvollen Gespräch über einen Alternativplan stellen, sollte die weitere Behandlung nicht sinnvoll sein.

Mittlerweile lässt sich wissenschaftlich belegen, dass schwerstkranke Patienten eine verbesserte Lebensqualität haben und weniger unter Depressionen leiden, wenn frühzeitig palliativmedizinische Kompetenz dazugeholt wird. Nicht nur werden weniger sinnlose Chemotherapien angeboten, sondern die frühzeitige Palliativversorgung wirkt sich auch lebensverlängernd für die Betroffenen aus. Die bahnbrechende Studie von Jennifer Temel von 2010 zeigt, dass Patienten mit einem metastasierten Lungenkarzinom im Mittel knapp ein Jahr lebten, wenn sie palliativmedizinisch mitbetreut wurden. Die Kontrollgruppe hingegen lebte nur knapp neun Monate. Die betreuten Patienten hatten im Mittel vier Kontakte zu einem Palliativmediziner. Unser Rückschluss ist jetzt natürlich unzulässig und etwas überspitzt, aber das bedeutet neben einer niedrigeren Depressionsrate und der verbesserten Lebensqualität einen Zugewinn von circa drei Wochen Lebenszeit pro persönlichem Kontakt mit dem Palliativmediziner.

Temels Studie führte dazu, dass mittlerweile in medizinischen Leitlinienempfehlungen regelmäßig zur Frühintegration von Palliativmedizin geraten wird.

Auch andere Arbeitsgruppen kamen zu ähnlichen Ergebnissen wie in der Studie von Jennifer Temel. Beispielsweise zeigt eine Studie von an Lungenkrebs erkrankten Patienten und deren Angehörigen von 2015, dass sich durch wöchentliche Telefonkontakte mit einer geschulten Pflegekraft Depressionen und Angst verringern. Eine ebenfalls 2015 veröffentlichte Studie belegt eine deutliche Verbesserung der Überlebenszeit, wenn die Palliativversorgung früher einsetzte. Und auch auf die Angehörigen wirkte sich die Begleitung positiv aus, sie litten weniger unter Depressionen und Stress.

Zahlreiche Folgestudien haben gleichlautende Ergebnisse gebracht. Monatliche Gesprächsangebote für Patienten und Angehörige mit Palliativversorgern brachten sowohl eine Verbesserung der Lebensqualität als auch der psychischen Belastung bei beiden Gruppen.

Wann sollte die Palliativversorgung einsetzen?

Bei Krebserkrankungen ist es vermeintlich leichter festzulegen. Hier könnte man bei metastasierten Erkrankungen ein erstes palliativmedizinisches Gespräch initiieren. Aber wie sieht es mit neurologischen Erkrankungen oder anderen Organerkrankungen aus, bei denen Herz, Leber, Niere oder Lunge betroffen sind? Wir haben uns mit vielen anderen Palliativexperten zusammengesetzt und möglichst einfache Kriterien erarbeitet, wann man für welche Patienten mit der palliativen Versorgung einsetzen kann. Eigentlich sind diese Kriterien erstellt worden, um ärztlichen Kollegen Hemmungen bei der Anmeldung ihrer Patienten in einer Palliativstation zu nehmen, denn in den Köpfen vieler Ärzte stecken noch überholte Vorurteile, wie »Diesen Patient kann ich euch noch nicht schicken, dem geht es noch zu gut« oder »Der ist noch nichts für euch, der stirbt noch nicht«, denen man damit zum Wohle der Patienten begegnen kann.

Wir sind der Meinung, dass Ihnen diese Liste auch als Betroffene und Angehörige gute Dienste leisten kann.

Kriterien für die Frühintegration von Palliativversorgung

Bei den geschilderten Erkrankungen oder Erkrankungsstadien ist es sinnvoll, einen Palliativmediziner hinzuzuziehen.

- **Krebserkrankungen:**
    - **Krebserkrankungen in verschiedenen Organen oder Geweben:** metastasiert und/oder inoperabel
    - **Hirntumore**, inoperabel oder verbliebene Tumorreste nach der Operation oder Rückfall der Erkrankung
- **Bluterkrankungen:**
    - Akute **Leukämien** oder aggressiv verlaufende **Lymphome**, kein initiales vollständiges Verschwinden der Krebszellen durch die Therapie oder Rückfall ohne Ansprechen auf die Therapie oder Therapieabbruch

- Erkrankung der **inneren Organe:**
  - **Chronische Herzschwäche** ab NYHA Grad III (starke Einschränkung der Belastbarkeit mit Beschwerdefreiheit in Ruhe, jedoch Auftreten von Beschwerden bereits nach leichter Belastung) und mehr als einer Notfalleinweisung in den letzten sechs Monaten unter optimaler Therapie. (Optimale Therapie bedeutet, dass der behandelnde Kardiologe nach aktuellem medizinischem Standard die medikamentöse und nichtmedikamentöse Therapie maximal eingesetzt hat.)
  - **COPD** GOLD-Stadien II–IV, hierbei handelt es sich um eine Stadieneinteilung der chronisch obstruktiven Lungenerkrankung. Bei GOLD-Stadium II spricht man von mittelschwerer COPD, hier ist die Lungenfunktion bereits um 20 bis 50 Prozent unter dem Sollwert. Darüber hinaus ist ein weiteres Kriterium gefordert, z. B. Luftnot in Ruhe, Schmerzen oder Depression oder mehr als ein ungeplanter Krankenhausaufenthalt wegen zusätzlichem Infekt der Luftwege in den letzten sechs Monaten unter optimaler Therapie. Auch hier gilt wieder, optimale Therapie heißt, es erfolgt die stadiengerechte medikamentöse und nichtmedikamentöse Therapie durch einen Facharzt, und diese wird auch wie verordnet angewandt.
    - → Zusätzliche Kriterien sind: über 50 Prozent Ruhebedürftigkeit zur Tageszeit oder eine insgesamt stark eingeschränkte Selbstversorgung
  - **Chronische Nierenschwäche** ab Stadium IV und einem weiteren Kriterium, entweder eingeschränkte

Selbstversorgung mit mehr als 50 Prozent Ruhebedürftigkeit während des Tages oder Kriterien, die eine Dialyse ausschließen oder mehr als vier weitere Begleiterkrankungen.

  - **Lebererkrankungen**, Leberzirrhose Child-C mit mindestens einem Zusatzkriterium: entweder immer wieder nachlaufendem Bauchwasser, leberfunktionsstörungsbedingter Hirnfehlfunktion, kombinierte Leber-Nieren-Problematik oder Zustand nach Speiseröhrenkrampfadern-Blutung.
- **Neurologische Erkrankungen:**
  - **Neurologische Erkrankungen** mit Bewegungsstörungen, spätestens mit beginnenden Sprech-, Schluck- oder Atemstörungen, zum Beispiel bei Morbus Parkinson, Morbus Huntington, Multipler Sklerose, amyotropher Lateralsklerose (ALS), hier im Grunde genommen schon ab Diagnosestellung. Bei Myasthenie, Muskeldystrophien, Schlaganfallverläufen, die entweder bleibende Schluckstörungen hinterlassen oder in eine vollständige Pflegeabhängigkeit münden.
  - **Demenz**, bei gestörtem Ess-Trink-Verhalten, bei mehr als einem ungeplanten Krankenhausaufenthalt in den letzten sechs Monaten.

Haben Sie sich hier als Patient wiedergefunden oder als Angehöriger eine Erkrankung oder ein Erkrankungsstadium eines Familienangehörigen wiedererkannt, können Sie diese Vorlage nutzen, um mit Ihrem Hausarzt oder Facharzt ins Gespräch zu kommen. Ihren behandelnden Medizinern ist es leicht möglich, ein palliativmedizinisches Begleitangebot für Sie in die Wege zu leiten. Dabei ist das oberste Ziel, die palliativmedizinische Behandlung eben nicht im Anschluss an eine Therapie, die sich an der Erkrankung ausrichtet, zu initiieren, sondern sie als selbständigen Baustein der Gesamttherapie möglichst frühzeitig anzubieten.

WIE KANN KOMMUNIKATION ÜBER DAS STERBEN GELINGEN?

Für ein gutes Gespräch sind die Pausen genauso wichtig wie die Worte.

HEIMITO VON DODERER

Dieses Buch soll Mut machen, Gespräche über die Themen Sterben und Tod zu führen. Es soll Ängste reduzieren und konkrete Anregungen geben. Da es ein Buch über das Reden ist, möchten wir zuerst über einige grundlegende Dinge der Kommunikation sprechen. Denn häufig sind es nicht nur Ängste, die das Sprechen übers Sterben erschweren, sondern auch Missverständnisse, also Fehler in der Kommunikation.

> Sandra Krüger ist an einem schnell fortschreitenden Lungentumor erkrankt und verbringt ihre letzten Wochen in einem Hospiz. Die 52-Jährige ist sehr unzufrieden und enttäuscht, weil ihr Mann so wenig Zeit mit ihr verbringt. Dieser wiederum sagt, er besuche seine Frau so selten, weil sie in seinem Beisein nur am Nörgeln sei und er damit nicht umgehen könne. Je seltener er zu Besuch kommt, desto unzufriedener und vorwurfsvoller wird Sandra Krüger und desto mehr zieht sich ihr Mann zurück.

Georg Steinmann ist schwer krank, seine Frau belastet diese Situation stark. Aber wenn er über seinen Tod sprechen möchte, verfällt sie in geschäftiges Treiben, steht auf, zieht die Vorhänge zu, stellt die Sachen auf dem Nachttisch um usw. Als ihr Mann einige Tage später nicht mehr ansprechbar ist, beklagt sie, dass es ja doch viele Dinge gegeben habe, über die sie mit ihm noch hätte sprechen wollen.

An diesen Beispielen sieht man sehr gut: Kommunikation ist mehr als die Übermittlung von Informationen, die Weitergabe von Erfahrung und Wissen. Gerade in Gesprächen mit schwersterkrankten Menschen spielen Emotionen eine große Rolle, geht es in Gesprächen oft um die Beziehung von zwei oder mehr Menschen zueinander.

Paul Watzlawick, der bekannte österreichisch-amerikanische Kommunikationswissenschaftler, sagt: Man kann nicht *nicht* kommunizieren. Das heißt, dass jede Art von Verhalten einen Akt der Kommunikation darstellt. Kommunikation ist nach Watzlawick immer Ursache und Wirkung. Auf jedes Verhalten folgt also immer eine Reaktion.

MERKE

Auch wenn Sie Ihrem Gegenüber nicht direkt sagen, dass Sie nicht über das Sterben sprechen wollen – Ihr Verhalten kann etwas anderes ausdrücken und Ihre Abneigung deutlich kommunizieren. Machen Sie sich bewusst, wie Sie in einer solchen Situation reagieren und wie diese Reaktion auf andere wirkt. Wenn Sie selbst solch ein abwehrendes Verhalten als Reaktion auf Ihren Gesprächswunsch erleben – lassen Sie nicht locker und bestehen Sie darauf.

Bei jeder Form von Kommunikation gibt es einen »Sender«, der Informationen weitergibt, und einen oder mehrere »Empfänger«, die diese Informationen aufnehmen. Kommunikation ist ein kreisförmiger Prozess, Störungen der Kommunikation können auf beiden Seiten auftreten und führen dann dazu, dass Missverständnisse sich in einer Art Teufelskreis immer weiter verstärken – wie im Fall des Ehepaars Krüger.

Wie Missverständnisse entstehen können – gerade bei emotional belastenden Themen –, das erklären Kommunikationsmodelle sehr anschaulich. Im Folgenden stellen wir drei dieser Modelle kurz vor.

Das Eisbergmodell

Das erste wichtige Kommunikationsmodell geht zurück auf die Theorien von Sigmund Freud und wurde als Eisbergmodell bekannt. Diese Metapher steht dafür, dass nur der kleinere Teil der Kommunikation bewusst und für den anderen direkt wahrnehmbar ist. Das ist vor allem der sachliche Inhalt einer Nachricht. Dieser Sachinhalt wird über Worte und Körpersprache vermittelt, die der Empfänger verstehen kann. Dieser Anteil wird auf circa 20 Prozent geschätzt. Der deutlich größere Anteil einer Kommunikation – circa 80 Prozent – bleibt sozusagen unter der Wasseroberfläche, also »unsichtbar«. Dieser Part umfasst die Handlungsabsichten des Senders, die zum größten Teil vor- bzw. unterbewusst sind. Vor allem Informationen, die etwas über die Beziehung der beiden Menschen aussagen, die miteinander kommunizieren, bleiben unter der Oberfläche. Das heißt, dass neben den Worten, die zwischen zwei Menschen ausgetauscht werden, noch viele weitere Informationen hin und her fließen.

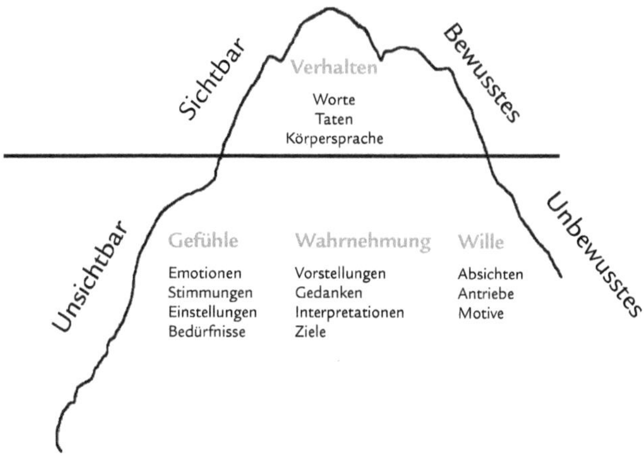

Eisbergmodell nach Sigmund Freud

Für den Alltag bedeutet dies, dass es wichtig ist, die Botschaft hinter den Worten zu suchen, also das an die Wasseroberfläche zu holen, was tief darunter verborgen liegt.

Marika und Eric Schulte sind seit Jahren in tiefer Liebe verbunden. Marika Schulte befindet sich auf unserer Station, ihr Mann besucht sie regelmäßig. Eines Tages äußert die schwerkranke Frau gegenüber ihrem Mann den Wunsch, dass er eine Kontaktanzeige schalten möge, um möglichst schnell eine neue Partnerin zu finden. Dieser Wunsch führt bei Eric Schulte zu sehr aufwühlenden Gefühlen, die sich zwischen Wut, Unverständnis, Erschütterung und Ratlosigkeit bewegen. Er ist so in seiner (vorweggenommenen) Trauer (Seite 199) um Marika gefangen und so voller Liebe zu ihr, dass ihm der Gedanke, eine andere Frau in sein Leben zu lassen, völlig abwegig erscheint. Marikas wahre Aussage findet sich jedoch unter der Oberfläche ihres Wunsches. Denn er verdeutlicht letztlich nur die große Sorge einer Frau um ihren zurückbleibenden Ehemann. Es fällt ihr jedoch schwer, ihre Liebe ihm gegenüber offen auszudrücken, weil sie diese starken Gefühle im gemeinsamen Gespräch vermeidet, aus Angst, davon »überschwemmt« zu werden. Marika Schulte wählt deshalb einen »ungefährlicheren«, für ihren Mann aber sehr irritierenden Weg, um ihren Gefühlen Ausdruck zu verleihen.

Das Vier-Ohren-Modell der Kommunikation

Auch das nächste Modell befasst sich damit, dass Aussagen eines Senders neben dem offensichtlichen Inhalt weitere Informationen umfassen. Es ist bekannt als das Vier-Ohren-Modell der Kommunikation und stammt von Friedemann Schulz von Thun. Der Kommunikationswissenschaftler beschreibt in seinem Modell letztlich auch eine Zweiteilung von Aussagen wie das Eisbergmodell (offen vs. verdeckt), differenziert die unter der Wasseroberfläche liegenden Inhalte jedoch weiter. Nach Schulz von Thun hat jede Nachricht, die ein Sender an einen Empfänger aussendet, vier Seiten bzw. Ebenen, vier »Schnäbel«, die mit vier verschiednen »Ohren« gehört werden können. Das Gelingen von Kommunikation zwischen Sender und Empfänger hängt davon ab, ob der Empfänger weiß, auf welcher Ebene der Sender seine Nachricht gesendet hat. Versteht ein Empfänger eine Botschaft auf einer anderen Ebene als auf der, auf der sie gesendet worden ist, kommt es zu Missverständnissen.

Die vier Ebenen, auf denen eine Nachricht Informationen transportieren kann, sind folgende:

- Die **Ebene der Sachinformation**: Hierbei handelt es sich um Zahlen, Daten, Fakten, die vermittelt werden sollen.
- Die **Ebene der Selbstkundgabe**: Mit jeder Aussage, die ich mache, gebe ich auch etwas über mich selbst zu erkennen. Entweder explizit, also direkt über eine Ich-Botschaft (»Ich habe Angst«) oder auch implizit, sozusagen zwischen den Zeilen.
- Die **Beziehungsebene**: In jeder Botschaft steckt ein Hinweis darauf, wie der Sender zum Empfänger steht, wie er ihn sieht. Informationen dieser Ebene werden auch durch Mimik, Gestik, Tonfall oder die Art der Formulierung vermittelt. Je nachdem, was der Empfänger auf dieser Ebene versteht, fühlt er sich respektiert, wertgeschätzt oder aber auch missachtet, abgelehnt, gedemütigt.
- Die **Appellebene**: In der Regel dient die Kommunikation einem bestimmten Zweck. Das heißt, dass der Sender beim Empfänger etwas auslösen bzw. erreichen möchte. Auf dieser Ebene werden Wünsche, Handlungsanweisungen oder auch Ratschläge übermittelt. Häufig werden solche Appelle verdeckt gesendet.

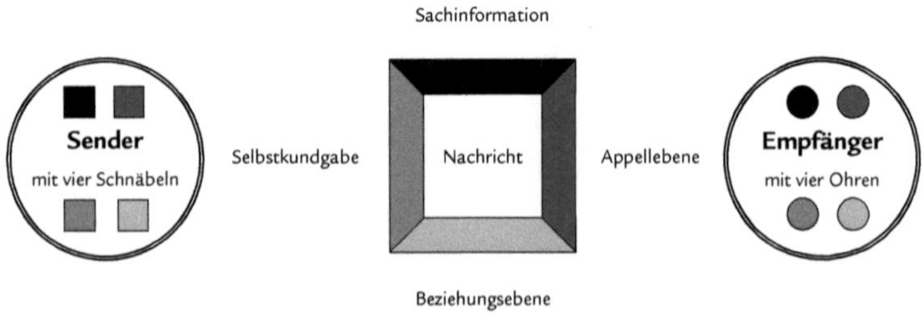

Das Vier-Ohren-Modell der Kommunikation nach Schulz von Thun

Erinnern wir uns an Marika und Eric Schulte. Im ersten Moment sieht die Aussage »Gib eine Kontaktanzeige auf« wie ein klarer Appell aus. Letztlich steckt dahinter aber vor allem eine Selbstkundgabe und eine Aussage über die Beziehung der beiden (»Ich liebe dich von ganzem Herzen, ich mache mir große Sorgen um dich, und ich wünsche mir, dass nach meinem Tod gut für dich gesorgt wird.«). Diese Aussage war für Marika Schulte aber aus Angst vor der emotionalen Reaktion ihres Mannes nicht zu formulieren. Denn die beiden wollten ihre Emotionen, so gut es ging, aus ihren Gesprächen ausklammern, um den jeweils anderen zu schonen. Es war aber letztlich für beide sehr bereichernd, als sie sich, unterstützt von einem »dolmetschenden« Beratungsteam, gegenseitig ihre »Schwäche« zeigen, zusammen weinen und sich dabei gegenseitig umarmen konnten.

Je nachdem, wie wir gestrickt sind, hören wir also mit anderen Ohren. Beispielsweise verstehen einige Menschen Nachrichten (fast) immer auf dem Appell-Ohr, während andere häufig den Eindruck haben, dass in einer Nachricht eine Aussage über die Beziehung steckt.

Stellen Sie sich vor, ein Mann sitzt abends auf der Couch, schaut Champions League und trinkt dabei ein Bier (wenn schon Klischee, dann richtig). Er nimmt die Bierflasche hoch und sagt »Mein Bier ist alle …« Jetzt gibt es für die Frau verschiedene Möglichkeiten zu antworten. Ist es die Frau gewohnt, mit ihrem Appell-Ohr zu hören, dann wird sie aufstehen, an den Kühlschrank gehen und ihrem Mann ein neues Bier bringen. Ist sie aber eher sachorientiert, wird sie vielleicht nur kurz zustimmend nicken oder so etwas sagen wie: »Im Kühlschrank müsste noch welches sein.«

Ein anderes Beispiel verdeutlicht, was passiert, wenn jemand ein sehr großes »Beziehungs-Ohr« hat und in jeder Aussage seines Gegenübers eine Äußerung zu seiner Person erkennt. Solche Menschen beziehen alles auf sich, fühlen sich leicht angegriffen und beleidigt. Stellen Sie sich ein Paar beim gemeinsamen Abendessen vor. Der Mann hat einen Eintopf gekocht, nach ein paar Löffeln fragt die Frau: »Der Eintopf schmeckt heute richtig lecker! Sind das Erbsen?« Der Mann reagiert daraufhin beleidigt, weil er daraus schließt, dass er normalerweise nicht gut kocht, und kommt auf der Beziehungsebene zu dem Schluss: »Alles, was ich mache, musst du kritisieren.« Wäre er auf der Sachebene geblieben, hätte seine Antwort in etwa so gelautet: »Ja, das sind Erbsen. Ich dachte, das passt ganz gut.«

Wieso ist dieses Modell im Falle einer schweren Erkrankung besonders relevant? Wenn wir mit einem Menschen schon öfter gesprochen haben, wenn er uns vertraut ist, dann gewöhnen wir uns an seine Art zu hören, er sich an unsere Art zu sprechen und andersherum. Zu Irritationen kann es kommen, wenn jemand sein Verhalten plötzlich verändert. Dies kann in Krisensituationen geschehen – wie es eine palliative Erkrankung eben ist. Wir erleben beispielsweise häufig, dass Angehörige am Krankenbett auf einmal alles als Appell verstehen – auch wenn dies vorher vielleicht nicht der Fall war. Manchmal wird schon eine kleine Mimikveränderung des Patienten als Hinweis darauf verstanden, dass ihm kalt ist oder er unbequem liegt. Dann kann es vorkommen, dass auf einmal hektische Betriebsamkeit ausbricht. Ursächlich hierfür ist natürlich oftmals auch eine Unsicherheit, die dadurch entsteht, dass man in dieser neuen Situation alles richtig machen möchte.

Manchmal jedoch liegt diese Hektik in den eigenen (Kommunikations-)Mustern begründet. Es kann also sinnvoll sein, sich in einer solchen Situation zu hinterfragen, an das Modell mit den vier Ohren zu denken und erst nach einem Moment Bedenkzeit tätig zu werden.

Die Transaktionsanalyse

Beim dritten Kommunikationsmodell handelt es sich um die Transaktionsanalyse nach Eric Berne. Ein Teilbereich davon ist für uns besonders interessant. Relevant dafür, wie Menschen sich im Laufe ihres gesamten Lebens verhalten, sind fünf in der Transaktionsanalyse als Antreiber bezeichnete Leitsprüche. Diese Antreiber sind in der Regel relativ stabil, das heißt, man wechselt seine(n) Antreiber nicht ständig, sondern hält oft sein Leben lang daran fest und handelt in den meisten Situationen danach. Diese fest verankerten

Antreiber kommen in Krisensituationen besonders stark zum Tragen, da sie Sicherheit vermitteln. Der Gedanke dahinter lautet in etwa: »Dieser Satz hat mir damals in einer schwierigen Situation geholfen, er wird mir auch dieses Mal helfen.« Allerdings sind diese Antreiber den Menschen nicht immer bewusst. Manchmal ahmt man damit das Verhalten verschiedener Vorbilder nach – beispielsweise das der Eltern –, ohne sich bewusst dafür entschieden zu haben.

Die fünf Antreiber sind:

- Sei stark!
- Sei perfekt!
- Mach es allen recht!
- Beeil dich!
- Streng dich an!

Sterben und Tod stellen in der Regel Krisensituationen dar, die mit Verunsicherung und starker emotionaler Belastung einhergehen. Daher können diese Antreiber hier besonders wichtig werden oder sich auch als unbrauchbar erweisen; das gilt sowohl für Patienten als auch für ihre Angehörigen.

Häufig handeln Menschen an ihrem Lebensende nach dem Antreiber »Sei stark!« Dies führt dazu, dass es ihnen schwerfällt, Schwäche oder Ängste zuzulassen, was Gespräche erschwert. Dies kann beide Seiten betreffen, den Patienten ebenso wie den Angehörigen. Viele Menschen, die nach diesem Antreiber handeln, lassen andere nur eingeschränkt an sich heran, es fällt ihnen schwer, über ihre Ängste und Sorgen zu sprechen. Häufig fühlen sie sich verpflichtet, ihre Angehörigen zu schützen. In der Regel sind die Betroffenen schon ihr Leben lang die gewesen, die sich um andere gekümmert haben und ihre eigenen Gefühle nur bis zu einem gewissen Punkt zeigen konnten. Sollte dies zutreffen, sprechen Sie den Antreiber offen an, beispielsweise so: »Ich weiß, dir war es immer am wichtigsten, uns Kinder zu schützen. Aber du darfst uns jetzt sagen, was dich belastet. Es ist uns wichtig, das zu wissen.« Genauso kann es natürlich auch andersherum sein, dass ein schwerkranker Patient offen sprechen möchte, aber seine Angehörigen Stärke zeigen wollen, um ihn vor Schuldgefühlen zu schützen.

Ähnlich kann es sich mit den Antreibern »Sei perfekt!« und »Mach es allen recht!« verhalten. Diese Denkmuster führen dazu, eher auf andere Rücksicht zu nehmen und die eigenen Bedürfnisse zurückzustellen. In unserem Beruf erleben wir häufig, dass schwerkranke Menschen auf unserer Station viel Besuch von Angehörigen, Bekannten und Freunden bekommen. Oft sind sie abends dann völlig erschöpft und äußern dem Behandlungsteam gegenüber, dass es ihnen eigentlich zu viel sei. Da sie es aber allen recht machen wollen, trauen sich diese Patienten nicht, das auch ihrer Familie zu sagen. Wir versuchen dann immer, offene Gespräche zu ermöglichen und dabei Lösungen zu finden, die für alle Beteiligten passen. Beispielsweise kann man die Anzahl der Besucher beschränken oder Ruhephasen einführen.

Manchmal hilft es also, das durch die Antreiber ausgelöste Verhalten offen anzusprechen. Hin und wieder sind Menschen jedoch so in ihrem Muster gefangen, dass sie nur schwer herauskommen. Das ist verständlich, denn man perfektioniert solche Muster über sein gesamtes Leben hinweg und hat seine Gründe dafür. Menschen mit einem weniger ausgeprägten Selbstbewusstsein fällt es beispielsweise oft schwerer, ihre eigenen Bedürfnisse durchzusetzen. Dies ändert sich natürlich in einer Krise nicht, sondern wird im Gegenteil noch verstärkt.

MERKE

Es ist wichtig, auch die Botschaften »unter der Wasseroberfläche« wahrzunehmen. Zudem sollte man darüber nachdenken, ob man Botschaften auch mit dem »Ohr« hört, für das sie bestimmt sind, weil es sonst zu Missverständnissen kommen kann. Innere Antreiber begleiten einen Menschen oft ein Leben lang. Führt man sich vor Augen, welchem Antreiber das Gegenüber »gehorcht«, versteht man diese Person und ihre Reaktionen besser. Gleichzeitig ist es gut, sich die eigenen Antreiber bewusstzumachen.

Offenheit braucht Zeit

Bei vielen Menschen löst die Vorstellung, vom erkrankten Partner auf dessen Sterben angesprochen zu werden, Panik aus. Warum ist das so? Häufig meiden Menschen die Themen Tod und Sterben, weil sie zu hohe Anforderungen an sich als Gesprächspartner stellen. Viele Angehörige glauben, sie müssten eine Antwort auf jede Frage haben oder jedes negative Gefühl durch die richtigen Worte auflösen. Auf der anderen Seite tun sich viele Erkrankte schwer damit, offen zu sprechen, weil sie niemanden mit ihren Ängsten oder Sorgen belasten möchten. Sie erwarten von sich, stark zu sein (siehe oben). Beide Ansätze sind zwar weit verbreitet, führen jedoch zu vielen Problemen, Missverständnissen und letztlich zu mehr Kummer als eine offene Kommunikation. Im Folgenden werden die beiden Perspektiven, die der Angehörigen und die der Betroffenen, näher beleuchtet. Wir klären über typische Ängste auf und geben Anregungen für eine gelungene Kommunikation über Tod und Sterben.

Doch zunächst gehen wir auf einige allgemeine Voraussetzungen für eine gelungene Kommunikation ein. Die Grundlage bei allen Gesprächen sollte Authentizität sein, also Echtheit. Das bedeutet, dass man zu seinen Gefühlen steht und offen die Gedanken äußert, die einen bewegen. Man sollte sich nicht verstellen, weil man denkt, es sei für den anderen vielleicht besser oder schonender. Andernfalls kann es zu Störungen in der Kommunikation kommen, wenn beispielsweise nonverbale Signale wie Gestik und Mimik verraten, dass Sie eigentlich etwas anderes denken als das, was Sie sagen. Erinnern Sie sich an das Eisbergmodell, der eigentliche Sachinhalt einer Sprachnachricht liegt in etwa bei 20 Prozent. Der Rest ist Sprachmelodie, Mimik, Gestik und Interpretation durch den Empfänger. Bestimmt erinnern Sie sich an eine Situation, in der Sie »ein komisches Gefühl« bei einem Gespräch hatten, ohne dass Sie dies hätten näher beschreiben können. Grund dafür könnte gewesen sein, dass die Aussage des Menschen und sein nonverbaler Ausdruck nicht zueinander passten und Ihr System diese Störung erkannte und quasi eine Warnmeldung ausgab.

Eine weitere Annahme in der Kommunikation ist, dass für ein gutes Gespräch die Redeanteile unter den Gesprächsteilnehmern in etwa gleich verteilt sein sollten. Grundsätzlich ist dies bestimmt richtig, allerdings kann es in der besonderen Situation des nahenden Lebensendes anders sein: Hier kann es zu Gesprächen kommen, in denen sich ein Gesprächspartner entlastet, beispielsweise seine Ängste ausdrückt, während der andere *nur* zuhört.

Weiter gilt, dass zu lange Pausen unangenehm sind und für eine schlechte Kommunikation sprechen. Es kann im palliativen Kontext jedoch passieren, dass in einem Gespräch sehr viel geschwiegen wird, weil die richtigen Worte fehlen. Oft sind die Menschen dann sehr bewegt, und wichtige Themen können erst nach einer längeren Phase des Schweigens verbalisiert werden. Längeres Schweigen muss also nicht bedeuten, dass die Kommunikation schlecht ist. In der Regel spürt man, ob es sich um ein bedeutungsvolles oder unangenehmes Schweigen handelt. Versuchen Sie also nicht, jedes Schweigen zu füllen, lassen Sie es zu. Gerade in einer palliativen Situation geht es darum, Schweres gemeinsam auszuhalten!

Ein weiterer wichtiger Grundsatz der Kommunikation ist es, andere Standpunkte zuzulassen und zu akzeptieren. Dies gilt auch bei Gesprächen mit Menschen, die am Ende ihres Lebens angekommen sind. Eine Kollegin sagte einmal in einem Vortrag: »Vor dem Tod liegt ein ganzes Leben.« Es gab also Konflikte, Meinungsverschiedenheiten, unterschiedliche Ansichten. Diese bestehen natürlich auch dann fort, wenn ein Mensch stirbt. Niemand wird kurz vor seinem Tod zum Heiligen ohne Fehler, genauso wie Angehörige nicht auf einmal alles nur gut und richtig machen, wenn der Tod ins Leben tritt. Sind Sie Patient, dürfen Sie auch einmal sagen, ob Sie sich mehr oder weniger Besuch von der Familie wünschen. Oder Sie dürfen als Angehöriger anmerken, dass Sie sich freuen würden, wenn auch mal nach Ihnen und Ihrem Befinden oder dem Befinden Ihrer Kinder gefragt werden würde.

Eine weitere Regel der Kommunikation gibt vor, ein Gespräch mit etwas Positivem zu beginnen. Dies kann im Zusammenhang einer schweren Erkrankung schwierig sein, aber beiden Seiten guttun. Viele Patienten wünschen sich explizit, dass »nicht immer nur geklagt und gejammert« wird. Vielleicht haben Sie als Besucher jemanden getroffen, den Sie schon lange nicht mehr gesehen haben, vielleicht wurden Sie auf der Arbeit gelobt ... Sie dürfen ruhig von Ihrem Alltag berichten, ohne als respektlos zu gelten. Der Erkrankte freut sich, auch an positiven Entwicklungen Ihres Lebens teilhaben zu können. Auf schwere Themen kann man später noch zu sprechen kommen. Auch am Sterbebett darf gelacht werden, vielleicht über eine lustige Situation, die Ihnen gerade widerfahren ist! Es kann auch guttun, ein belastendes Gespräch über ein hochemotionales Thema mit etwas Positivem abzuschließen. Das bedeutet nicht, dass Sie es mit Floskeln beenden sollen. Schauen Sie eher, ob es sich gut anfühlt, nach so einem emotionalen Dialog noch von »Belanglosigkeiten« aus dem Alltag zu berichten, beispielsweise über den Sieg seines Lieblingsfußballvereins oder die Schulaufführung der Enkelin. Viele Menschen, die sehr schwer erkrankt sind und bald sterben werden, wünschen sich so viel Normalität wie möglich. Das heißt auch, dass nicht jede Begegnung mit bedeutungsschweren Themen gefüllt sein muss, weil es vielleicht das letzte Mal sein könnte, dass man miteinander spricht.

Wenn Sie etwas ansprechen möchten, was Sie beschäftigt, formulieren Sie Ich-Botschaften. Mit einer Ich-Botschaft erklären Sie, welche Gefühle das Verhalten des anderen bei Ihnen selbst auslöst, drängen ihn aber nicht in die Defensive. Stellen Sie sich vor, Sie versuchen immer wieder herauszufinden, wie es Ihrem schwer erkrankten Angehörigen geht. Auf Ihre Fragen antwortet er stets mit einem monotonen »Alles gut«. Seine Reaktion macht sie ärgerlich und auch traurig, weil Sie das Gefühl haben, dass er Ihnen nicht genug vertraut, um sich zu öffnen. Sie sagen zu ihm: »Das glaube ich nicht, Du sagst mir nicht die Wahrheit.« Das aber klingt wie ein Vorwurf, und Ihr Angehöriger wird sich eher rechtfertigen als öffnen.

Um seine Motive zu verstehen, drücken Sie Ihr Erleben besser mit Hilfe von Ich-Botschaften aus (»Ich habe den Eindruck, dass es dir nicht gutgeht. Das beschäftigt mich sehr, und ich würde gerne darüber mit dir sprechen.«) und Sie bekommen, in der Regel, auch ehrliche Ich-Botschaften zurück. Vielleicht formuliert Ihr Angehöriger dann, dass er das Gefühl hat, Sie seien sehr belastet, und dass er versucht, Sie zu schützen. Dann sind Ihr Ärger und Ihre Traurigkeit schnell verflogen, und Sie können gemeinsam überlegen, mit wie viel gegenseitiger Offenheit Sie sich in Zukunft begegnen möchten. Oft braucht Offenheit Zeit, das heißt, dass nicht gleich im ersten Gespräch alles »auf den Tisch kommt«, die Gesprächspartner müssen sich vielleicht erst einmal gegenseitig vergewissern, dass sie das bisher Gesagte gut verkraften.

Wie gesagt: Beim Reden übers Sterben gibt es weder goldene Regeln noch festgelegte Gesprächsthemen, die man abhaken kann, oder bestimmte Formulierungen, die immer passen. Jede Beziehung, jede Familie ist anders und bleibt bis zum Tod eines Familienmitglieds einzigartig. Grundvoraussetzung für eine gelungene Kommunikation untereinander ist, dass die Gespräche authentisch sind, dass kein Gesprächspartner dem anderen etwas vorspielt. Der übergeordnete Leitsatz sollte lauten: Nicht alles, was ist, muss gesagt werden. Aber alles, was gesagt wird, muss wahr sein.

Ziele von Gesprächen über das Sterben – die Perspektive der Angehörigen

Erfahren wir, dass jemand aus unserem nahen Umfeld palliativ erkrankt ist, kann das Gefühle von Ohnmacht, Angst, Wut, Unsicherheit oder Verzweiflung in uns auslösen. Auch wenn sich der Allgemeinzustand eines Angehörigen aufgrund des »normalen« Alterungsprozesses plötzlich verschlechtert, hat dies unter Umständen ähnliche Effekte wie die Diagnose einer schweren Erkrankung. Wir neigen dazu, Tod und Sterben bis zum letztmöglichen Zeitpunkt zu verdrängen. So kann auch der Tod eines 97-Jährigen uns plötzlich und unerwartet treffen.

Die starken Emotionen machen es so schwer, solche Situationen auszuhalten. Einerseits entsteht eine große Traurigkeit, weil einem bewusst wird, dass ein Abschied droht. Andererseits beginnen viele Angehörige in solchen Situationen auch über die eigene Sterblichkeit nachzudenken. Damit geht Unsicherheit einher, denn die wenigsten Menschen sind (erfreulicherweise) Profis im Umgang mit Tod und Sterben. Obwohl ab dem Moment unserer Geburt nichts so sicher ist wie die Tatsache, dass wir irgendwann sterben müssen, gehört der Tod in der Regel eher zu den Dingen, die keine Routine sind, und löst daher Ängste aus. Denn egal, wie weit unsere Welt sich bisher entwickelt hat, der Tod ist und wird auch weiterhin ein Mysterium bleiben. Niemand kann uns sagen, was danach passiert. Die Vorstellungen, die beispielsweise durch die Religion vermittelt werden, bieten Antworten auf die Frage, was nach dem Tod passiert, aber diese sind abhängig vom Glauben, verlässliche Beweise gibt es nicht.

Als Angehöriger sollten Sie sich vor Augen führen, dass das Ziel von Gesprächen mit Sterbenden nicht sein kann, auf alle Fragen eine Antwort zu haben. Auch kann es nicht Ihre Ambition sein, den Betroffenen so zu trösten, dass alle negativen Gefühle wie Angst, Verzweiflung und Hoffnungslosigkeit verschwinden. Nicht jeder Mensch stirbt getröstet oder gar gerne – wie denn auch? Aber für die meisten Menschen ist es wichtig, nicht alleine zu sterben und bis zum Tod Teil einer Gemeinschaft zu bleiben. Dazu gehört, bis zum Ende mit seinen Angehörigen im Gespräch zu bleiben und über die eigene Situation sprechen zu können. Ihre wichtigste Aufgabe als Angehöriger ist es deshalb, da zu sein.

Einem Sprichwort zufolge stirbt der Mensch so, wie er gelebt hat. Die Verhaltensweisen, die man von seinem Angehörigen kennt, bleiben in der Regel bestehen, verstärken sich manchmal in einer Krisensituation sogar noch. War die betreffende Person nie ein Freund vieler Worte, wird sie vermutlich an ihrem Lebensende auch nicht viel reden. Daher kann es hilfreich sein, sich Gedanken zu machen, wie Ihr Angehöriger sich bisher in Krisensituationen verhalten hat. In welcher Weise können Sie ihm dabei unterstützend zur Seite stehen?

MERKE

Was sollten die Ziele sein, mit denen Sie als Angehöriger in solche Gespräche gehen?

- Das Wichtigste ist es, dem Betroffenen das Gefühl zu vermitteln, dass er nicht alleine ist. Dazu gehört aber nicht zwangsläufig, dass viel gesprochen werden muss. Auch gemeinsames Schweigen kann ein Gefühl von Zusammengehörigkeit vermitteln.
- Machen Sie Ihrem Angehörigen Gesprächsangebote, geben Sie ihm aber auch die Möglichkeit, diese Angebote abzulehnen. Formulieren Sie Ihre Bereitschaft, für Gespräche zur Verfügung zu stehen, wenn er so weit ist. Dabei dürfen Sie auch Angst vor solchen Gesprächen haben, denn sie sind sehr traurig und aufwühlend.
  Sollten Sie das Gefühl haben, dass Ihr Angehöriger dringenden Gesprächsbedarf hat, Sie aber nicht an ihn herankommen, können Sie auch professionelle Unterstützung anbieten. Im palliativen Kontext betreuen Ärzte, Pflegekräfte, Psychologen und andere therapeutisch tätige Berufsgruppen (zum Beispiel eine Kunsttherapeutin) solche schwierigen Gespräche.
- Dem Betroffenen sollte vermittelt werden, dass seine Gefühle ernst genommen werden. Auch wenn in Ihnen der starke Wunsch aufkommt, ihn zu trösten – ein gutgemeintes »Das wird schon wieder« oder Versprechen, die nicht gehalten werden können, sollten Sie unbedingt vermeiden.
- Trauen Sie sich, Ihre eigenen Emotionen zu thematisieren. Das Ansprechen schwieriger Themen löst keine negativen Emotionen aus, die nicht schon da sind, auch wenn man das befürchten könnte.
- Natürlich kann es Dinge geben, die Sie als Angehörigen belasten, die Sie aber vielleicht (erst einmal) nicht mit dem Betroffenen besprechen wollen. Das ist auch in

Ordnung. Auch hier gilt zu überlegen, ob es ausreichend ist, diese Fragen mit sich selbst auszumachen, ob Sie sich mit Menschen aus Ihrem Umfeld austauschen können oder ob Sie lieber mit einem neutralen Profi, der an die Schweigepflicht gebunden ist, sprechen möchten.

- Auch als Angehöriger dürfen Sie Grenzen ziehen. Ist ein Thema für Sie grundsätzlich zu belastend, sagen Sie das, versuchen Sie, vielleicht alternative Gesprächspartner zu vermitteln. Möchten Sie als Ehefrau beispielsweise nicht mit Ihrem Mann über seine Beerdigung sprechen, übernimmt dies vielleicht Ihr Sohn oder die Schwester Ihres Mannes. Wenn Sie als Betroffener an einem Besuchstag selbst schon sehr belastet sind und Ihr Angehöriger versucht, ein hochemotionales Thema anzusprechen – seien Sie ehrlich. Äußern Sie, dass es Ihnen heute zu viel wird, aber dass Sie morgen auf ihn zukommen werden, um diese Frage zu klären. In solchen Situationen ist es weniger verletzend, eine Grenze zu ziehen, als ein Gespräch halbherzig zu führen, weil Sie überlastet sind. Denken Sie an das »komische Gefühl« von oben. Ihr Gegenüber spürt, wenn Sie nicht richtig bei der Sache sind, und das verletzt viel mehr, als eine Klärung begründet zu verschieben.

Als Angehöriger ist es *nicht* Ihre Pflicht, dem Betroffenen zu vermitteln, die Situation mache Ihnen nichts aus, dass Sie stark seien und mit allem umgehen können. Sie müssen auch sich selbst nicht zurücknehmen und nur auf die Bedürfnisse Ihres Angehörigen achten, da sein Ableben bevorsteht. Sie haben auch ein Recht darauf, Themen, die Ihnen wichtig sind, anzusprechen. Im besten Fall entwickelt sich daraus ein offenes Gespräch. Aber Ihr Angehöriger hat auch das Recht, schwierige Gespräche nicht führen zu wollen, oder zumindest nicht zu dem von Ihnen gewählten Zeitpunkt. In vielen Fällen werden Gesprächsangebote angenommen, und die Betroffenen reagieren erleichtert, endlich ehrlich sein zu können.

Ziele von Gesprächen über das Sterben – die Perspektive der Betroffenen

Für Menschen, die die Diagnose einer palliativen Erkrankung bekommen, ist auf einmal nichts mehr wie zuvor. Ihnen wird sprichwörtlich der Boden unter den Füßen weggerissen, und sie werden von den verschiedensten Emotionen überrollt, die nur schwer auszuhalten sind. Trotzdem sehen es viele als ihre Aufgabe an, ihre Angehörigen vor Traurigkeit und Leid zu schützen. In vielen Fällen geben sie vor, stark zu sein, und erhalten eine entsprechende Fassade aufrecht. Viele schwerkranke oder sterbende Menschen denken in dieser Phase weniger an sich als an ihre Angehörigen. Sie fühlen sich schuldig oder zumindest verantwortlich dafür, dass sie ihren Angehörigen vermeintlich Leid zufügen und sie im Stich lassen.

Als Betroffener seine Angehörigen zu schützen ist jedoch unmöglich. Trauer, Angst oder Verzweiflung der Angehörigen ist in dieser Situation unumgänglich. Traurigkeit oder Verzweiflung nicht zu zeigen oder nicht anzusprechen schützt die Angehörigen nicht vor Leid. Denn, wie bereits erwähnt, löst nicht das Zeigen oder Ansprechen von Emotionen diese aus, sondern die Situation an sich. Das Teilen von Emotionen, das gemeinsame Aushalten von schwierigen Momenten verbindet und entlastet.

Viele Angehörige wenden sich nach dem Tod einer nahestehenden Person an uns, wenn sie etwas zur Ruhe gekommen sind und noch einmal über alles nachgedacht haben. Hier geht es dann oft um Ungesagtes, das Gefühl, dass etwas offengeblieben ist. Selten hadern Angehörige mit dem, was gesagt worden ist.

MERKE

Was sollten Ziele sein, mit denen Sie als Betroffener in Gespräche mit Ihren Angehörigen gehen?

- Wichtig ist, dass Sie Ihrem Angehörigen das Gefühl vermitteln, dass dieser nicht alleine ist, dass Sie für ihn da sind und für Gespräche zur Verfügung stehen. Allerdings ist es auch wichtig, den Angehörigen dazu zu motivieren, sich mit anderen auszutauschen. Denn seine Belastung und Bedürftigkeit werden bestehen bleiben, nachdem Sie verstorben sind. Hier können Familienangehörige oder Freunde Ansprechpartner sein, aber auch professionelle Begleiter.
- Trauen Sie sich, Ihren Angehörigen Gesprächsangebote zu machen. Dies kann ein Austausch über emotionale Themen sein, aber auch über praktische Dinge, beispielsweise darüber, wie und wo Sie versorgt werden wollen oder welche Vorstellungen Sie bezüglich Ihrer Beerdigung haben. Sprechen Sie dabei klar aus, was Ihnen wichtig ist und was nicht. Ein Patient von uns sagte einmal zum Thema Beerdigung: »Ich hab da ja nix mehr von. Meine Frau soll es so machen, wie es ihr guttut.«

- Vermitteln Sie als Betroffener den Angehörigen, dass Sie deren Sorgen, Gefühle usw. ernst nehmen. Aber ziehen Sie auch Grenzen. Wenn Sie sich an einem Tag nicht in der Lage fühlen, sich zusätzlich zu Ihren eigenen Ängsten und Gedanken mit den Belangen Ihrer Angehörigen auseinanderzusetzen, sagen Sie das offen. Wie bereits erwähnt, fahren Sie mit Offenheit besser, wenn Sie Ihre Situation erklären, nach Alternativen suchen, einen anderen Gesprächspartner »empfehlen« oder das Gespräch auf einen anderen Tag verschieben, als wenn Sie die Konversation kraftlos über sich ergehen lassen.

Als Betroffener ist es *nicht* Ihre Aufgabe, Ihren Angehörigen zu vermitteln, dass Ihnen all das, was Sie erleben und durchmachen, keine Angst bereitet, wenn es nicht so ist. Es ist völlig in Ordnung, Ängste zuzugeben. Sie haben ein Recht darauf, eigene Bedürfnisse zu haben und diese zu äußern.

Voraussetzungen für gute Gespräche

Welche Voraussetzungen sollten gegeben sein, damit ein Gespräch über Sterben und Tod begonnen werden kann? Eine wichtige Grundvoraussetzung ist, dass der Betroffene mindestens befriedigend symptomkontrolliert ist. Er sollte beispielsweise weder an starken Schmerzen leiden noch von starker Übelkeit geplagt sein. Unter solchen Umständen kann man sich in der Regel nicht auf ein wichtiges Gespräch konzentrieren. Für diesen Fall sollte erst Rücksprache mit dem behandelnden Arzt gehalten werden und eine Optimierung der Therapie erfolgen. Trotzdem sind manchmal ad hoc Entscheidungen nötig, dann kann ein Gespräch nicht aufgeschoben werden, selbst wenn die Symptomkontrolle ungenügend ist. Grundsätzlich sollten schwierige Gespräche an einem Ort geführt werden, wo eine gewisse Ruhe herrscht. Nichts ist störender, als wenn ständig die Tür auf- und zugeht, jemand hereinkommt und den Gesprächsfluss immer wieder unterbricht. Man sollte Zeit haben und ein problematisches Gespräch nicht beginnen, wenn hinterher noch ein wichtiger Termin drängt. Oft tut es gut, solche Gespräche hinterher noch einmal gedanklich durchzugehen und sich ein paar Minuten Zeit zum Durchatmen zu gönnen. Für einige Menschen ist es auch hilfreich, solche Gespräche später noch mal mit einer anderen nahestehenden Person Revue passieren zu lassen.

Techniken, die im Gespräch helfen

Ehrliche und authentische Gespräche sind in der Palliativsituation angezeigt; wenn einem das nicht so leichtfällt, gibt es verschiedene Techniken, die dabei helfen können. Verstehen Sie das aber bitte nicht so, dass ihre Anwendung eine Grundvoraussetzung für gelungene Gespräche darstellt. Der folgende Abschnitt soll als Information, nicht als konkreter und verbindlicher Handlungsleitfaden dienen.

Mit dem Akronym WWSZ werden vier typische Techniken beschrieben, die Ärzte in der Kommunikation mit Patienten anwenden. Sie sind jedoch geeignet, um sie generell in schwierigen Gesprächssituationen anzuwenden.

WWSZ steht für **W**arten, **W**iederholen und **S**piegeln, um den Raum für einen Austausch zu öffnen, beziehungsweise offenzuhalten. Das **Z**usammenfassen dient zum einen der Kontrolle, ob alle Beteiligten über das Gleiche sprechen und ob soweit alles richtig verstanden wurde.

Das **Warten** bzw. eine Gesprächspause dient dazu, einem oder beiden Gesprächspartnern die Möglichkeit zu geben, in Ruhe nachzudenken, zu spüren, was gerade auf der Gefühlsebene passiert und wie er es formulieren möchte. Ein Zuhörer hat auch das Recht darauf, nach einer vielleicht überraschenden oder besonders emotionalen Äußerung erst einmal eine Pause entstehen zu lassen, in der er das Gehörte verarbeiten kann. Denn nur dann kann er »gut« darauf antworten.

Pausen dienen dazu, entweder vorangegangene oder nachfolgende Äußerungen bedeutsamer erscheinen zu lassen. Fehlt dieses Innehalten im Anschluss an eine Äußerung, mit der ein Kommunikationspartner zum Beispiel seine Betroffenheit gezeigt hat, fällt dies auf. »Ich kann gut verstehen, dass dich das sehr beschäftigt. Sollen wir heute Mittag ein bisschen auf die Terrasse gehen?« Wird der zweite Satz ohne Pause angeschlossen und leitet direkt zum nächsten Thema über, wird die erste Äußerung entwertet.

Beim **Wiederholen** werden Worte wiederholt, die das Gegenüber gerade geäußert hat; dies ist nur dann sinnvoll, wenn ein stockender Redefluss wiederbelebt werden soll.

Beim **Spiegeln** greift ein Gesprächspartner etwas von dem auf, was er von dem anderen gehört oder wahrgenommen hat. Der Begriff impliziert, dass tatsächlich nur das zurückgemeldet wird, was vom Gesprächspartner eingebracht worden ist. Diese Technik lässt sich deshalb unter der Überschrift »Raum öffnen« subsumieren, weil sie mit dem Ziel eingesetzt wird, einem Gesprächspartner weitere Äußerungen zu erleichtern. Sie hat nicht den Charakter einer abschließenden, bewertenden Stellungnahme. Dieser Unterschied ist allerdings bei einer Verschriftlichung nicht immer deutlich auszumachen. Er ergibt sich vor allem aus der Stimmführung. Die Stimme fällt bei einer sicheren Feststellung am Ende des Satzes ab und geht beim Spiegeln, das als Einladung verstanden wird, in einem eher fragenden Ton in die Höhe.

Das **Zusammenfassen** hat in der Regel nicht die Funktion einer Öffnung des Raumes, sondern es erlaubt den Gesprächspartnern zu überprüfen, ob man vom jeweils anderen korrekt verstanden worden ist.

Technik	Erläuterung	Beispiel/Erläuterung
Warten	dem anderen Gelegenheit geben, sein Anliegen vorzubringen. Blickkontakt aufnehmen, Aufmerksamkeit signalisieren, abwarten, Pausen zulassen, zuhören	Faustregel: Pausen bis zu drei Sekunden Länge werden nicht als unangenehm empfunden. Manchmal dürfen Pausen aber auch deutlich länger sein, gerade bei großer Emotionalität.
Wiederholen	sinnvoll, wenn ein stockender Redefluss wiederbelebt werden soll	»Ich bin so erschöpft.« Pause »Du hast gesagt, dass du sehr erschöpft bist.« Hier kann dann noch eine Frage angeschlossen werden (z. B. »Bei was beeinträchtigt dich das am meisten?«)

<table>
<tr><td rowspan="3">Spiegeln (etwas aufgreifen, das ein Gesprächspartner vom anderen gehört oder wahrgenommen hat)</td><td>Emotionen</td><td>»Ich habe den Eindruck, dass du sehr traurig / wütend / belastet bist.«</td></tr>
<tr><td>Informationen</td><td>»Du hast verstanden, dass eine weitere Chemotherapie nicht sinnvoll ist.«</td></tr>
<tr><td>Widersprüche</td><td>»Du bist wahnsinnig erschöpft, möchtest dich aber nicht hinlegen und ausruhen. Warum nicht, warum fällt dir das so schwer?«</td></tr>
<tr><td rowspan="3">Zusammenfassen</td><td>Zusammenfassung der Dinge, die man im Gespräch verstanden hat</td><td>»Du machst dir Sorgen, dass wir dich für faul halten, wenn du über den Tag so viel schläfst.«</td></tr>
<tr><td>Zusammenfassen des weiteren Vorgehens</td><td>»Lass uns doch gemeinsam mit den Kindern sprechen und ihnen genau erklären, warum du so viel schläfst und wie sie damit umgehen sollen.«</td></tr>
<tr><td>ggf. auch den anderen bitten, zusammenzufassen, was er aus dem bisherigen Gespräch mitgenommen hat</td><td>»Was war für dich jetzt das Wichtigste in diesem Gespräch?«</td></tr>
</table>

Eine weitere Methode, die beim Gespräch hilfreich sein kann, ist das sogenannte NURSE-Modell. Hier werden verschiedene Techniken beschrieben, die im Umgang mit emotionalen Äußerungen eines Gesprächspartners hilfreich sind:

- **N**aming – vom Gesprächspartner wahrgenommene Emotionen benennen
- **U**nderstanding – wenn möglich, Verständnis für die Emotionen ausdrücken
- **R**especting – Respekt oder Anerkennung für den Gesprächspartner artikulieren
- **S**upporting – dem Gesprächspartner Unterstützung anbieten
- **E**xploring – weitere Aspekte zur Emotion herausfinden

Das Benennen der Emotion **(Naming)** entspricht dem Spiegeln: Die wahrgenommene Stimmung eines Gesprächspartners wird benannt. Dieser Schritt ist nur dann sinnvoll, wenn der andere nicht selbst schon gesagt hat, wie ihm zumute ist. Wenn er zum Beispiel mit dem Satz: »Ich habe unglaublich Angst, dass etwas Schlimmes dabei rauskommt«, bereits sein Gefühl der Angst benennt, ist ein erneutes Benennen durch den Zuhörer nicht notwendig.

Wenn die Emotion benannt ist, muss der andere entscheiden, ob er sie tatsächlich auch verstehen kann. Wenn ja, ist authentisch geäußertes **Understanding** eine ausgesprochen wohltuende Intervention, in der sich die Wertschätzung für einen Gesprächspartner und dessen Erleben zeigt.

Gerade wenn jemand von schwierigen Lebenssituationen berichtet, ergibt sich immer wieder die Möglichkeit, die Bemühungen dieses Menschen, mit seiner Situation irgendwie zurechtzukommen, zu bestärken. Eine mögliche Sequenz für das Zeigen von Respekt gegenüber dem Gesprächspartner **(Respecting)** zeigt folgendes Beispiel.

> Die 43-jährige Jessica hat metastasierten Brustkrebs und sich entschieden, Spanisch zu lernen. Sie hört jetzt im Krankenbett fleißig entsprechende CDs und übt die Aussprache sowie Vokabeln. Im Gespräch mit ihrem Partner fällt der Satz: »Ich bin ja mal gespannt, ob ich das Spanisch überhaupt irgendwann mal brauchen kann.« In solchen Situationen fühlt man sich schnell dazu hingerissen, etwas in die Richtung »Ja, natürlich wirst du das, warte mal ab« zu antworten. Dies ist jedoch nicht authentisch, weil der Partner in dieser Situation nicht davon überzeugt ist, dass das Spanischlernen langfristigen Nutzen hat (und letztlich weiß die Erkrankte das auch). Was man in der Regel aber ehrlich ausdrücken kann, ist der Respekt vor der schwierigen Situation und eine Wertschätzung der Bemühung, diese Situation besser erträglich zu machen. Der Partner könnte sagen: »Ich weiß, wie schwer es für dich ist, den ganzen Tag im Bett liegen zu müssen. Ich finde es wahnsinnig toll, dass du jetzt mit dem Spanischlernen angefangen hast, um die Zeit besser rumzubringen und dich abzulenken. Das ist bestimmt nicht immer einfach.«

Das **Supporting**, also das Anbieten von Unterstützung, ist keine eigentliche Kommunikationstechnik, es beschreibt aber das an sich naheliegende Bedürfnis, einem Menschen in Not zu helfen. Machen Sie Angebote, seien Sie bereit, diese Angebote im Gespräch mit dem Betroffenen anzupassen, und seien Sie nicht enttäuscht, wenn der Erkrankte diese nicht annehmen kann. Versuchen Sie das zu verstehen, um vielleicht gemeinsam eine bessere Lösung zu finden.

Der letzte Punkt betrifft das Klären ambivalenter oder fehlender Gefühle: **Exploring**. Dieses Verhalten ist besonders dann zu empfehlen, wenn der Gesprächspartner nicht weiß, in welcher emotionalen Verfassung sich sein Gegenüber im Moment befindet. Er spürt, dass etwas im Raum steht, hat aber zu wenig Informationen beziehungsweise spürt selbst zu wenig intensiv, um mit einem Naming/Spiegeln fortzufahren. Durch Aussagen wie: »Ich weiß gar nicht genau, wie du dich gerade fühlst«, wird dabei so lange nachgespürt, bis man verstanden hat, welche Gefühle den anderen umtreiben.

Wenn jemand, der palliativ erkrankt ist, sagt, er habe Angst oder sei traurig, dann können wir das gut verstehen. Aber die genauen Gründe für die empfundene Traurigkeit oder die vorherrschenden Ängste sind bei jedem Menschen sehr unterschiedlich. Der eine hat Angst davor zu sterben, der andere fürchtet sich, tot zu sein, ein weiterer ist vielleicht besorgt darum, wie es mit seinen Katzen weitergehen wird, wenn er verstorben ist. Versuchen Sie also genauer zu verstehen, was Ihr Gegenüber umtreibt, und entwickeln sie dahingehend mögliche Hilfen und Unterstützungsangebote.

GESPRÄCHE MIT ÄRZTEN

Wenn wir unseren Patienten lange genug zuhören, verstehen sie uns besser.

STEIN HUSEBØ
NORWEGISCHER PALLIATIVMEDIZINER

Gerade bei gravierenden Erkrankungen, insbesondere solchen, die mit einer verkürzten Lebenserwartung einhergehen, sind Gespräche zwischen Arzt und Patient beziehungsweise Arzt, Patient und Angehörigen extrem wichtig. Umso erschütternder ist es, dass die Gesprächszeiten zwischen Ärzten und Patienten Untersuchungen zufolge extrem kurz ausfallen, in aller Regel unter zehn Minuten. Zudem beträgt die Gesprächszeit bei vielen routinemäßigen haus- oder fachärztlichen Kontakten über Probleme und Beschwerden, die sogenannte Anamnese, unter 20 Sekunden, und Patienten kommen, auch wenn sie dem Arzt Wesentliches zu berichten haben, nicht wirklich zu Wort. So liegt die Dauer bis zur ersten Unterbrechung durch den Arzt im Mittel bei 16 Sekunden. Darüber hinaus ist das ärztliche Gespräch bis dato nicht im Medizinstudium verankert. Erst ab 2020 ist Ärztliche Kommunikation im Masterplan für das Medizinstudium vorgesehen, das heißt für Sie als Patient: Die Ärzte, die Ihnen aktuell und auch noch in den nächsten Jahren begegnen werden, sind nicht dafür ausgebildet, mit

Ihnen zu sprechen. Auch die Honorierung für Gespräche spiegelt zumindest zum gegenwärtigen Zeitpunkt diese Wertigkeit wider. Und solange eine Spritze in den Hintern besser vergütet wird als ein intensives ärztliches Gespräch in einer für den Patienten existentiellen Situation, wird das System wohl vermutlich trotz verbesserter Ausbildung der Studenten auch zukünftig in Schieflage bleiben.

Zum Thema Kommunikation zwischen Ärzten und Patienten gibt es einiges an wissenschaftlichen Untersuchungen, und so wissen wir, dass Patienten offen und ehrlich vom Mediziner aufgeklärt werden wollen und dies auch (zu Recht!) von ihren behandelnden Ärzten erwarten. Sie wünschen sich, dass auch bei schlechter Prognose diese ehrlich benannt wird. Abgesehen davon wirkt sich eine dem Patienten zugewandte, wertschätzende, emotional geprägte Gesprächsführung günstig auf die Behandlung und sogar auf die Erkrankung aus. Sie kann Ängste bei Patienten und Angehörigen reduzieren, und damit verbessert sich letztlich auch die Lebensqualität. Erschreckend ist es hingegen, dass sehr viele Patienten hinsichtlich des eigentlichen Behandlungs- und Therapieziels und auch der Prognose einer Erkrankung zu wenig informiert sind.

Aufgrund der unzureichenden Vorbereitung der Ärzte auf die Gesprächssituation gehen diese entsprechend angespannt und belastet in diese Gespräche. Zudem haben sie selbst große Schwierigkeiten, über das Therapieziel und über die Prognose zu sprechen, insbesondere dann, wenn sie ungünstig ist. Auch haben sie zum Teil erhebliche Probleme, in solchen Situationen mit ihren eigenen Emotionen umzugehen. Denn noch immer wird vielerorts gelehrt, dass das wesentliche Merkmal einer souveränen ärztlichen Gesprächsführung die professionelle Distanz zum Patienten ist, und so versuchen sich viele Ärzte hinter ihrem Kittel, einem Pokerface und leider oft auch hinter medizinischer Fachsprache zu verschanzen, auch um die eigenen aufkommenden Gefühle möglichst gut kaschieren zu können.

Erschwerend für das Verständnis kommt hinzu, dass in Gesprächen, in denen der Arzt eine schlechte Nachricht vermittelt, Patienten aufgrund bestimmter Schlagworte in den Zustand einer sogenannten Schock-Trance geraten. Beim Aussprechen von Begriffen wie »Krebs, unheilbar, Rückfall« geht bei vielen Menschen der »Rollladen runter«, und vieles von dem, was der Arzt danach noch sagt, wird vom Patienten gar nicht mehr wahrgenommen. Daraus resultieren dann zum Teil erhebliche Missverständnisse oder auch Unzufriedenheit auf beiden Seiten. Der Arzt denkt sich: »Das habe ich doch alles schon gesagt«, der Patient wiederum glaubt, nicht richtig aufgeklärt worden zu sein.

Daher sollten Ärzte sich vergewissern, ob der Patient alles Wichtige verstanden hat. Als Patient oder Angehöriger können Sie aber auch aktiv auf den Arzt zugehen und zum Beispiel sagen: »Ich stand bei unserem letzten Gespräch so neben mir, dass ich nicht alles mitbekommen und verstanden habe. Können Sie mir bitte meine aktuelle Situation noch einmal erklären.« Sie greifen damit den Arzt nicht an und vermitteln ihm, dass Sie aufgrund der Ausnahmesituation nicht alle wesentlichen Informationen erfasst haben. Machen Sie sich dabei bewusst, dass das völlig normal ist und nicht an Ihren intellektuellen Fähigkeiten liegt. Gerade gravierende Nachrichten müssen immer wiederholt und vertieft werden, zumal viele Informationen für

Sie als medizinische Laien nicht immer leicht zu verstehen sind.

Jetzt wird sich der ein oder andere natürlich denken: »Mist, was mach ich denn jetzt? Bei mir steht demnächst ein solches Gespräch an, und als Patient oder Angehöriger habe ich doch keinerlei Einfluss auf die kommunikativen Fähigkeiten oder das Einfühlungsvermögen des Arztes, der mir gegenübersitzt.« Ja, das ist richtig. Andererseits wird Ihnen die Checkliste auf Seite 79 helfen können, damit für Sie wichtige Punkte im Gespräch mit dem Arzt zur Sprache kommen und auch im besten Fall geklärt werden können.

Wenn Gespräche anstehen, bei denen es um gravierende Erkrankungen und Entscheidungen geht, und noch mehr, wenn es um das Sterben geht, schwingt immer eine große Angst mit. Die Scheu, dem Unvermeidlichen in die Augen zu schauen, ist groß, und das leider in der Regel bei allen am Gespräch Beteiligten. Was man sich immer wieder vergegenwärtigen sollte, ist, dass jedes Gespräch, auch die schwierigen und belastenden, die Chance bietet, Dinge zu klären und Perspektiven zu verändern oder auch neue Perspektiven zu schaffen. Und so erleben wir es in der Palliativversorgung immer wieder, dass Heilwerden etwas ganz anderes bedeuten kann als Gesundwerden. Und dazu gehört natürlich viel mehr, als sich nur um körperliche Beschwerden zu kümmern. Deshalb haben wir für Sie eine Liste mit Anhaltspunkten zusammengestellt, die Ihnen hilft, sich auf das Gespräch mit Ihrem Arzt vorzubereiten:

MERKE

Was sind die wesentlichen Ziele von Arztgesprächen?

- Der Arzt informiert Sie und Ihre Angehörigen über die Erkrankung und deren Behandlungsmöglichkeiten in angemessener Weise.
- Er bindet Sie und Ihre Angehörigen in die Therapieplanung und -entscheidung aktiv ein.
- Er bespricht mit Ihnen den konkreten Ablauf einer Behandlung.
- Er bietet Ihnen eine Orientierungshilfe, wie Handlungs- und Unterstützungsmöglichkeiten optimal zu nutzen sind (»Was kann und was muss ich jetzt selber tun, wo, wie und bei wem kann ich welche Art von Unterstützung erhalten?«)
- Er vermittelt Ihnen emotionalen Halt.

So gelingt ein Arztgespräch

»Wenn es heißt: *Bringen Sie bitte einen Angehörigen mit*, weiß man schon, auf was es hinauslaufen wird. Nina war entsprechend angespannt, schließlich hatte sie in den letzten eineinhalb Tagen genug Zeit gehabt, alle möglichen Gedanken zu wälzen. Für das Gespräch wurden wir nicht etwa in einen Besprechungsraum oder in ein Arztzimmer gebeten, sondern der Arzt führte uns stattdessen in die öffentliche Besucherecke. Wir saßen also auf dem Gang, und permanent liefen Patienten, Pfleger und Ärzte an uns vorbei. Auf dem Tisch vor sich drapierte der Mediziner ein weißes DIN-A4-Blatt, zog einen Kugelschreiber aus der Brusttasche seines Arztkittels und fing an, etwas zu zeichnen. Schließlich kommentierte er seine Skizze mit den knappen Worten: *Ja, Frau Zacher, da ist etwas im Gehirn, und da sind die Nerven, und irgendwie klappt das mit der Verbindung nicht so.* Nina und ich waren total perplex. Was genau wollte er uns damit sagen? Wir blickten ihn fragend an. Schließlich meinte er lapidar: *Die Diagnose ist ALS.* Nina war völlig entsetzt und fragte: *Wollen Sie mir sagen, dass das jetzt mein Todesurteil ist?* Sie hakte nach, was das denn konkret bedeute? Was nun zu tun sei? Worauf der Arzt ihr folgenden Rat gab: *Schauen Sie doch mal nach im Internet oder bei Google, da finden Sie Informationen und ALS-Ambulanzen.* Nina wollte sich damit nicht abspeisen lassen und wandte sich noch einmal an den Arzt: *Sie unterbreiten mir mein Todesurteil, hier, auf dem Krankenhausgang, und haben keinerlei Unterlagen oder Broschüren dabei, die Sie mir mitgeben können? Nichts an Hilfestellung? Mit so einer Diagnose kann man sich doch im Prinzip gleich umbringen!* Worauf der Arzt abwiegelnd reagierte: *Jetzt bitte hier keine Übersprunghandlungen, reagieren Sie mal nicht über!* Mit diesem Satz war das Gespräch beendet. Auf so eine furchtbare Art und Weise wurde Nina der Befund nahegebracht, es war eine Sache von gerade mal ein paar Minuten. Danach wollten wir nur noch raus aus dem Krankenhaus.«

Die an amyotropher Lateralsklerose (ALS) erkrankte Nina Zacher und ihr Mann Karl-Heinz Zacher erzählen in ihrem Buch »Such dir einen schönen Stern am Himmel« von einem Arztgespräch, das an mangelnder Empathiefähigkeit und Unprofessionalität wohl kaum zu überbieten ist. Doch leider ist es im Medizinbetrieb kein Einzelfall, weil es unter Ärzten immer noch bestimmte Mythen rund um die Kommunikation gibt.

So gehen viele Ärzte davon aus, dass es sich beim ärztlichen Gespräch um eine »angeborene Gabe« handelt, die man im Laufe seines Berufslebens maximal noch verfeinern kann. Dass Kommunikation erlernbar ist und auch immer wieder trainiert werden muss, erfahren viele Mediziner erst im Rahmen von Weiterbildungen, zum Beispiel zum Palliativmediziner, andere nie.

Ein weiterer vorherrschender Irrglaube unter Ärzten ist, dass die kommunikative Kompetenz automatisch mit den Berufsjahren und damit der Erfahrung zunimmt. Tatsächlich gibt es junge Kollegen, die exzellent in puncto Gesprächsführung sind, und ältere Ärzte, bei denen man bei fast jedem zweiten Satz die Bedeutung des Wortes »fremdschämen« vor Augen geführt bekommt. Auch Aussagen wie »Der Patient will nicht reden, sondern gesund werden« sind im Kontext einer schweren Erkrankung völlig unangebracht und »Wir haben viel zu wenig Zeit für Gespräche« ist oft eine willkommene Ausflucht, um dringend notwendige Gespräche mit Patienten nicht, in verkürzter Form oder einfach nur schlecht zu führen. Wie oft werden Patienten wie das Ehepaar Zacher mit einer schlimmen Diagnose zwischen Tür und Angel oder auf dem Flur konfrontiert, die dann völlig berechtigte Verzweiflung heruntergespielt und der Patient ohne einen Plan, was jetzt zu tun ist und wie es weitergehen kann, alleine gelassen?

Eine tatsächlich angemessene Aufklärung von Patienten und deren Angehörigen braucht Aufmerksamkeit, Offenheit, Ehrlichkeit und Zeit. Das kann nicht nebenbei geschehen, sondern ist eine zentrale Aufgabe der medizinischen Betreuung.

Wie ein gutes Gespräch zwischen Patientin und Arzt in

einer schwierigen Situation ablaufen kann, zeigt folgendes Beispiel:

Uta Münch leidet an einer metastasierten Krebserkrankung, Dr. Wilhelm muss ihr heute die Diagnose mitteilen. Dafür steht ihm ein Zeitrahmen von 30 Minuten zur Verfügung.

Dr. Wilhelm: Frau Münch, wir wollen heute die Ergebnisse der in der letzten Woche durchgeführten Untersuchungen besprechen.

Frau Münch: Ich habe meinen Mann mitgebracht ...

Dr. Wilhelm: Ja, das ist sehr gut. Die Situation betrifft Sie schließlich beide. Frau Münch, das Ergebnis der durchgeführten Untersuchungen liefert uns ganz klar eine Erklärung für Ihren Gewichtsverlust, Ihre Müdigkeit und auch für die Schmerzen, die Sie geschildert haben.

Frau Münch (erschreckt): O Gott, was haben Sie denn Fürchterliches gefunden?

Dr. Wilhelm: Wir haben eine weit fortgeschrittene Krebserkrankung in Ihrem Unterbauch festgestellt und dazu noch Absiedlungen, das heißt Metastasen, in der Lunge und im Knochen.

Frau Münch: Das gibt's doch gar nicht! *Sie fängt an zu weinen.*

Dr. Wilhelm: Das muss sich jetzt ganz furchtbar und unwirklich für Sie anfühlen, aber die Untersuchungsergebnisse sind eindeutig. *Pause.*

Frau Münch: Das kann doch gar nicht sein. Ich war das letzte Mal vor zwei Jahren bei der Vorsorge, und da war alles in Ordnung.

Dr. Wilhelm: Frau Münch, es gibt Tumorerkrankungen, die

rasch voranschreiten, und die meisten Krebserkrankungen machen erst dann Beschwerden, wenn sie weiter vorangeschritten sind, und das heißt, wenn der Tumor gegen andere Strukturen drückt oder in sie hineinwächst oder in andere Organe streut. *Pause.*

Frau Münch: Was heißt das jetzt für mich?

Dr. Wilhelm: Dadurch, dass der Tumor in verschiedene Organe hineingestreut hat, ist ein herausoperieren nicht möglich. Man kann jedoch versuchen, mit einer Chemotherapie das Tumorwachstum unter Umständen abzubremsen.

Herr Münch: Wollen Sie damit andeuten, dass dieser Tumor nicht heilbar ist?

Dr. Wilhelm: Ja, in diesem Erkrankungsstadium können wir mit den zur Verfügung stehenden Therapien keine Heilung mehr erreichen.

Frau Münch: Ist denn eine Chemotherapie dann überhaupt noch sinnvoll? Man hört ja immer von den furchtbaren Nebenwirkungen.

Dr. Wilhelm: Eine Chemotherapie ist natürlich eingreifend, aber wir haben mittlerweile eine Reihe von Medikamenten zur Verfügung, um die Verträglichkeit zu verbessern und die Nebenwirkungen abzumildern.

Frau Münch: Und wenn ich keine Chemotherapie will?

Dr. Wilhelm: Ich würde Ihnen jetzt gerne die verschiedenen Behandlungsmöglichkeiten aufzeigen. Durchaus auch Plan B, das heißt: Wie können wir Sie unterstützen, wenn Sie keine Chemotherapie wünschen? Und egal, wie dann Ihre Entscheidung ausfallen wird, Sie dürfen sich sicher sein, dass Sie auch bei einer Entscheidung gegen die angebotene Chemotherapie medizinisch bestmöglich weiterversorgt und unterstützt werden.

Es erfolgt ein ausführliches Gespräch über Plan A, nämlich eine Therapie gegen die Erkrankung durchzuführen, um möglicherweise das Leben von Frau Münch zu verlängern. Plan B umfasst die Optionen, falls sich Frau Münch gegen diesen Behandlungsvorschlag entscheidet oder wenn im Behandlungsverlauf die eingeschlagene Therapie nicht greift.

Dr. Wilhelm: Haben Sie aktuell noch Fragen, die offengeblieben sind? *Pause.*
Wenn das nicht der Fall ist, dann schlage ich vor, dass Sie über das, was wir hier an Möglichkeiten besprochen haben, noch mal schlafen und dass wir uns dann erneut zusammensetzen und miteinander vereinbaren, wie es weitergehen soll. Wenn zwischendurch noch weitere Fragen auftauchen, können Sie mich gerne telefonisch über mein Sekretariat erreichen. Ist das so in Ordnung für Sie?

Nachdem Dr. Wilhelm noch mal die Punkte des Gesprächs zusammengefasst und sich durch Rückfragen bei Frau und Herrn Münch versichert hat, dass sie die wichtigen Informationen verstanden haben, gibt er den beiden noch Informationsmaterial über die möglichen Behandlungs- und Weiterversorgungsoptionen an die Hand. Zwischen aktuellem und Nachfolgetermin sollte die Möglichkeit bestehen, telefonisch Rückfragen zu stellen.

Die folgende Tabelle soll Ihnen als Patient Anhaltspunkte liefern, was Sie dem behandelnden Arzt unbedingt mitteilen sollten.

Zielsetzung	Frage / Aussage (Beispiele)
Vermitteln Sie Ihrem Arzt Ihr Konzept der Krankheit. Hier kann der Arzt jetzt einhaken und evtl. bestehende falsche Annahmen korrigieren.	Ich glaube, ich habe die Erkrankungen bekommen, weil ich mich falsch ernährt habe / in meiner Familie ganz viele Menschen an Krebs erkrankt sind / weil ich es jahrelang in einer unglücklichen Beziehung ausgehalten habe und das jetzt die Quittung dafür ist.
Erfragen Sie, wie die Krankheit verläuft und was Sie zu einem günstigen Verlauf beitragen können.	Was kann ich tun, damit der Krankheitsverlauf möglichst günstig wird? Was soll ich tun, was soll ich lassen? Wie kann der günstigste, aber auch schlimmste Verlauf meiner Erkrankung sein?
Sprechen Sie über Ihre Ängste und verlangen Sie ehrliche Aufklärung.	Stimmt es, dass die Medikamente mich total benebeln? Ist eine Chemotherapie wirklich so gefährlich und voller Nebenwirkungen, wie man immer hört?
Gleichen Sie Ihren Wissensstand mit Ihrem Arzt ab.	Habe ich es also richtig verstanden, dass ...?

Was kann ich im Gespräch von meinem Arzt erwarten?

Beim SPIKES-Modell handelt es sich um ein Gesprächsmodell oder einen Gesprächsrahmen, der für Ärzte entwickelt wurde. Wir führen es hier auf, damit Sie sich als Patient oder Angehöriger ein Stück weit darauf einstellen können, was Sie im Kontakt mit Ihren behandelnden Ärzten erwarten dürfen.

SPIKES steht dabei für Folgendes:

- **S**etting - Gesprächsrahmen
- **P**erception - Kenntnisstand oder Wahrnehmung des Patienten
- **I**nvitation - Einladung durch den Patienten
- **K**nowledge - Wissensvermittlung
- **E**xploration of Emotions - Emotionen ansprechen und mit Empathie reagieren
- **S**trategy and Summary - Planen und zusammenfassen

S Setting - Rahmen Als idealer Gesprächsrahmen, sprich das **Setting**, für ein entscheidendes Arzt-Patienten-Gespräch bietet sich in aller Regel der späte Vormittag oder der frühe Nachmittag an. Wesentlich ist, dass alle daran Teilnehmenden frühzeitig genug informiert sein sollten. Der übliche zeitliche Rahmen für solch ein Gespräch sollte zwischen 15 und 45 Minuten betragen. Es ist auch seitens des behandelnden Arztes sinnvoll, eine Pflegekraft mit einzubinden und für eine ungestörte Atmosphäre zu sorgen.

P Perception - Kenntnisstand oder Wahrnehmung des Patienten Dazu ist es wichtig, dass der Arzt zunächst eine Beziehung zu Ihnen herstellt und dann offene Fragen an Sie richtet. Was wissen Sie über Ihre aktuelle medizinische Situation? Was hat man Ihnen bisher gesagt? Was haben Sie in Bezug auf die bisherigen Gespräche verstanden? Hier geht es vor allem darum, zu erfahren, auf welchem Wissensstand Sie sich befinden und ob er sich mit dem des Arztes deckt.

Der Arzt kann die Beteiligten dort abholen, wo sie momentan stehen, und bestehende Missverständnisse klären, gerade wenn sich herauskristallisiert, dass Patient oder Angehörige von einer ganz anderen Erkrankungssituation ausgehen.

I Invitation – Einladung durch den Patienten Der Arzt sollte erspüren, inwieweit Sie bereit sind, schlechte Nachrichten aufzunehmen, und er sollte abfragen, wie detailreich Sie über Ihre momentane Situation aufgeklärt werden möchte. Hier können die Bedürfnisse ganz unterschiedlich sein. So gibt es Patienten, die gar nicht so viel wissen möchten, und dem Arzt ganz klar bestimmte Entscheidungen zuschieben »Herr Doktor, Sie wissen doch am besten, welche Behandlung für mich die richtige ist.« Andere Patienten bevorzugen eine alleinige oder eine partizipative, das heißt gemeinsam zwischen Arzt und Patient getroffene Entscheidung. Prinzipiell hat der Arzt natürlich die juristische Pflicht, Patienten wahrheitsgemäß über ihre Erkrankung, mögliche Behandlungsoptionen, Chancen und Risiken aufzuklären. Aber, und das ist wichtig, nur wenn der Patient dies auch wirklich wünscht. Es besteht auch ein Recht auf Nichtwissenwollen, und wenn dies klar geäußert wird, ist es nicht Aufgabe des Arztes, den Patienten die Informationen aufzudrängen.

K Knowledge – Weitergabe der Information Diese sollte entsprechend behutsam, mit einer gewissen Vorwarnung »... Frau Münch, ich habe in Bezug auf die durchgeführte Röntgenuntersuchung leider keine guten Nachrichten ...« erfolgen.

Der Arzt sollte so einfach und deutlich wie möglich sprechen, auf Fachbegriffe – insbesondere lateinische Ausdrücke – verzichten und Dinge eindeutig benennen. Eine Krebserkrankung ist eine Krebserkrankung und eben keine »eher nicht gutartige Geschwulst«. Verniedlichung und Verharmlosung sollten unbedingt vermieden werden. Den kleinen Krebs im Frühstadium, der völlig problemlos behandelbar ist, gibt es nicht. Oft ist es hilfreich, die Befunde zum Beispiel anhand eines Röntgenbildes zu erklären oder mit einer kleinen Skizze zu verdeutlichen. Wichtig ist auch, dass der Arzt die Informationen in kleinen, halbwegs verdaulichen Häppchen übermittelt und sich rückversichert, dass sie auch bei Ihnen oder Ihren Angehörigen ankommen. Dies kann man mit Hilfe von Fragen wie »Habe ich mich für Sie verständlich ausgedrückt?« oder »Können Sie sich anhand meiner Erklärungen und dieser Skizze eine Vorstellung von der Erkrankung machen?« klären.

Viele Patienten können sich bei einer Krebserkrankung nicht wirklich vorstellen, wie diese entarteten Zellen im Körper tatsächlich wachsen. Allzu oft werden Patienten zum Beispiel auch nach einer Krebsoperation vom die Operation durchführenden Chirurgen informiert, dass er alles habe entfernen können. Das ist aus Sicht des Chirurgen sicherlich richtig, wenn er meint, dass er alles, was er sehen, auch herausschneiden konnte. Trotzdem ist es wichtig, diese Aussagen für den Patienten nochmals zu relativieren und einzuordnen. Dabei hilft beispielsweise eine Skizze einer im Boden ruhenden Kartoffel, beziehungsweise des Wurzelgeflechts eines großen Baumes. Die Kartoffel symbolisiert hierbei eine gutartige Tumorerkrankung, während das Wurzelgeflecht für die bösartige Tumorerkrankung steht, und so ist es leicht zu illustrieren, dass es zwar relativ unproblematisch ist, eine Kartoffel (sprich: einen gutartigen Tumor) aus dem Erdreich zu entfernen, dass es aber außerordentlich schwierig ist, das komplette Wurzelgeflecht eines größeren Baumes (eines bösartigen Tumors) bis hin zum letzten Ausläufer vollständig auszugraben, insbesondere ohne größere Schäden an den umliegenden Strukturen anzurichten. Damit verstehen die meisten Patienten, dass man zwar die sichtbaren Tumoranteile entfernt hat, dass es aber gerade bei vielen Krebserkrankungen immer noch kleine Zellausläufer oder einzelne Zellen oder Zellhaufen geben kann, die irgendwo im gesunden Gewebe verbleiben und in aller Regel auch unweigerlich weiterwachsen. Mit dem Beispiel lässt sich auch recht gut verdeutlichen, warum zum Beispiel eine Bestrahlung oder eine Chemotherapie trotz der Tatsache, dass der Tumor vermeintlich ganz entfernt werden konnte, so wichtig ist, um einen erneuten Rückfall, sprich ein erneutes sichtbares Wachstum der verbliebenen Tumorreste, zu unterbinden.

E Exploration of Emotions – Erfassen der Gefühlslage des Patienten und der Angehörigen »Welche Gedanken machen Sie sich jetzt gerade?«, »Wie geht es Ihnen nach dieser Information?« »Womit kann ich Ihnen jetzt am besten helfen?«, mit diesen Fragen kann der Arzt Ihnen das Angebot machen, Ihren Emotionen Ausdruck zu verleihen. Eine Situation, die auch für die Ärzte eine große Herausforderung darstellt: die Traurigkeit, die Verzweiflung und die Wut der Betroffenen auszuhalten und sich dabei nicht zurückzuziehen, sondern Beistand zu leisten und Mitgefühl zu zeigen.

S Strategy and Summary – Planung des weiteren Vorgehens und die Zusammenfassung Der Arzt fasst nochmals die wichtigsten Gesprächsinhalte und Ergebnisse in einigen wenigen Sätzen zusammen und vereinbart dann mit Ihnen einen erneuten verbindlichen Termin beziehungsweise bietet Ihnen an, telefonisch Kontakt zu ihm aufnehmen zu können, sollten bei Ihnen weitere Fragen auftauchen.

Sie haben das Recht darauf, nach einem ausführlichen Gespräch mit dem Arzt eine informierte Einwilligung zu einer Behandlung zu geben *(informed consent)*. Voraussetzung dafür ist, dass Sie die Chancen, aber auch die Risiken einer Behandlung verstanden haben und gemeinsam mit dem Arzt zu einer tragfähigen Entscheidung gekommen sind.

Tipps zur Vorbereitung auf ein Arztgespräch

- Schreiben Sie sich alle Fragen, die Sie dem Arzt stellen möchten, auf einen Zettel auf, den Sie zur Besprechung mitbringen.
- Ordnen Sie diese Fragen nach Reihenfolge; die wichtigsten Fragen zuerst, weil Sie im Vorhinein oftmals nicht wissen, wie viel Zeit für ein solches Gespräch zur Verfügung steht.
- Stellen Sie Ihren aktuellen Medikamentenplan zusammen, um Ihren Arzt über alle Medikamente und auch sonstige Substanzen, die Sie frei verkäuflich erworben haben, z. B. Vitaminpräparate, zu informieren.
- Schreiben Sie in wenigen Stichworten auf, wie es Ihnen seit dem letzten Arztbesuch ergangen ist, was Sie an sich beobachtet haben.

- Bitten Sie eine Vertrauensperson, Sie zu dem Arztgespräch zu begleiten, und kündigen Sie diese nach Möglichkeit auch an. Vier Ohren hören mehr als zwei, man kann das Ganze hinterher noch mal miteinander besprechen, und Sie haben jemanden an Ihrer Seite, der Sie emotional unterstützt.
- Nehmen Sie das Arztgespräch auf, um zu Hause in Ruhe noch mal alles nachhören zu können, was gesagt wurde. Jedes Smartphone hat mittlerweile eine Diktierfunktion. Aber fragen Sie Ihren Arzt bitte vor dem Gespräch, ob es für ihn in Ordnung ist.
- Fragen Sie Ihren Arzt, was immer Sie wissen wollen. Wenn Sie die Erklärung des Arztes nicht verstanden haben, fragen Sie noch mal nach. Es gibt keine dummen Fragen, es gibt aber zum Teil schlechte und unverständliche Erklärungen. Es ist die Aufgabe eines jeden Arztes, Ihnen Ihre Erkrankung und die zur Verfügung stehenden Behandlungsmethoden so zu erklären, dass Sie es verstehen, denn schließlich sind Sie die Person, um die es geht.

Die folgende Checkliste soll Ihnen als Anregung dienen, Ihren persönlichen Fragenkatalog zusammenzustellen. Nehmen Sie ihn mit zum Arzt und gehen Sie ihn Schritt für Schritt durch. Denken Sie daran: Sie sind in dieser Situation aufgeregt. Die eigene Merkfähigkeit ist ohnehin begrenzt und in dieser Stresssituation noch weiter reduziert.

Checkliste: Arztgespräch

Welche Gedanken sollte man sich im Vorfeld machen?

- Wie ist meine aktuelle gesundheitliche Situation?
- Was sollte der Arzt über mich wissen?
- Was möchten ich auf jeden Fall in diesem Gespräch ansprechen?
- Welche wichtigen Fragen will ich ganz am Anfang klären?

Fragen zur Diagnose:

- Wie lautet der genaue Name meiner Erkrankung?
- Was bedeutet diese Erkrankung für mich?
- Mit welchem Krankheitsverlauf muss ich rechnen?
- Muss ich aufgrund der Erkrankung oder der vielleicht dann notwendigen Medikamente meinen Lebensstil ändern? Wenn ja, wie?
- Ist diese Erkrankung vererbbar? Das heißt, besteht das Risiko, dass noch jemand in der Familie erkrankt?
- Werde ich im weiteren Verlauf auf spezielle Hilfe angewiesen sein? Wenn ja, was kann da auf mich zukommen?
- Welche Untersuchungen müssen jetzt gemacht werden?
- Wie läuft das genau ab? Ist das unangenehm oder schmerzhaft?
- Was sind die Vorteile, was sind die Risiken bei der Durchführung dieser Untersuchung?
- Wie kann oder muss ich mich auf diese Untersuchung vorbereiten?
- Wie lange dauert die Untersuchung?
- Wann ist mit Ergebnissen zu rechnen?

Wenn die Diagnose gestellt ist, Fragen zur Behandlung:

- Welche Behandlungsmöglichkeiten gibt es für diese Erkrankung?
- Was sind die Vorteile, aber auch Risiken bei den unterschiedlichen Behandlungen?
- Welche Behandlung ist für mich in meiner Situation besonders geeignet?
- Was würden Sie Ihrem Vater / Ihrer Mutter in einer vergleichbaren Situation empfehlen?
- Geht es bei dieser Behandlung um einen heilenden Ansatz oder nur um einen lindernden, das heißt lebensverlängernden?
- Wie sind die Aussichten, dass diese Behandlung bei mir greift?
- Welche Nebenwirkungen sind zu erwarten?
- Was kann passieren, wenn ich keine Behandlung durchführen lasse?
- Mit welchen Einschränkungen muss ich während oder nach der Behandlung rechnen?
- Was kann ich selbst tun, um positiv auf den Behandlungserfolg einzuwirken?

- Gibt es weiterführendes Informationsmaterial, spezielle Internetseiten, Selbsthilfegruppen, wo ich mich noch ausführlicher informieren kann?

Fragen zu Medikamenten:

- Wie heißt das Medikament?
- Wie heißt der Wirkstoff?
- Was soll es genau bewirken?
- Wie und wann muss ich das Medikament einnehmen?
- Wie lange muss ich das Medikament einnehmen (zwei Wochen oder lebenslange Dauermedikation)?
- Ab wann darf ich mit einer Wirkung des Medikaments rechnen?
- Kann ich das Medikament wieder absetzen, wenn ich mich besser fühle?
- Mit welchen Nebenwirkungen muss ich rechnen?
- Gibt es Maßnahmen, die mögliche Nebenwirkungen reduzieren?
- Bei welchen Nebenwirkungen soll ich mich melden?
- Gibt es bestimmte Dinge, die ich beachten muss? Zum Beispiel bestimmte Getränke und Speisen meiden, darf ich Auto fahren?
- Was ist mit meinen anderen Medikamenten, die ich zurzeit nehme? Muss ich die absetzen, nehme ich die zeitgleich?
- Was soll ich machen, wenn ich versehentlich eine Dosis vergessen habe?
- Was muss ich tun, wenn ich versehentlich eine höhere Dosis eingenommen habe?

Fragen in Bezug auf Unterstützungsangebote:

- Wo und wie erhalte ich Unterstützung bei meiner Versorgung zu Hause?
- Wo kann ich mich noch beraten lassen?
- Können Sie mir einen Kollegen oder eine Institution empfehlen, bei der ich mir eine Zweitmeinung einholen kann?
- Wo bekomme ich psychologische Unterstützung?
- Gibt es Selbsthilfeorganisationen für meine Erkrankung?
- Gibt es Informationen und Beratungsmöglichkeiten für Angehörige?

Fragen am Ende des Arztbesuches:

- Worauf muss ich bis zum nächsten Arztbesuch besonders achten?
- Wann muss ich wiederkommen?
- Wann sollte ich sofort einen Arzt aufsuchen?
- Gibt es irgendwas, was ich sonst noch wissen sollte?

DIE MACHT DER GEDANKEN

»Lange saßen sie dort und hatten es schwer,
aber sie hatten es gemeinsam schwer,
und das war ein Trost.«

ASTRID LINDGREN, »RONJA RÄUBERTOCHTER«

Bei Klaus Friedrich wurde ein metastasiertes Bronchialkarzinom diagnostiziert. Im Verlauf der Erkrankung wird er zunehmend schwächer, schläft viel und kann kaum noch das Bett verlassen. Auch sein psychischer Zustand ist sehr schlecht. Er berichtet von Lebensüberdruss; ein Weiterleben in dieser Situation sei für ihn unmöglich. Auf die Frage, worauf er in seinem Leben stolz sei, berichtet er, dass er »immer geschuftet« habe. Er sei neben seiner Anstellung als Elektriker noch Taxi gefahren, um seiner Familie ein gutes Leben in einem schönen Haus ermöglichen zu können. In seiner Freizeit habe er am Haus gearbeitet oder anderen bei handwerklichen Tätigkeiten geholfen. Als seine Kinder eigene Häuser bauten, habe er sie mit zahllosen Stunden auf dem Bau unterstützt. Nun habe der jüngste Sohn mit dem Hausbau begonnen, und er könne ihm dabei nicht helfen. Er habe erkannt, dass er vollkommen wertlos sei.
Das Stationspersonal nimmt Herrn Friedrich als Mittelpunkt seiner Familie wahr, er selbst erlebt sich aber als vollkommen überflüssig. In Einzelgesprächen mit einer Palliativpsycholo-

gin und anschließend in einem Familiengespräch wird diese unterschiedliche Wahrnehmung thematisiert. Der jüngste Sohn äußert in diesem Zusammenhang, dass er seinen Vater in den letzten Wochen ständig mit Fragen gelöchert habe und dass ihm die Ratschläge seines Vaters sehr geholfen hätten. So ist es möglich, bei Herrn Friedrich einen Prozess anzustoßen, in dessen Verlauf er erkennen kann, dass er seine Rolle als Unterstützer der Familie nicht aufgeben muss, dass sich nur die Bedingungen geändert haben.

Bei Herrn Friedrich bleibt zwar die Traurigkeit, dass er nicht mehr aktiv helfen kann. Es entsteht aber das Gefühl, sich einbringen und unterstützen zu können. Der Sohn fotografiert und filmt jeden Fortschritt am Haus, bespricht ihn mit dem Vater, und so wird der Lebensüberdruss durch die Hoffnung ersetzt, noch möglichst viele Entwicklungen miterleben zu können.

Die Geschichte von Herrn Friedrich verdeutlicht, welch großen Einfluss Gedanken auf Emotionen haben und andersherum. Die Palliativpsychologie ist eine wichtige Säule bei der Begleitung von Menschen mit palliativer Erkrankung sowie deren Angehörigen. Noch immer haben sehr viele Menschen Berührungsängste mit allem, was »psycho-« im Namen trägt – das betrifft medizinische Laien, aber auch viele medizinische Profis.

Palliativpsychologie ist ein Teilgebiet der Psychologie, das sich mit sämtlichen psychologischen Aspekten in einer palliativen Situation beschäftigt. Sie beinhaltet vielfältige Aufgaben. Ein wesentlicher Bereich ist die psychologische Unterstützung und Beratung der Patienten sowie der Angehörigen oder Nahestehenden. Das Ziel ist, belastende Symptome zu lindern und Lebensqualität, Ressourcen, Würde und Lebenssinn zu stärken und zu fördern. Grundsätzlich ist es deshalb zu empfehlen, nach dem diagnostischen Anamnesegespräch einen Palliativpsychologen einzubeziehen, der den Bedarf an psychologischer Unterstützung feststellt und anbietet.

Natürlich gibt es Familien, die keine psychologische Betreuung brauchen, die offen und gut kommunizieren und Halt in ihrem sozialen Netz finden. Es geht in der Regel jedoch nicht um die Frage, ob es auch ohne Psychologen geht oder nicht, sondern darum, dass die meisten Menschen von solchen unterstützenden Gesprächen profitieren. Welche emotionalen Herausforderungen eine palliative Erkrankung für Patienten und Angehörige darstellt, zeigt die Abbildung, die mit Sicherheit nur einen Teil der Symptome und Lasten zeigt, die auf die Betroffenen einströmen.

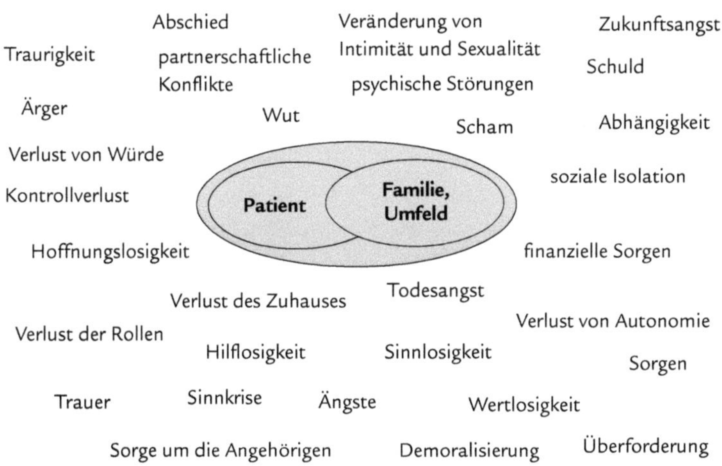

Emotionale Herausforderungen einer palliativen Erkrankung

Eine palliative Erkrankung stellt für alle Betroffenen eine Ausnahmesituation von hoher emotionaler Intensität dar. Jeder Mensch reagiert unterschiedlich darauf, das heißt, die Reaktionen können vielfältig sein. Manche Patienten zeigen ihre Trauer oder Angst offen, andere halten eine Fassade aufrecht.

Bei der Palliativpsychologie geht es keinesfalls darum, die Reaktionen von Patienten und Angehörigen zu bewerten oder als richtig und falsch einzustufen. Der Palliativpsychologe kommt nicht zu den Familien, die übermäßig oder zu wenig traurig sind, oder zu Familien, die »falsch« mit der Krankheit und ihren Folgen umgehen. Genauso wenig soll der Besuch eines Psychologen vermitteln, dass man jetzt auch noch »einen an der Klatsche hat«. Ziel der Palliativpsychologie ist die Unterstützung des Einzelnen sowie die Optimierung des Umgangs miteinander. Auf der anderen Seite müssen vorliegende psychische Erkrankungen erkannt und auch berücksichtigt werden, da sie sonst den Verlauf verkomplizieren können. Natürlich treten bei palliativen Patienten auch psychische Erkrankungen auf. Entweder werden diese durch die Erkrankung selbst, durch erlebte Therapien bzw. Behandlungen ausgelöst, oder sie bestanden bereits im Vorfeld und verstärken sich in dieser Ausnahmesituation.

Über 39 Prozent der Palliativpatienten in einem Jahr entwickeln eine psychische Störung. Die häufigsten psychischen Erkrankungen im Palliativbereich sind depressive Erkrankungen oder Angsterkrankungen. Oft liegen bei den Patienten auch Traumatisierungen vor – die entweder im Laufe des Lebens erlitten worden sind oder durch die Erkrankung und damit zusammenhängende Erlebnisse ausgelöst wurden. Viele Patienten beschreiben beispielsweise, dass eine Bestrahlung für sie so furchtbar ist, dass sie immer wieder daran denken müssen oder nachts davon träumen und dann große Angst haben. Einigen Studien zufolge zeigen palliativ erkrankte Patienten mit Schmerzen doppelt so häufig psychische Symptome wie Palliativpatienten ohne Schmerzen. Hier stellt sich die Frage, was was auslöst, denn es ist bekannt, dass psychische Belastungen mit einem Risiko für stärkere Schmerzen einhergehen. Diese sogenannten seelischen Schmerzen sind mit Medikamenten oft nur schwer zu behandeln.

Auch die Angehörigen von palliativ erkrankten Patienten sind mehrheitlich stark belastet. Ihre Lebensqualität ist signifikant schlechter als die der Gesamtbevölkerung. Dies erklärt sich dadurch, dass Angehörige einerseits durch die Erkrankung emotional in Anspruch genommen sind, anderseits sehr stark in die Betreuung des Erkrankten eingespannt werden. Angehörige müssen Fahrdienste erledigen, Termine koordinieren, Aufgaben im Haushalt mitübernehmen und und und. Oft können sie ihren Hobbys nicht mehr nachgehen oder sich mit Freunden treffen, weil der Erkrankte nicht alleine gelassen werden kann.

Nicht ohne Grund haben verschiedene psychosomatische Rehakliniken eigene Abteilungen für Menschen, die Angehörige pflegen oder gepflegt haben, weil sehr viele von ihnen ihre eigenen Bedürfnisse im Rahmen der Pflege vollkommen aus den Augen verlieren.

FACTS

Ziele der Palliativpsychologie

- Reduktion und Prävention psychischer Belastung bei Patient und Angehörigen

- Verbesserung der Lebensqualität
- Verbesserung der Krankheitsbewältigung
- Förderung von innerem Wachstum und Reife
- Unterstützung bei der Anpassung in partnerschaftlichen, familiären und anderen wichtigen Beziehungen, die durch die fortschreitende Krankheit bedroht werden
- Förderung von Hoffnung und Lebenssinn (Hoffnung bezieht sich dabei nicht darauf, den palliativen Charakter einer Erkrankung in Frage zu stellen, sondern darauf, die verbleibende Lebenszeit sinnvoll nutzen zu können)
- Unterstützung bei Anliegen, die die Sterblichkeit betreffen, beispielsweise Unterstützung darin, in ersten Schritten den Nachlass zu regeln.

Was bietet die Palliativpsychologie?

Die therapeutische Beziehung zu einem Psychologen bietet Raum für sehr offene Gespräche ohne Fassade und ohne Bewertung. Gerade Menschen, die mit ihrem Lebensende konfrontiert sind, bilanzieren ihr Leben und setzen sich häufig auch intensiv mit ihren »Lebensfehlern« auseinander, also Entscheidungen, die sie im Nachhinein als falsch bewerten. Schuld ist ein zentrales Thema. Der Patient kann sich im Gespräch mit dem Psychologen öffnen und sich auf dessen Schweigepflicht verlassen. Zu anderen medizinischen Versorgern – beispielsweise Ärzten und Pflegekräften – besteht für den Patienten eine gefühlte Abhängigkeit. Ein bettlägeriger Patient ist darauf angewiesen, dass nachts, wenn er klingelt und zur Toilette muss, sofort jemand kommt. Die Ärzte entscheiden mit, ob noch gegen die Erkrankung gerichtete Therapien durchgeführt werden oder nicht. Und auch wenn dieses Abhängigkeitsgefühl irrational ist und medizinische Profis sich von etwaigen »Beichten« nicht beeinflussen lassen, ist nachvollziehbar, dass eine Öffnung den Patienten hier schwerer fällt.

Einige Menschen haben in ihrem Leben Dinge getan, die sie mit einem gewissen Abstand als Fehler einstufen. Natürlich sind einige Taten ethisch auch tatsächlich so zu bewerten, dass jemand Schuld auf sich geladen hat, beispielsweise der Vater, der seine Tochter sexuell missbraucht hat. Manche Schuld wird nur von der betroffenen Person als solche empfunden, wie das Beispiel einer Patientin, die in jungen Jahren abgetrieben und das ihrem damaligen Partner verschwiegen hatte.

Innerhalb der Familie kann es sehr schwer sein, über solche Schuld-Themen zu sprechen, da Patienten befürchten, dass sich die Beziehung dann verändert. Der Kontakt zu einem Psychologen bietet Raum, um neben Schuld auch andere negative Gefühle wie Ängste, Trauer, Wut oder Scham zuzulassen und mit jemandem zu teilen, den man damit nicht belastet. Wie schon beschrieben, versuchen Patienten und Angehörige sehr häufig, sich gegenseitig zu schützen. Deshalb fällt es ihnen oftmals leichter, Gespräche über Zukunftsängste, über Fragen der Sterblichkeit oder den Sinn des Lebens mit »neutralen« Personen zu besprechen. Auch hier sei noch einmal darauf hingewiesen, dass es kein Richtig und kein Falsch gibt und dass jeder Mensch, ob selbst erkrankt oder Angehöriger, für sich herausfinden muss, ob und wem er sich öffnet. Können sich Patienten mit ihrem Partner oder ihren Angehörigen über solche schwierigen

Themen austauschen und haben nicht das Bedürfnis, diese sehr persönlichen Gedanken mit Außenstehenden zu teilen, ist das natürlich vollkommen in Ordnung.

Was im Rahmen palliativpsychologischer Begleitungen genau abläuft, ist sehr unterschiedlich. »Eines haben alle krebskranken Menschen gemeinsam: Jeder ist anders!«, fasst der Psycho-Onkologe Moses G. Steinvorth diesen Sachverhalt zusammen. Dies trifft natürlich auch auf alle anderen Palliativpatienten zu, die nicht an einer Krebserkrankung leiden, genauso wie auf die Angehörigen.

Bei jeder Palliativbehandlung sollte als Erstes ein ausführliches Anamnesegespräch erfolgen, das auch das sogenannte Genogramm erhebt. Es stellt die aktuelle soziale Situation des Patienten dar, führt die Familie oder andere wichtige Bezugspersonen auf und welche dieser Bezugspersonen beispielsweise besonders belastet sind. Im weiteren Verlauf nutzt die Palliativpsychologie – individuell abgestimmt auf jeden Patienten – Methoden aus den folgenden Bereichen bzw. Psychotherapierichtungen:

- Achtsamkeitsbasierte Interventionen und Meditation
- Entspannungs- und Imaginationsbasierte Verfahren
- Kognitiv-verhaltenstherapeutische Interventionen
- Narrative Interventionen
- Ressourcenaktivierende Verfahren
- Sinnbasierte Interventionen
- Supportiv-expressive Interventionen
- Tiefenpsychologische Interventionen
- Würdebezogene Interventionen

Auf einige dieser Methoden gehen wir im Folgenden etwas näher ein.

Wie umgehen mit Ängsten? – Kognitive Verfahren

Kognitive Verfahren beschäftigen sich mit dem Einfluss von Gedanken auf die Gefühle des Menschen. Im Rahmen von Belastungssituationen, wie einer palliativen Erkrankung, treten sehr häufig dysfunktionale, also unzweckmäßige Gedanken auf. Sie unterstützen einen Menschen nicht bei der Bewältigung einer Erkrankung, sondern belasten ihn zusätzlich. Auf dysfunktionale Gedanken folgen fast immer dysfunktionale Gefühle, die wiederum verstärkt dysfunktionale Gedanken auslösen. Solche störenden Gefühle können beispielsweise Schuld, Scham oder Wertlosigkeit sein. Sehr schnell ist man also in einem Teufelskreis gefangen, der sich immer weiter verstärkt.

Hinzu gesellen sich Ängste vor der Zukunft, was alles noch an Leid auf einen zukommen wird. Man malt sich Dinge aus, die man einmal gehört oder gelesen hat, und steigert sich immer mehr in diese Gedankenwelt hinein, die ausschließlich auf das Negative fokussiert ist. Dieses sogenannte Katastrophisieren kann bei Patienten und Angehörigen auftreten.

> Eva Liechtenstein hat erfahren, dass sie nach 40 Jahren Ehe ihren Mann durch Krebs verlieren wird. Sie malt sich die Zukunft ohne ihren geliebten Johann aus, gestaltet ein Horrorszenario von Einsamkeit und wirtschaftlichem Ruin nach dem anderen und versinkt immer mehr in der Angst, irgendwo in einer kleinen Wohnung zu verkümmern.

Immer wenn dysfunktionale Gedanken auftreten, ist es Aufgabe der psychologischen Begleitung, diese zu hinterfragen, zu verändern und damit auch die dazugehörigen Gefühle zu verändern. Dies kann oft nur in einem längeren Prozess geschehen, der es dem Begleiteten ermöglicht, langsam Fortschritte zu machen.

Andererseits können im Zusammenhang mit einer palliativen Erkrankung natürlich nicht alle dysfunktionalen Gedanken und Gefühle verändert werden – manche Ängste und Sorgen bleiben bestehen. Aber vieles kann durch Aufklärung richtiggestellt werden. Und viele Gedanken bzw. Gefühle werden durch eine psychologische Begleitung deutlich abgemildert.

Das Selbstwertgefühl eines Patienten wird durch die mit der Erkrankung einhergehenden Einschränkungen oft deutlich reduziert, im Rahmen von palliativpsychologischer Begleitung geht es auch darum, es zu erhalten oder sogar wieder zu verbessern. Die Gespräche sollen dazu beitragen, dass ein schwerkranker Mensch seine Schwächen und seine reduzierte Unabhängigkeit akzeptiert und sich trotzdem als wertvoll erleben kann. Schwer erkrankte Personen bekommen manchmal das Gefühl, sich dafür entschuldigen zu müssen, dass sie trotzdem noch gerne weiterleben wollen, weil sie den Eindruck haben, in unserer leistungsorientierten Gesellschaft nur noch eine Last zu sein. Das Beispiel von Herrn Friedrich zeigt, dass eine bisher aktive Person durch eine Erkrankung oder eine »nur« altersbedingte Verschlechterung des Allgemeinzustandes zu vielen Tätigkeiten nicht mehr in der Lage ist. Sie verliert vielleicht alles, was sie definiert und ausgemacht hat. Typische Sätze von Patienten lauten zum Beispiel: »Jetzt, wo ich nicht mehr helfen kann, bin ich nichts mehr wert.« »Jetzt, wo ich so krank bin, muss meine Frau meinetwegen auf so vieles verzichten. Es wäre besser, wenn ich nicht mehr da wäre.«

Erzählen, wie es war – narrative Interventionen

Viele Menschen fangen angesichts des nahenden Todes an, Bilanz zu ziehen. Dann wird nochmals deutlich, dass die Zeit nicht mehr zurückgedreht werden kann. Je nachdem, wie diese Bilanzierung ausfällt, kommt es häufig zu negativen Gefühlen wie Verbitterung, Wut, Trauer, aber auch zu Scham, Schuld und Selbstabwertung, einhergehend mit entsprechenden dysfunktionalen Gedanken. Erschwerend hinzu kommt hier der sogenannte Zeigarnik-Effekt. Bereits 1927 beschrieb die russische Psychologin Bljuma Wulfowna Zeigarnik erstmals das Phänomen, dass unerledigte Aufgaben uns Menschen eher im Gedächtnis bleiben als abgeschlossene. Dies gilt auch dann, wenn für unerledigte Dinge deutlich weniger Zeit aufgebracht wurde als für erledigte Dinge. Das heißt, ein Mensch bestraft sich gedanklich eher dafür, dass er eine ihm aufgetragene Aufgabe in einer Woche nicht erledigen konnte, als dass er sich dafür belohnt, dass er mehrere Jahre verbissen an etwas gearbeitet und dies auch zum Abschluss gebracht hat. Auch wenn dieser Effekt in der Literatur umstritten ist, beobachten wir dieses Verhalten oft bei unseren unheilbar kranken Patienten. Hier kann die Biographie-Arbeit ein probates Mittel sein, durch einen würdigenden Umgang mit den Stärken eines Menschen sowie seiner Lebensleistung zu einer Stabilisierung des Selbstwertes beizutragen. Dysfunktionale Gedanken können dabei kritisch hinterfragt und verändert werden. Ziel ist es, den

Menschen wieder spüren zu lassen, was er erreicht hat, auf was er stolz sein kann und was ihn einzigartig macht. Es gibt verschiedene Techniken des Lebensrückblicks, sei es Reminiszenz-Arbeit oder das therapeutische *life review*, das besonderes Gewicht auf die Bedeutung bestimmter Erinnerungen für den Betroffenen legt.

Die an Gebärmutterhalskrebs erkrankte Erica Meister liegt auf der Palliativstation und zeigt deutliche depressive Symptome. In therapeutischen Gesprächen erzählt die 62-Jährige, ein »völlig verkorkstes« Leben geführt zu haben. Sie habe immer nur nach den anderen geschaut, nie auf sich selbst geachtet. Sie habe sich vorgenommen mit 63 in Rente zu gehen, um dann endlich zu leben und ihre Träume zu verwirklichen. So habe sie geplant, drei Monate in der Toskana zu verbringen, um dort zu malen. Erica Meister muss im Angesicht der Krankheit erkennen, dass sie ihre Wünsche nicht mehr verwirklichen kann. Sie sieht ihr Leben ausschließlich als vergeudet an und ist zutiefst bestürzt über ihre eigene Dummheit.

In den Gesprächen geht es darum, die Situation auszuhalten und sich gemeinsam der Trauer von Frau Meister zu stellen. Im weiteren Verlauf werden schöne Aspekte ihres Lebens gesammelt. Sie berichtet, dass sie auf ihre drei Töchter und ihre fünf Enkelkinder sehr stolz sei. Sie sei eine gute Mutter gewesen.

Auch in anderen Bereichen ihres Lebens wird es nach und nach möglich, aus der rein negativen Bewertung ein differenzierteres Bild zu zeichnen, in dem auch gute Momente einen Platz finden. Frau Meister lernt eine Imaginationsübung: Sie stellt sich ein einsames Ferienhaus inmitten der toskanischen Landschaft vor. Diese Übung kann einsetzen, wenn sie zu sehr grübelt oder von negativen Emotionen übermannt wird. In einer der letzten Sitzungen vor ihrem Tod sagt Frau Meister, dass sie nun mit sich selbst versöhnt sei. Sie habe Fehler gemacht, aber auch viel Gutes erlebt und geleistet. Sie habe erkennen können, in wie vielen Leben sie Spuren hinterlasse habe, und das sei ein sehr schönes Gefühl. Trotzdem bleibe Wehmut und Trauer darüber, sich selbst nicht wichtig genommen zu haben. Diese Botschaft will sie auch ihren Kindern und Enkelkindern hinterlassen, und so werden Videoaufnahmen von Frau Meister für ihre Familie gemacht. Das Wissen, ihren Angehörigen damit etwas sehr Bedeutungsvolles hinterlassen zu können, erfüllt sie sehr.

Menschen reden in der Regel sehr gerne über schöne Erlebnisse. Aber gerade am Lebensende setzen sich kranke Menschen auch mit dem negativen Teil ihrer Biographie auseinander, mit Konflikten, traumatischen Erlebnissen usw. Es kann beispielsweise dazu kommen, dass ungelöste Konflikte plötzlich wieder an die Oberfläche geraten. Manchmal sind die Patienten diejenigen, die in diesem Konflikt (zumindest gefühlt) Schuld auf sich geladen haben, manchmal sind es Angehörige, Freunde oder Bekannte. Hier kann die Fachkenntnis von Psychologen helfen, um zu entscheiden, wie der Patient mit diesen Konflikten umgehen soll. Mancher Konflikt kann im richtigen Leben zwischen den beiden »Parteien« geklärt werden. Manchmal braucht es dafür nur einen Gedankenanstoß, manchmal aber auch eine moderierende neutrale Person. Andere Konflikte können nicht mehr mit dem / den anderen aufgelöst werden, hier kann nur noch der

Patient selbst begleitet werden, vielleicht eine andere Einstellung zu dem Erlebten zu erarbeiten. In einigen Fällen kann es sehr wichtig sein, sich intensiv mit der Geschichte von Patienten zu befassen, um ihr Verhalten besser verstehen zu können.

Auf der Station liegt die 64-jährige Franca Matić, die den ganzen Tag nur vor sich hin starrt. Ihre Stimmung ist depressiv, sie lässt sich kaum auf Gespräche ein und lehnt alle angenehmen und ablenkenden Angebote ab. Doch die Palliativpsychologin lässt nicht locker, und im Gespräch stellt sich nach einer Weile heraus, dass Frau Matić ihrer 86-jährigen Mutter versprochen hatte, sie bis zu ihrem Tod zu Hause zu pflegen. Nun musste die alte Frau wegen ihr in ein Pflegeheim eingeliefert werden. In den Augen von Frau Matić hat sie das Versprechen gebrochen, daher könne sie sich doch jetzt hier nicht verwöhnen lassen, während ihre Mutter alleine im Heim »versauere«. Frau Matićs Gefühl, sich selbst bestrafen zu müssen, kann durch mehrere Einzelgespräche reduziert werden, und nach und nach kann es sich die Patientin wieder erlauben, sich auf Positives einzulassen.

Es klingt im ersten Moment vielleicht recht einfach, dysfunktionale Gedanken oder Verhaltensweisen zu erkennen und zu verändern. Allerdings erfordert es in der Realität oft einen intensiven Arbeitsprozess, da schwerkranke Menschen Verhaltensmuster, die sie ihr Leben lang – oft mit Erfolg – angewendet haben, ablegen müssen. Jemand, der sich über seine Leistung definiert hat, kann nicht einfach sagen: »Gut, jetzt kann ich das halt nicht mehr so wie früher, aber es reicht ja, dass ich da bin.« Solche Menschen müssen geduldig darin begleitet werden, das Nichtstun auch aushalten zu können. Ähnlich verhält es sich mit dysfunktionalen Gedanken. Jemand, der sich selbst vielleicht schon sein ganzes Leben als Versager erlebt und nun auch noch palliativ erkrankt ist, wird nicht allein durch Selbsterkenntnis den Blick auf sich selbst verändern. Hier können Angehörige unterstützen: Wenn Sie bei Ihrem Angehörigen solche selbstabwertenden und letztlich selbstschädigenden Denk- und Verhaltensweisen bemerken, können Sie diese ansprechen bzw. immer wieder abbremsen, gemeinsame Pausen vorschlagen oder dem Gegenüber rückmelden, welch besonderer Mensch er für sie ist.

Die eigenen Stärken sehen – ressourcenaktivierende Verfahren

Bei den Ressourcen eines Menschen handelt es sich in diesem Zusammenhang um die Fähigkeiten, Kompetenzen, Kräfte, Möglichkeiten und Unterstützer, die ihm zur Verfügung stehen, um sein Leben oder eine Krise zu bewältigen. Wir unterscheiden innere und äußere Ressourcen. Äußere Ressourcen stellen zum Beispiel positive Beziehungen zu Familie und Freunden dar, finanzielle Ersparnisse usw. Innere Ressourcen sind Eigenschaften eines Menschen, die darüber bestimmen, wie er mit bisherigen Herausforderungen umgegangen ist oder wie er an neue Situationen herangeht. Eine positive Einstellung kann zum Beispiel eine Ressource darstellen. Ein Patient, der sagt: »Die Krankheit ist jetzt da, ich muss das Beste daraus machen, und ich lasse mir den Spaß am Leben durch sie nicht nehmen«, nutzt seine Ressourcen besser als jemand, der sich nach Diagnosestellung zurückzieht, wütend auf das Schicksal ist und zunehmend verbittert.

Neben anderen medizinischen Profis versuchen auch Palliativpsychologen, explizit die Ressourcen eines schwerkranken Patienten zu aktivieren. Ressourcenaktivierung bedeutet jedoch nicht, dass Betroffene zu positivem Denken angeregt werden sollen oder dass Belastungen verleugnet werden. Es geht um eine Aktivierung entsprechender Strukturen im Gehirn. Der Fokus liegt dabei auf dem Hier und Jetzt. Gerade wenn man die Umstände nicht verändern kann, ist es wichtig, seinen Umgang mit einer Situation zu verändern und trotz allem auf das Positive zu fokussieren.

Wichtig ist, dass nicht nur über Ressourcen gesprochen wird, sondern dass diese erfahrbar gemacht werden. Ein Beispiel für ein solches ressourcenaktivierendes Verfahren stellt das Genusstraining dar. Oftmals wird Genusstraining unter Anwendung des Geschmackssinns durchgeführt. Gerade im Rahmen einer palliativen Erkrankung kann es aber besser sein, sich auf einen der anderen vier Sinne zu konzentrieren, da viele Patienten zum Beispiel als Folge von Chemotherapien ein verändertes Geschmackserleben haben oder mit Übelkeit kämpfen. Das heißt, dass Kreativität gefragt ist, um die übrigen Sinne, also das Hören, das Sehen, das Fühlen bzw. Tasten sowie das Riechen als Genusssinn einzusetzen.

Der Psychotherapeut Rainer Lutz hat sieben Regeln zum erfolgreichen Genießen zusammengefasst:

1. *Genuss braucht Zeit.* Es erfordert die bewusste Entscheidung für die Zeit des Genießens und gegen alles andere, was davon ablenken könnte.
2. *Genuss muss erlaubt sein.* Gerade sehr leistungsorientierte Menschen, für die Genuss ausschließlich als Belohnung

dient, müssen darin unterstützt werden, in der neuen Situation einer schweren Erkrankung, die mit Einbußen ihrer Leistungsfähigkeit einhergeht, sich selbst Genuss erlauben zu dürfen.

3. *Genuss geht nicht nebenbei.* Die Konzentration muss vollständig auf dem Genuss liegen und weder auf dem Morgen noch auf Sorgen oder Ängsten.
4. *Genuss ist sehr individuell.* Man muss selbst wissen, was einem guttut. Für den einen schwerkranken Menschen ist es der Geruch von frisch gemähtem Gras, der ihn an seine Kindheit erinnert. Ein anderer genießt es, frühmorgens vor seinem Krankenzimmer die Vögel zwitschern zu hören. Wichtig ist, sich bewusst für diese Genussmomente zu entscheiden und sie sich quasi selbst zu schenken.
5. *Weniger ist mehr.* Genussmomente sind nur dann etwas Besonderes, wenn sie nicht zu oft passieren. Im Alltag eines schwerkranken Menschen kann dies jedoch anders sein. Deshalb ist es sinnvoll, sich mehrere Möglichkeiten des Genießens zu erarbeiten, die abwechselnd eingesetzt werden können.
6. *Ohne Erfahrung kein Genuss.* Je intensiver ein Mensch sich mit seinem bevorzugten Genuss beschäftigt, umso intensiver wird das Erleben. Denn je besser die Sinne geschärft sind, umso breiter gefächert sind die Genussmomente.
7. *Genuss ist alltäglich.* Man sollte Genuss nicht aufschieben – beispielsweise auf das nächste Wochenende oder wenn dies oder jenes erledigt ist. Gerade für Menschen, die schwer erkrankt sind, ist es nicht einfach, sich auf solche Genussmomente im Hier und Jetzt einzulassen, weil sie über eingeschränkte Möglichkeiten verfügen oder (verständlicherweise) zu sehr mit negativen Dingen beschäf-

tigt sind. Daher ist es wichtig, gemeinsam mit ihnen herauszufinden, welche schönen Augenblicke sie trotz aller Widrigkeiten genießen können.

Kleine Auszeiten – Entspannungsverfahren

Entspannungstechniken dienen dazu, geistige sowie körperliche Anstrengung zu reduzieren. Sowohl Menschen mit einer palliativen Erkrankung als auch ihre Angehörigen stehen in der Regel unter starker Anspannung. Hier können Entspannungstechniken kleine Auszeiten bieten und bei regelmäßiger Anwendung langfristig das körperliche und geistige Spannungsniveau senken. Welche Techniken zur Anwendung kommen, sollte sich daran orientieren, was dem Patienten am meisten zusagt.

Im Rahmen palliativer Erkrankungen werden häufig Imaginationstechniken angewendet, weil sich viele Patienten darauf gut einlassen können. Möglich sind hier Übungen, in denen sich Patienten an einen schönen Ort »träumen«. Dies kann ein Ort sein, der nur in der Vorstellung existiert, oder einer, den der Patient gut kennt (z. B. der Lieblingsurlaubsort). Möglich sind auch symptombezogene Techniken, die zum Teil auch Elemente der Hypnose verwenden. Im Folgenden sind einige Beispiele dargestellt. Für fast alle Symptome und Beschwerden gibt es entsprechende Techniken:

- Angst: Wenn jemand vor konkreten Situationen Angst hat, können diese Situationen im Geist »geübt« werden. Dadurch erreicht man einen Rückgang der Angst. Gleichzeitig können natürlich weitere Möglichkeiten erarbeitet werden, mit denen sich ein Patient sicherer fühlt. Hat eine Patientin zum Beispiel massive Angst vor der nächsten Bestrahlung, kann diese durch eine Imaginationsübung reduziert werden. Sätze wie »Ich habe das schon einmal geschafft, ich werde es wieder schaffen« werden verankert. Die Patientin lernt, wie sie sich in der konkreten Situation ablenken und selbst beruhigen kann. Dieses Gefühl, besser gewappnet zu sein und nicht hilflos daliegen zu müssen, beruhigt zusätzlich.

- Grübeln: Viele Menschen, die entweder selbst von einer palliativen Erkrankung betroffen oder Angehörige eines Erkrankten sind, grübeln sehr viel. Hier gibt es verschiedene Techniken, mit denen man lernen kann, sich von belastenden Gedanken zu befreien. Ein Beispiel ist die Tresortechnik. Hier imaginiert man einen Tresor, legt belastende Gedanken, Bilder, Gefühle oder auch Personen in den Tresor, verschließt ihn und imaginiert einen Aufbewahrungsort dafür zum Beispiel im Keller oder schießt den Tresor auf den Mond.
- Schmerzen: Es gibt viele verschiedene Techniken, die zur Schmerzreduktion oder besseren Schmerzdistanzierung eingesetzt und eingeübt werden können. Bei der Wärmeübung imaginiert man, dass eine Hand ganz warm wird. Ist dieser Zustand erreicht, wird die warme Hand auf eine (besonders) schmerzende Stelle gelegt und die Wärme in der Vorstellung auf diesen Bereich übertragen. Dies hat den Vorteil, dass Wärme an einer »neutralen«, nicht schmerzenden Stelle leichter erzeugt werden kann als an einer schmerzenden. Diese Übung sollte natürlich nur dann eingesetzt werden, wenn ein Patient von Wärme mehr profitiert als von Kälte, andernfalls sollte Kälte induziert werden.

Auch im Rahmen palliativer Erkrankungen lassen sich solche individualisierten Übungen oft aufnehmen – beispielsweise auf dem Smartphone. So haben die Patienten diese Übungen jederzeit dabei und können sie dann auch alleine durchführen. Und natürlich gilt hier wie bei den meisten Fertigkeiten: Je öfter man sie übt, umso besser funktionieren sie. Je mehr die Übungen an den Patienten bzw. den Angehörigen angepasst werden, umso leichter fällt es ihnen in der Regel, die Vorstellungen vor dem inneren Auge entstehen zu lassen. Solche Übungen lösen konkrete Veränderungen im Gehirn aus. Das kann zum Beispiel heißen, dass im sogenannten Schmerzzentrum die Aktivität reduziert wird, was sich dann in einer Reduktion des Schmerzes ausdrückt. Diese Übungen sind nicht nur »Hokuspokus«, sondern führen zu realen Anpassungsprozessen im Körper.

Was bleibt – würdezentrierte Therapie nach Chochinov

Die letzte Methode, die wir vorstellen möchten, ist die Würdezentrierte Therapie, die auf den kanadischen Psychiater Harvey Max Chochinov zurückgeht. Ziel dieser Therapie ist es, neben dem Würdegefühl auch das Selbstwertgefühl zu steigern. Dies geschieht durch die Erarbeitung eines »Vermächtnisses« mit wichtigen Botschaften, die dem Leben des Patienten Sinn geben und auf seine Wichtigkeit und Einzigartigkeit fokussieren.

Chochinov beschäftigte sich mit schwer erkrankten Patienten, die einen Sterbewunsch äußerten, und fand heraus, dass dieser Wunsch mit deren individuellem Erleben von Würde zusammenhängt. Er definierte daraufhin Würde anhand verschiedener Dimensionen und erstellte einen Katalog an Fragen, die die Würde eines Patienten stärken (das sogenannte Würdebewahrende Repertoire). Diese Methode wurde also speziell für Menschen an ihrem Lebensende entwickelt. Aber es ist in jedem Kontext sinnvoll, sich mit der grundlegenden Würdefrage »Was muss ich über Sie wissen, um Sie gut behandeln zu können?« zu beschäftigen. Als Beispiel sei eine Patientin genannt, die mit einer leichten Verletzung an der Hand in die Notaufnahme kommt, dabei völlig aufgelöst und hysterisch ist. Der behandelnde Arzt kann jetzt innerlich den Kopf schütteln und sich so etwas denken wie »… ist die ein Weichei!«, oder er kann nach der Würdefrage feststellen, dass er eine professionelle Pianistin vor sich hat, die am nächsten Tag das wichtigste Konzert ihres Lebens hat. Dadurch bekommt ihr Verhalten eine ganz neue Bedeutung.

Fragenkatalog nach Chochinov zur Stärkung des Würdegefühls (Auszug)

- Gibt es etwas, was von Ihrer Erkrankung unberührt bleibt?
- Was waren für Sie vor Ihrer Erkrankung die wichtigsten Dinge, die Sie gemacht haben? Was von dem, was Ihnen Spaß macht, ist noch möglich?
- Gibt es etwas, was Sie von der Erkrankung ablenkt und beruhigt?
- Worauf sind Sie bei sich selbst oder in Ihrem Leben besonders stolz?
- Wie möchten Sie, dass man sich an Sie erinnert?
- Gibt es eine religiöse oder spirituelle Gemeinschaft, der Sie angehören oder angehören möchten?

- Was ist Ihnen in Bezug auf Ihre Privatsphäre oder Ihren Körper wichtig?
- Wer sind Ihre engsten Vertrauten?

Am Lebensende kommt dem Würdeerleben eine besondere Wichtigkeit zu, da eine schwere Erkrankung oft mit dem Verlust von Würde einhergeht. Das Ziel der Würdezentrierten Therapie ist daher, das Würdegefühl eines Patienten zu erhalten bzw. wieder zu verbessern und als Puffer gegen krankheitsbezogene Veränderungen sowie psychische und soziale Belastungen zu nutzen. Erleben Patienten mit palliativer Erkrankung ihre Würde uneingeschränkt, sind sie weniger depressiv, hoffnungslos, ängstlich und haben seltener den Wunsch zu sterben.

Grundlage der Würdezentrierten Therapie ist die Annahme, dass jede Person unterschiedlich auf eine Erkrankung reagiert – weniger abhängig von der Erkrankung, eher abhängig von der Gesamtheit dessen, was die betroffene Person ausmacht. Die Krankheitsbewältigung kann nach diesem Modell verbessert werden, wenn mit dem Würdebewahrenden Repertoire gearbeitet wird. Die folgenden Variablen beeinflussen das Würdebewahrende Repertoire positiv:

- Kann der Patient sein Selbstbild und seine Persönlichkeit auch während einer Erkrankung bewahren, erhält dies die Würde.
- Ist der Patient in der Lage, seine Rolle an die Verluste, die mit der Erkrankung einhergehen, anzupassen, fördert dies ein stabiles Selbstbild.
- Je mehr Bedeutung ein Patient seinem Sein geben kann, desto mehr er das Gefühl hat, dass etwas von ihm bleibt

für die nachfolgende Generation, umso größer ist sein Würdegefühl.
- Je stärker der Patient sich seinen Stolz bewahren kann, desto leichter können ein positives Selbstbild und Selbstrespekt aufrechterhalten werden.
- Kann der Patient sich Hoffnung bewahren, schützt ihn das. Dabei bezieht sich die Hoffnung weniger auf eine mögliche Maximierung von Lebenszeit, sondern mehr auf das Erkennen von Sinn und Bedeutung.
- Je mehr Autonomie und Kontrolle ein Patient im Rahmen seiner Erkrankung verspürt, desto besser. Dabei ist das Ausmaß stärker abhängig von der Bewertung des Patienten als von seinem körperlichen Zustand.
- Ist der Patient in der Lage, seinen veränderten Gesundheitszustand zu akzeptieren, hat dies positive Auswirkungen.
- Verfügt der Patient über Resilienz, dann ist er fähig, sich dem zu stellen, was unausweichlich ist.

Die Würdezentrierte Therapie sollte zwei Sitzungen umfassen, die inhaltlich am Fragenkatalog nach Chochinov orientiert sind. Die beiden Sitzungen werden aufgezeichnet, und vom Therapeuten wird ein Skript dieser Sitzungen erstellt. Dieses wird gemeinsam mit dem Patienten überarbeitet und mit einer Überschrift versehen. Danach wird das Dokument dem Patienten vorgelesen, um herauszufinden, ob es so für ihn passend ist und seine wichtigsten Botschaften vermittelt. Abschließend wird besprochen, wie, wann, durch wen und an welche Angehörige das ausgedruckte Vermächtnis übergeben wird.

Der Ansatz der Würdezentrierten Therapie klingt auf

den ersten Blick einfach und so, als ob sie jederzeit von jedem durchgeführt werden könnte. Allerdings fördert die Beschäftigung mit der Lebensgeschichte nicht immer nur positive Aspekte zutage. Manchmal kann es im Rahmen solcher Interventionen dazu kommen, dass Menschen zum Beispiel ein verdrängtes Trauma *wiedererinnern*, was sie in eine Krise stürzen kann. Oder Patienten ziehen eine negative Lebensbilanz, was ebenfalls zu einer emotionalen Krise führen kann. Solche Interventionen sollten daher mit großer Vor- bzw. Umsicht von ausgebildeten Therapeuten angewendet werden. Auch Angehörige können natürlich mit einem Erkrankten über sein Leben sprechen, sollten jedoch nicht den Anspruch an sich haben, diese Therapieform anzuwenden.

Eine Idee davon, was Patienten ihren Angehörigen hinterlassen wollen, vermittelt der Brief eines jungen Vaters an seine sechsjährige Tochter. Es ist zwar kein klassisches Dokument, wie es Chochinov für die Würdezentrierte Therapie vorgesehen hatte, aber der Brief wurde ebenfalls mit dem Ziel erstellt, ein Vermächtnis zu hinterlassen.

> Liebe Anna,
> seit sechs Jahren bist Du nun der Sonnenschein in meinem Leben. Seit dem Moment, in dem ich Dich zum ersten Mal gesehen habe, liebe ich Dich unendlich. Ich erinnere mich an so viele Momente, in denen Du das Glück für mich greifbar gemacht hast. Weißt Du zum Beispiel noch, als wir beide Drachen steigen ließen und auf dem Heimweg in jede Pfütze gesprungen sind, die wir finden konnten? Wir kamen zu Hause an – verschmutzt und durchnässt, aber glücklich. Dein Lachen klingt mir heute noch im Ohr, und es gibt mir

ganz viel Kraft, wenn ich die Krankheit spüre oder darüber nachdenke, was die Zukunft bringen wird. Denn die traurige Wahrheit ist – ich werde Dich sehr bald verlassen müssen, die Krankheit lässt mir keine Wahl. Ich habe bis dahin ein tolles Leben gehabt. Deine Mama, Dein Bruder und Du, Ihr habt mich sehr glücklich gemacht. Es war mein größter Wunsch, eine tolle Familie zu haben, und der wurde dank Euch wahr. Im letzten Jahr, in dem ich schon wusste, dass ich unheilbar krank bin, habe ich mir zudem viele Träume erfüllt. Ich gehe also mit einem lachenden und einem weinenden Auge. Zufrieden, weil es bis hierhin der Hammer war. Aber traurig und weinend vor allem deswegen, weil ich Dich zurücklassen muss. In den letzten Wochen habe ich mir sehr oft vorgestellt, wie Deine Zukunft aussehen wird. Was Du beruflich machen wirst (Fee ist zwar Dein aktueller Wunsch, aber ich könnte mir vorstellen, dass sich das noch ändert), wen Du heiraten wirst usw. Wie gerne würde ich bei all dem dabei sein. Wie gerne würde ich Dich beschützen, trösten, unterstützen, Dir Halt, Geborgenheit und Liebe schenken. Aber das ist mir nicht vergönnt.

Ich schreibe Dir diesen Brief in der Hoffnung, dass er Dir etwas von meiner Liebe geben kann. Dass Du immer, wenn Du ihn liest, spüren kannst, wie sehr ich Dich liebe. Und dass diese Liebe bleiben wird – auch wenn ich nicht mehr da bin. Du bist so ein wunderbares Mädchen – stark auf eine Weise, aber auch zart und mitfühlend. Es ist toll zu sehen, wie Du immer die Erste bist, die auf dem Spielplatz einem weinenden Kind zu Hilfe eilt. Ich wünsche Dir, dass Du Deinen Weg findest. Dass Du ein glückliches und zufriedenes Leben führen wirst und dass sich all Deine Wünsche erfüllen werden. Das Leben wird auch seine dunklen Momente haben, das

gehört dazu, aber Du hast alles, was Du brauchst, um auch diese zu meistern und glücklich zu werden.
Ich würde mir wünschen, dass Du ab und zu an mich denkst. Und ich wünsche mir, dass Du bei all der Trauer auch Freude spüren kannst. Dass Dir unsere gemeinsame Zeit – auch wenn sie viel zu kurz war – ein Lächeln ins Gesicht zaubern wird. Denn Du und ich – wir waren immer ein tolles Team. Egal, was passieren wird – ich werde immer auf Dich aufpassen, ich werde an Dich denken, und meine Liebe für Dich wird niemals enden. Du bist die wunderbarste Tochter, die ich mir habe vorstellen können. Ich danke Dir für alles, was Du mir geschenkt hast.
Ich liebe Dich!
Dein Papa

Die Rückmeldungen von Angehörigen, die solche Vermächtnisse erhalten, sind sehr positiv. So erzählte eine junge Frau, die einen ähnlichen Brief von ihrem Vater erhielt, dass sie diesen auch zwei Jahre nach seinem Tod immer wieder in die Hand nehme, ihn lese und sehr viel Kraft aus ihm ziehe. Sie hüte ihn wie einen Schatz, weil er ihr noch einmal die Liebe ihres Vaters vor Augen führe.

Neben dem klassischen Dokument, wie es Chochinov in seiner Würdezentrierten Therapie beschreibt, gibt es also auch andere Möglichkeiten, ein Vermächtnis zu erstellen. Ein Brief kann ein Weg sein, um Gefühle auszudrücken, die man im direkten Dialog vielleicht nicht in Worte fassen kann und die auf Papier noch einmal eine andere Bedeutung bekommen. Manche Patienten wünschen sich aber auch, ein Video aufzunehmen, eine Tonaufnahme zu erstellen, Bilder zu malen oder kleine Geschenke auszusuchen, um sie den Angehörigen zu übergeben bzw. zu hinterlassen. Hier kann gemeinsam überlegt werden, ob das Vermächtnis selbst überreicht wird oder der begleitende Psychologe diese Aufgabe nach dem Versterben übernimmt. Manchmal ist es auch gut, etwas Zeit verstreichen zu lassen und die Übergabe erst ein paar Wochen nach dem Tod durchzuführen. Dies ist für die Angehörigen natürlich immer ein sehr emotionaler und aufwühlender Moment, bei dem eine Begleitung hilfreich sein kann. Keinesfalls sollten Briefe einfach so zugeschickt werden, wenn die Angehörigen überhaupt nicht damit rechnen.

Der Gedanke, ein solches Vermächtnis zu erschaffen, kommt auch immer wieder bei (gesunden) Angehörigen auf. So inspirierte der Brief ihres Vaters die oben beschriebene junge Frau dazu, ihren beiden Kindern ebenfalls solche Briefe zu schreiben und zu ihren Unterlagen zu legen. Sollte ihr unerwartet etwas zustoßen, werden ihre Kinder diese Schriftstücke erhalten. Es gibt auch Rückmeldungen von Angehörigen, dass sie solche Botschaften so bereichernd fanden, dass sie ihrem Partner zu Weihnachten auch einen Brief verfasst und ihre Gefühle zum Ausdruck gebracht haben. Dies zeigt erneut, dass die Beschäftigung mit dem Sterben und dem Tod dazu führen kann, dass sich im Hier und Jetzt Dinge verändern und Prioritäten verschieben.

Der französische Psychiater David Servan-Schreiber stellte fest, dass ein Großteil dessen, was man als Angst vor dem Tod bezeichnet, von der Befürchtung herrührt, dass das Leben keinen Sinn ergeben und dass man umsonst gelebt hat, dass die eigene Existenz bei niemandem Spuren hinterlassen hat. Wenn Sie also jemanden begleiten, der am Ende seines Lebens angekommen ist – versuchen Sie ihm zu zeigen, welche Spuren er in Ihrem Leben hinterlassen hat, was ihn oder sie für Sie zu einem ganz besonderen Menschen macht. Damit können Sie sehr viel bewirken. Und wenn Sie selbst betroffen sind – denken Sie aktiv über solche Spuren nach, erlauben Sie es sich, diese zu sehen und stolz darauf zu sein.

Psychologische Unterstützung der Angehörigen

Bisher stand eher die palliativpsychologische Arbeit mit Patienten im Mittelpunkt, die sich ohne Frage einer sehr schweren Aufgabe stellen müssen. Sie sind mit ihrem Lebensende konfrontiert, ziehen Bilanz und müssen sich mit dem Sterben auseinandersetzen. Aber auch die Angehörigen sind gezwungen, sich mit sehr schmerzhaften Dingen zu beschäftigen. Denn sie sind diejenigen, die zurückbleiben, die jeden Tag mit dem Verlust weiterleben müssen. Es geht nicht darum, zu vergleichen, wessen Last schwerer wiegt. Aber es ist wichtig, dass den Angehörigen bewusst wird, dass auch für sie eine palliative Erkrankung eine absolute Ausnahmesituation ist.

Angehörige leiden meist unter vielen negativen Gefühlen, Sorgen und Nöten, bei denen sie begleitet werden können. Auch hier gilt natürlich, dass eine psychologische Begleitung nicht alle Ängste, alle Traurigkeit nehmen kann. Sie bietet aber einen Raum, sich solchen Themen zu stellen und bessere Bewältigungsstrategien zu erarbeiten.

Jan Fliedner ist bettlägerig, seine Ehefrau Linda kümmert sich rührend um ihn. Herr Fliedner ist jedoch meist depressiv verstimmt und wird leicht wütend. Dies belastet die Beziehung der beiden Ehepartner, die Stimmung ist angespannt, die beiden können nicht über seine Erkrankung sprechen. Linda Fliedner berichtet in einem Einzelgespräch mit dem Palliativpsychologen von gemeinsamen Interessen. Ein besonderes Highlight sei der gemeinsame Aufstieg auf die Zugspitze gewesen. Dies schildert sie sehr plastisch, und es entwickelt sich die Idee einer Imaginationsübung, die sich darauf bezieht. In der nächsten Sitzung mit beiden Ehepartnern führen sie die Übung gemeinsam durch. Danach berichten beide, wie es ihnen ergangen ist, es entwickelt sich ein Gespräch über den Urlaub, den beide sehr genossen haben und der sie noch weiter zusammengeschweißt hat. Jan Fliedner nimmt im Laufe dieses Gesprächs die Hand seiner Frau, beginnt zu weinen und sagt: »So etwas werden wir nie wieder gemeinsam erleben können.« Er spricht über seine Trauer, Linda zurücklassen zu müssen, und über seine Sorgen um sie. Von nun an sind die beiden offener, die Stimmung zwischen ihnen wird – trotz allen Schmerzes – gelöster. Die Imaginationsübung machen die beiden noch häufiger, und als sich der Zustand von Herrn Fliedner deutlich verschlechtert, liest seine Ehefrau ihm den Übungstext in Unruhephasen vor. So hat sie das Gefühl, etwas tun zu können, was sie beruhigt und ihr das Gefühl vermittelt, auf positive Art und Weise eingreifen zu können.

Eines der wichtigsten Ziele in einer psychologischen Begleitung von Angehörigen ist, diese zu (besserer) Selbstfürsorge zu motivieren. Je nachdem, nach welchen Antreibern (Seite 41) jemand handelt, fällt es ihm unter Umständen sehr schwer, auch eigene Bedürfnisse wahrzunehmen und zu erfüllen, wenn ein naher Angehöriger erkrankt ist. Hier kann psychologische Begleitung einsetzen und dem Angehörigen helfen zu verstehen, warum er sich mit angemessener Selbstfürsorge so schwertut.

Manchmal kann es notwendig sein, die Angehörigen auch nach dem Tod des Patienten für eine gewisse Zeit weiter zu begleiten. Nicht weil Trauer eine psychische Störung darstellt, sondern weil sie vielleicht an der einen oder anderen Stelle Unterstützung brauchen. Immer wieder kommt es vor, dass Angehörige nach dem Tod eines Patienten damit hadern, wie sie sich in der ein oder anderen Situation verhalten oder welche Entscheidungen sie getroffen haben. Hin und wieder steht das schlechte Gewissen im Vordergrund oder ein Versprechen, das der Angehörige gebrochen hat und sich dadurch schuldig fühlt. Ein klassisches Beispiel ist die Situation, dass ein Erkrankter geäußert hatte, zu Hause sterben zu wollen, und der Angehörige ihm das auch versprochen hatte, dies jedoch aus medizinischen Gründen nicht möglich war.

Bettina Maurer hat ihren Mann nach langer, schwerer Krankheit verloren. Seitdem hat sie nicht mehr ins Leben zurückgefunden. Verabredungen mit Freunden sagt sie ab, wie jede Form von angenehmer Ablenkung. Sie kann sich dies in ihrer Trauer nicht erlauben. Im Rahmen eines Nachsorgegespräches mit einem Palliativpsychologen wird ein »Stuhldialog« durchgeführt. Ein leerer Stuhl wird aufgestellt und Frau Maurer dazu angeleitet, sich vorzustellen, dass auf diesem Stuhl ihr Mann säße und die beiden ein Gespräch führten.

Was in der Theorie seltsam klingt, stellt in der Praxis eine sehr gute Methode dar, um Emotionen zu aktivieren. In diesem Fall »spricht« Bettina Maurer mit ihrem Mann darüber, dass sie an nichts mehr Freude hat. In ihrer Vorstellung antwortet er, dass er das nicht wolle, dass sie ihr Leben leben und genießen solle. Bei diesem Stuhldialog wird Frau Maurer dazu gebracht, Dinge, die sie eigentlich weiß, auch anzunehmen, die eigene Bewertung der Situation zu hinterfragen und zu einer realistischen Einschätzung zu kommen, um so ihren Schuldkonflikt überwinden und langsam wieder Normalität erreichen zu können.

WIE KANN ICH MEIN STERBEN VORBEREITEN?

Wir müssen immer lernen,
zuletzt auch noch sterben lernen.

MARIE VON EBNER-ESCHENBACH

Gerda Schnippkeweit ist 91 Jahre alt. Sie lebt seit vier Jahren in einer Altenpflegeeinrichtung. Sie ist noch am Rollator mobil, außerordentlich gesellig, nimmt an allen im Heim angebotenen Aktivitäten teil. Gerda Schnippkeweit hat drei Kinder, sie war ihr Leben lang sehr selbstbestimmt und hat sich beharrlich all die Jahre über dagegen gewehrt, mit ihren Kindern über mögliche Notfallsituationen oder gar das drohende Lebensende und was sie sich dann wünscht, zu sprechen. Daher ist nichts geregelt und nichts besprochen. Während eines Spielenachmittags erleidet sie einen Schlaganfall. Der Notarzt wird hinzugerufen, und sie wird ins nahe gelegene Krankenhaus auf die Schlaganfalleinheit verlegt. Dort wird versucht, den Gefäßverschluss mit Medikamenten aufzulösen, was jedoch leider nicht gelingt. Nach wenigen Tagen wird ihr eine Bauchdeckensonde für die Nahrung gelegt. Gerda Schnippkeweit ist weiterhin nicht bei Bewusstsein und wird in anhaltend schlechtem Zustand in die neurologische Frühreha verlegt. Auch in den dort folgenden acht Wochen verbessert sich ihr neurologischer Zustand nicht.

Nun wird sie als Vollpflegefall zurück in ihr Pflegeheim verlegt. In den folgenden zwei Jahren wird sie in jeder Hinsicht intensiv gepflegt. Ein gerichteter Kontakt zu ihrer Außenwelt ist dabei nicht wahrnehmbar. Niemand weiß, was sie noch mitbekommt und ob sie Schmerzen hat. Eines Tages steigt Gerda Schnippkeweit die in den Magen sondierte Nahrung die Speiseröhre hoch, sie atmet kleinere Nahrungsstücke in die Lunge und verstirbt wenige Tage später an einer Lungenentzündung.

Hätte Gerda Schnippkeweit ihre Wünsche in einer Patientenverfügung oder auch in einem ärztlichen Notfallbogen für solche Fälle niedergelegt und dort eine Therapiebegrenzung festgehalten, wäre vielleicht Folgendes geschehen: Sie wäre ebenfalls mit dem Notarzt in die Klinik transportiert worden. Nachdem man festgestellt hätte, dass das Blutgefäß nicht mehr zu öffnen ist, hätte man auf ein palliatives Therapiekonzept umgeschaltet. Man hätte keinen Bauchdeckenschlauch zur Ernährung gelegt, und Gerda Schnippkeweit wäre gut symptomkontrolliert fünf Tage später im Beisein ihrer Familie zum Beispiel auf einer Palliativstation oder durchaus auch im Pflegeheim verstorben. Vielleicht hätte der Hausarzt und vielleicht noch ein ambulantes Palliativteam den Prozess begleitet.

Wenn Sie möchten, dass Sie bis ans Lebensende selbst entscheiden, welche Wege gegangen werden, werden Sie im folgenden Kapitel Möglichkeiten finden, dies zu regeln. Es geht um die zentralen Fragen, die das Lebensende betreffen: Wie möchte ich versorgt werden, wenn ich das selbst nicht mehr entscheiden kann? Möchte ich beispielsweise mit einer weit vorangeschrittenen Erkrankung wiederbelebt werden, wenn eine Notfallsituation eintritt? Was soll gemacht, was unterlassen werden? Wer vertritt mich und meine Wünsche in den letzten Stunden? Welche Dinge sind mir besonders wichtig? Was muss ich vorausverfügen? Was ist für meine Angehörigen wichtig zu wissen?

In der letzten Lebensphase können bis zu 70 Prozent der Patienten nicht mehr selbst über die Durchführung oder Unterlassung medizinischer Maßnahmen entscheiden. In solchen Fällen greift automatisch eine Vertreterregelung. Was das ist, wird im Folgenden noch ausführlich besprochen. Das Problem ist leider nur, dass die meisten Vertreter die Wünsche der Betroffenen gar nicht genau kennen, da über schwere Krankheit, das Sterben und den Tod selten in der Familie oder mit Freunden gesprochen wird. Schwierig, wenn jemand in Ihrem Sinne entscheiden soll und gar nicht weiß, was in Ihrem Sinne wäre.

Warum ein solches Kapitel in einem Buch über Kommunikation? Einerseits sind diese Vorbereitungen extrem wichtig, wie viele Beispiele im Buch zeigen, andererseits bietet das Ausfüllen dieser Formulare oft eine Möglichkeit, in Gespräche über Tod und Sterben einzusteigen. Viele Menschen empfinden es als hilfreich, sich gerade zu Beginn der Auseinandersetzung mit diesen Themen an vorgegebenen »Listen« entlanghangeln zu können. Oft entwickeln sich dann im weiteren Verlauf offenere, freiere Gespräche.

Die Angst vor Übertherapie am Lebensende

Eine der am häufigsten geäußerten Ängste, wenn es ums Sterben geht, ist die vor einer Übertherapie am Lebensende.

Und tatsächlich sterben viele Menschen an einer nicht mehr angezeigten Chemotherapie und nicht an ihrer Krebserkrankung. In den USA wird teilweise die Behandlungsqualität von Krebszentren unter anderem daran gemessen, wie hoch der Prozentsatz an Patienten ist, die in ihren letzten Lebenswochen erneut eine Chemotherapie verordnet bekamen oder einen Wechsel auf eine andere Chemotherapie erhielten. Daraus lässt sich schließen, dass in den Zentren, bei denen zwischen der letzten durchgeführten Therapie und dem Versterben nur eine kurze Zeitspanne lag, möglicherweise eine unangebrachte Übertherapie durchgeführt wurde. Im Einzelfall ist das natürlich nicht vorhersehbar und kann auch nicht immer vermieden werden, aber wenn das bei einzelnen Krankenhäusern auffällig oft passiert, wird es entsprechend publik gemacht. Man spricht dabei von AOC, *aggressiveness of care*, Aggressivität der Pflege am Lebensende oder einfacher formuliert: Tod durch Therapie. Es gibt natürlich Patienten, die, wenn auch nur der allerkleinste Schimmer einer Chance besteht, dass eine Chemotherapie anschlägt, bereit sind, jedes Risiko auf sich zu nehmen. In diesen Fällen bedarf es der Standhaftigkeit des Arztes, eine solche sinnlose und für den Patienten zusätzlich belastende Therapie nicht anzubieten oder sie ihm auch trotz heftigen Drängens zu verweigern.

Aber es gibt im klinischen Alltag den Trend, dass bereits sehr frühzeitig von Angehörigen medizinische Maßnahmen abgelehnt oder begrenzt werden. Dies geschieht in der Regel mit dem Hinweis, dass der Patient mit gravierenden neurologischen Schäden nicht hätte weiterleben wollen. Die Therapien werden allerdings oft zu einem Zeitpunkt abgebrochen, zu dem noch gar nicht klar ist, wie die Chancen für eine möglicherweise auch gute Prognose stehen. In Patientenverfügungen werden in aller Regel Unterlassungswünsche formuliert. Das heißt, hier wird entweder angekreuzt oder ausformuliert, was medizinisch unterbleiben soll, wenn man nicht mehr einwilligungsfähig ist. Es gibt eine Vielzahl von Erkrankungen oder akuten Notfallsituationen, bei denen in den ersten Stunden, Tagen, manchmal sogar Wochen für den Patienten gar keine eindeutige Prognose gestellt werden kann. In einem solchen Fall kann es durchaus problematisch sein, wenn man kategorische Anweisungen formuliert hat, die darin münden, etwaige Therapien sofort zu beenden. Dann kann es passieren, dass man Patienten mit einer Kopfverletzung nach einem Unfall durch frühes Aussetzen der Therapie sehr schnell sterben lassen muss, weil es so in der Patientenverfügung gewünscht wurde, die für den Arzt bindend ist. Man sollte sich als Laie klarmachen, dass das Gehirn nach einem Schlaganfall oder nach einem Unfall manchmal eine ganze Zeit braucht, bis man auch als Arzt eine halbwegs verlässliche Aussage über den weiteren Verlauf treffen kann.

Angehörige denken oft schwarzweiß: »Entweder gesund oder schnell tot.« Nur selten warten sie in prognostisch unklaren Situationen ab oder bringen die Geduld auf, die Situation erst einmal zu beobachten. Durch einen Behandlungsverzicht und das damit verbundene Versterben der Patienten verstärkt sich natürlich auch der allgemeine Eindruck, bei bestimmten Erkrankungen gäbe es ausschließlich ungünstige Prognosen.

Deswegen ist es umso wichtiger, im Rahmen einer Patientenverfügung konkrete Situationen zu schildern und vielleicht auch zeitliche Vorgaben zu machen, in denen auch noch intensivierte medizinische Bemühungen stattfinden dürfen.

Beispielsweise kann man in der Patientenverfügung festlegen, dass man nach einem Unfall für bis zu drei Monate einer künstlichen Ernährung zustimmt, um dem Körper und dem Gehirn eine gewisse Zeitspanne einzuräumen, sich von den Unfallfolgen erholen zu können. Bessert sich nach Ablauf dieser Zeitspanne der Gesundheitszustand aus neurologischer Perspektive nicht oder bleiben gravierende Funktionsverluste, muss die künstliche Ernährung und Flüssigkeitszufuhr beendet werden, um dann ein Sterben zu ermöglichen.

Oft finden sich gerade in der reinen Ankreuz-Patientenverfügung Widersprüche, die diese Verfügungen unbrauchbar machen, wie es zuletzt der Bundesgerichtshof angemahnt und bestätigt hat.

Die fast 90-jährige Ida Hauser hatte sich einem geplanten kleineren Eingriff unterzogen, hier war es jedoch zu unvorhersehbaren Komplikationen gekommen, und sie kam auf die Intensivstation. Dort wurde sie beatmet, der Kreislauf wurde medikamentös unterstützt, sie musste zur Dialyse, um ihr Blut zu reinigen. Frau Hauser benötigte noch zusätzlich Antibiotika wegen einer schweren Blutvergiftung und brauchte Bluttransfusionen. Der von ihr vorsorgebevollmächtigte Sohn wollte am Krankenbett keine Entscheidung treffen, sondern bat darum, die schriftliche Patientenverfügung seiner Mutter zu beachten. Sie hatte eine der gängigsten Verfügungen genutzt, die sogenannte christliche Patientenverfügung. Deren Eingangssatz lautet: »Für den Fall, dass ich meinen Willen nicht mehr bilden oder äußern kann und ich mich entweder aller Wahrscheinlichkeit nach unabwendbar im unmittelbaren Sterbeprozess oder im Endstadium einer unheilbaren, tödlich verlaufenden Krankheit befinde, verfüge ich durch Ankreuzen Folgendes ...« Darin bestand schon das erste Problem: Ida Hauser bekam faktisch das Maximalprogramm einer Intensivstation geboten, war darunter leidlich stabil. Vom Endstadium einer tödlich verlaufenden Erkrankung, weil bei einem geplanten kleineren Eingriff Komplikationen aufgetreten waren, konnte man nicht wirklich sprechen. Daher war die Patientenverfügung strenggenommen für diesen Fall ungültig.

Frau Hauser hatte lediglich angekreuzt, dass Wiederbelebungsmaßnahmen unterlassen werden sollten und dass keine künstliche Ernährung erfolgen dürfe. Das heißt, sie hatte weder der Flüssigkeitstherapie noch der Beatmung, Transfusion oder Dialyse widersprochen. Hätte die Patientenverfügung hier prinzipiell Gültigkeit gehabt, hätte man sie unter Beibehaltung der maximalen intensivmedizinischen Maßnahmen lediglich nicht ernähren dürfen. Frau Hauser wäre dann vielleicht nach einigen Wochen an der körperlichen Ausgezehrtheit verstorben.

Welche Therapiebegrenzungen sind sinnvoll?

Dr. Veronika Kunstmann, verheiratet, mit zwei minderjährigen Kindern, ist mit knapp 40 Jahren plötzlich und unvermittelt zu Hause bewusstlos zusammengebrochen. Der eilig hinzugerufene Notarzt stellt einen Atemstillstand fest, legt einen Beatmungsschlauch in die Luftröhre und fährt die Patientin ins Krankenhaus. Dort wird eine schwere Stammhirnblutung festgestellt. Frau Kunstmann atmet nicht mehr selbständig. In den folgenden Tagen stabilisiert sich ihr

Gesundheitszustand nicht, erfüllt jedoch auch nicht alle Kriterien für die sogenannte Hirntoddiagnostik, sie ist tief bewusstlos. Eine Patientenverfügung gibt es nicht, so dass der Ehemann vom Amtsgericht zum Betreuer bestellt werden muss. Herr Kunstmann teilt dann dem Behandlungsteam mit, dass seine Frau in einem solchen Zustand nie hätte sein wollen, und verlangt, dass die Beatmungsmaschine umgehend abgeschaltet werden soll, damit seine Frau versterben kann.

Wie ist der Wunsch des Ehemannes zu bewerten? Ist es erlaubt, die Beatmungsmaschine abzuschalten? Erfüllt es den Straftatbestand der sogenannten aktiven Sterbehilfe? Dies ist übrigens ein veralteter Begriff, der seit einiger Zeit ersetzt wird durch die Formulierung »Tötung auf Verlangen«. Oder handelt es sich hier um passive Sterbehilfe, neuerdings bezeichnet als »Sterben zulassen«? (Übrigens ist es seit einiger Zeit in Deutschland rechtlich so geregelt, dass der Ehepartner automatisch das Sprachrohr für den Patienten ist.)

Immer dann, wenn sich Ärzte unsicher sind, ob sie in einer Situation wirklich so handeln dürfen, wie sie beabsichtigen, wenden sie sich in rechtlich unklaren Situationen an einen Betreuungsrichter. Im Jahr 2006 wurde in Deutschland eine Umfrage unter Betreuungsrichtern durchgeführt, wie sie folgende Situation bewerten würden:

- Beendigung einer Chemotherapie
- Beendigung der Gabe kreislaufstabilisierender Medikamente
- Beendigung einer Flüssigkeitstherapie über die Vene

- Einstellung der Ernährung über eine Bauchdeckensonde bei einem Demenzkranken
- Abschaltung einer Beatmungsmaschine

Von den befragten Betreuungsrichtern stuften 37 Prozent unter anderem das Einstellen einer Flüssigkeitstherapie über die Vene als Tötungsdelikt ein, obwohl alle genannten Maßnahmen in Deutschland legal sind und unter den Begriff »Sterben zulassen« fallen. Das wiederum bedeutet, dass man sich dem natürlichen Krankheitsverlauf nicht mehr mit allen Mitteln in den Weg stellt. Der Unterschied zwischen »Sterben zulassen« und »Tötung auf Verlangen« besteht darin, dass bei Letzterem der Arzt tatsächlich ein todbringendes Medikament verabreichen muss, um den Tod eines Menschen aktiv herbeizuführen. Dies ist in Deutschland verboten. Alle anderen therapiebegrenzenden Maßnahmen, die lediglich den natürlichen Sterbeprozess nicht weiter aufhalten, sind erlaubt. Es ist natürlich selbstverständlich, dass Patienten, wenn man zum Beispiel eine Beatmungsmaschine abstellt, entsprechend medikamentös abgeschirmt werden müssen, damit sie kein Erstickungsgefühl erleben.

Das Behandlungsteam der Intensivstation setzte sich mit Herrn Kunstmann und den Kindern zusammen. Man kam aufgrund der überaus ungünstigen Prognose überein, dass es äußerst unwahrscheinlich sein würde, dass Veronika Kunstmann jemals noch mal zu Bewusstsein kommen, geschweige denn eine selbständige Atmung einsetzen würde. Schließlich wurde sie dann unter medikamentöser Begleitung, das heißt quasi in Narkose, vom Beatmungsgerät genommen und verstarb binnen weniger Minuten.

Man muss sich immer wieder vor Augen führen, dass jeder ärztliche Heileingriff, selbst die Verabreichung von Medikamenten, ein Eingriff in die körperliche Unversehrtheit eines Menschen ist. In jedem Fall bedarf es der sogenannten fachlichen Rechtfertigung, der ärztlichen Indikation und der Einwilligung eines Patienten (bei Kindern der Einwilligung aller Sorgeberechtigten), um medizinische Handlungen vornehmen zu dürfen. Jede therapeutische Maßnahme, für die keine fachliche Begründung oder keine Einwilligung vorliegt, ist juristisch gesehen eine strafbare Körperverletzung. Daraus leitet sich außerdem ab, dass Freiheit auch Freiheit zur Krankheit bedeutet: Jeder von Ihnen darf, wenn er das denn möchte, fünf Schachteln Zigaretten am Tag rauchen und dazu noch eine Flasche Korn auf Ex trinken. Sobald Sie volljährig sind, dürfen Sie sich jederzeit und gerne nach Kräften schädigen. Das bedeutet auch für uns Ärzte, dass wir kein durch unseren Beruf begründetes Recht auf eine Heilbehandlung haben. Nur weil wir es vermeintlich besser wissen, dürfen wir nicht einfach so drauflostherapieren. Wir machen lediglich Angebote, und Patienten haben die Freiheit, unsere Angebote anzunehmen oder abzulehnen.

Ärzte befinden sich dabei im Spannungsfeld zwischen einerseits hocheffizienter Sterbeverhinderung und andererseits Tod durch Übertherapie. Prominente Beispiele für Ersteres sind der israelische Premierminister Ariel Sharon, der nach einem Schlaganfall noch mehrere Jahre im künstlichen Koma intensiv versorgt wurde, bis er dann mit weit über 80 Jahren schließlich verstarb. Auch Prinz Johan Friso wurde nach einem Skiunfall noch mehrere Jahre im künstlichen Koma am Leben erhalten. Das andere Extrem ist das verfrühte Ableben von Menschen durch eine nicht oder nicht mehr angezeigte Therapie. Als Arzt ist es schwer genug, immer wieder diese Balance zu finden und dies den Patienten und Angehörigen einfühlsam zu vermitteln. Letztere müssen diese medizinischen Entscheidungen nicht nur verstehen, sondern auch mit den Konsequenzen umgehen. Das heißt für den Patienten, eben auch zu sterben.

Daher ist es eine ungeheuer wichtige Aufgabe für uns Ärzte, dieses Spannungsfeld verständlich, aber auch für alle Beteiligten erträglich zu machen.

Wir sollten uns sprachlich korrekter mit bestimmten Begrifflichkeiten auseinandersetzen. Maßnahmen, die das Sterben verhindern, sollten nicht als Lebenserhaltung, sondern tatsächlich als Sterbeverhinderung bezeichnet werden. Wir sollten uns immer wieder vor Augen führen, dass Maßnahmen nur dann fachlich gerechtfertigt sind, wenn der zu erwartende Nutzen den möglichen Schaden eindeutig übersteigt. Es ist uns besonders wichtig, weil es vielleicht auch nicht jedem medizinischen Laien bewusst ist: Es gehört zu den grundsätzlichen Pflichten jeden Arztes, seinen Patienten sterben zu lassen. Wichtig ist in existentiellen Ausnahmesituationen immer, dass man das Gespräch sucht, weil es für alle Beteiligten hochemotionale Momente sind, die entsprechend begleitet werden müssen.

Wann und wie eine Therapie begrenzt werden soll, kann der Patient in einer Verfügung bestimmen.

Patientenverfügung

Eine Patientenverfügung dokumentiert Ihren Willen, wenn Sie selbst nicht mehr über ärztliche Schritte, insbesondere den Beginn, die Fortsetzung oder auch die Beendigung lebenserhaltender oder den Sterbeprozess verhindernde Maßnahmen entscheiden können. Da man nicht jede einzelne Situation vorausdenken kann, ist es sinnvoll, eine Patientenverfügung mit einer Vorsorgevollmacht oder einer Betreuungsverfügung oder beidem zu kombinieren.

Gemäß der neuen Bundesgerichtshofurteile sollen Patientenverfügungen möglichst konkret formuliert sein, daher empfiehlt es sich, sich im Vorhinein über seine Werte im Klaren zu sein. Ihre Einstellung zum Leben, zu schweren Krankheiten und zum Sterben soll dabei ein Stück weit Orientierung geben, um daraus medizinische Entscheidungen ableiten zu können. Wichtig ist auch, dass diese Wertvorstellungen dokumentiert sind, denn nicht jede Krankheitssituation ist von konkreten Formulierungen der Patientenverfügung hinreichend abgedeckt.

Patientenverfügungen werden am besten in Form kleiner Fallgeschichten formuliert. Dafür werden sich auf den folgenden Seiten noch zahlreiche Beispiele finden. Je genauer man seine Patientenverfügung formuliert, desto weniger stürzt man hinterher seine Angehörigen in Gewissenskonflikte.

Grundsätzliche Einstellung zum Leben und zum Sterben

	trifft zu	trifft nicht zu
Ich möchte leben,		
so lange wie möglich	❑	❑
solange ich einigermaßen gesund bin	❑	❑
solange eine Aussicht auf Besserung besteht	❑	❑
auch wenn ich für immer bewusstlos bin	❑	❑
auch wenn ich geistig nicht mehr klar bin	❑	❑
auch wenn ich ständig die Hilfe anderer benötige	❑	❑
Ich möchte, dass mein körperliches und seelisches Leiden und meine Schmerzen möglichst gemindert werden,		
auch wenn die Gabe dieser Medikamente unter Umständen mein Denken beeinträchtigt	❑	❑
auch wenn die Gabe dieser Medikamente mich unter Umständen schläfrig macht	❑	❑
auch für den unwahrscheinlichen Fall, dass die Gabe dieser Medikamente unbeabsichtigt mein Leben verkürzt	❑	❑
Bei unheilbarer Krankheit		
wünsche ich umfassende Aufklärung	❑	❑
soll mein Bevollmächtigter oder mein Betreuer aufgeklärt werden	❑	❑
soll meine Familie informiert und aufgeklärt werden	❑	❑
Wenn das Sterben absehbar ist, möchte ich ...		
in vertrauter Umgebung, am liebsten zu Hause sein	❑	❑
im Kreise meiner Familie sein	❑	❑
dort sein, wo maximale medizinische und pflegerische Betreuung gesichert ist	❑	❑

Patientenverfügung

Ich, ________________________________, geboren am ___________

wohnhaft in ____

verfüge für den Fall, dass ich meinen Willen nicht mehr bilden oder verständlich äußern kann:

1. **Die Situationen, für die diese Verfügung gilt, sind folgende:**

   Wenn ich mich aller Wahrscheinlichkeit nach unabwendbar im unmittelbaren Sterbeprozess befinde
   ❑ Ja ❑ Nein

   Wenn nach Einschätzung zweier erfahrener Ärzte in Folge einer Gehirnschädigung meine Fähigkeiten, Einsichten zu gewinnen, Entscheidungen zu treffen und mit anderen Menschen in Kontakt zu treten, aller Wahrscheinlichkeit nach unwiederbringlich erloschen sind, selbst wenn der Tod noch nicht absehbar ist.
   Dies gilt für direkte Gehirnschädigungen, z. B. durch einen Unfall, Schlaganfall, eine Entzündung ebenso wie für indirekte Gehirnschädigung, z. B. nach Wiederbelebung, Schock oder Lungenversagen.
   ❑ Ja ❑ Nein

   Wenn ich infolge eines sehr weit fortgeschrittenen Hirnabbauprozesses (z. B. bei Demenzerkrankung) auch mit ausdauernder Hilfestellung nicht mehr in der Lage bin, Nahrung und Flüssigkeit auf natürliche Weise zu mir zu nehmen
   ❑ Ja ❑ Nein

   Wenn ich mich im Endstadium einer unheilbaren, tödlich verlaufenden Krankheit befinde, selbst wenn der Todeszeitpunkt noch nicht absehbar ist
   ❑ Ja ❑ Nein

   Vergleichbare, hier nicht ausdrücklich genannte Krankheitszustände sollen entsprechend beurteilt werden.
   Für andere Situationen erwarte ich ärztlichen und pflegerischen Beistand unter Ausschöpfung aller angemessenen medizinischen Möglichkeiten.

2. **In den unter Punkt 1 beschriebenen und angekreuzten Situationen wünsche ich:**

   Lindernde ärztliche Maßnahmen, insbesondere Medikamente zur wirksamen Bekämpfung von Schmerzen, Luftnot, Unruhe, Angst, Erbrechen und anderen Krankheitserscheinungen. Das mögliche Risiko einer dadurch verkürzten Lebenszeit nehme ich in Kauf.
   ❑ Ja ❑ Nein

   Lindernde pflegerische Maßnahmen, insbesondere Körperpflege und Mundpflege zur Linderung des Durstgefühls
   ❑ Ja ❑ Nein

   Begleitung (z. B. Hospizdienste, Seelsorge)
   ❑ Ja ❑ Nein ❑ Wenn ja, welche?

   ____

3. **In den unter Punkt 1 beschriebenen und angekreuzten Situationen wünsche ich:**

   die Unterlassung lebensverlängernder / lebenserhaltender Maßnahmen, die nur den Todeseintritt verzögern und dadurch mögliches Leiden unnötig verlängern.
   ❑ Ja ❑ Nein

   Wiederbelebungsmaßnahmen
   ❑ Ja ❑ Nein

   Antibiotika
   ❑ Ja ❑ Nein

   Transfusionen von Blut oder Blutbestandteilen
   ❑ Ja ❑ Nein

   künstliche Niere
   ❑ Ja ❑ Nein

4. **In den unter Punkt 1 beschriebenen und angekreuzten Situationen, in denen der Tod nicht unmittelbar bevorsteht (also bei Gehirnschädigungen mit voraussichtlich irreversibel erloschenem Bewusstsein), wünsche ich, sterben zu dürfen, und**

   verzichte auf künstliche Ernährung (weder über Magensonde oder durch Mund, Nase oder Bauchdecke noch über die Vene)
   ❑ Ja ❑ Nein
   verzichte auf Flüssigkeitszufuhr nach ärztlichem Ermessen
   ❑ Ja ❑ Nein

   Die Befolgung dieser Wünsche ist nach geltendem Recht keine unzulässige Sterbehilfe. Ich weiß sehr wohl, dass ich im Koma vielleicht in irgendeiner Form, vielleicht »auf anderer Ebene« meine Umwelt wahrnehmen könnte und ich aus einem dauerhaften Komazustand möglicherweise aufwachen könnte.

5. **Ich habe einen Organspendeausweis ausgefüllt, in dem ich mich zur Organspende bereit erklärt habe**
   ❑ Ja ❑ Nein

   Welche Organe?

   ____

6. **Ich habe zusätzlich zur Patientenverfügung eine Vorsorgevollmacht erstellt und den Inhalt der Patientenverfügung mit dem / der / den nachfolgend bezeichneten Bevollmächtigten besprochen**
   ❑ Ja ❑ Nein

   Name: ______________________________

   Adresse: ______________________________

   Telefon: ______________________________

   Name: ______________________________

   Adresse: ______________________________

   Telefon: ______________________________

Ich weiß, dass ich die Patientenverfügung jederzeit abändern oder widerrufen kann. Ich habe diese Verfügung nach sorgfältiger Überlegung erstellt. Sie ist Ausdruck meines Selbstbestimmungsrechtes. Darum wünsche ich nicht, dass mir in der konkreten Situation eine mögliche Änderung meines hiermit bekundeten Willens unterstellt wird, solange ich ihn nicht ausdrücklich widerrufen habe. Sofern dieser Patientenverfügung Erläuterungen zu meinen Wertvorstellungen oder Angaben zu bestehenden Krankheiten beigefügt sind, sollen sie als interpretierender Bestandteil dieser Verfügung angesehen werden.

____

Ort **Datum** **Unterschrift**

Arzt / Ärztin meines Vertrauens:

Name: ______________________________

Adresse: ______________________________

Telefon: ______________________________

Diese Patientenverfügung ist nach § 1901a,b BGB sowie § 1904 BGB für Ärzte rechtsverbindlich. Die Missachtung der Verfügung kann strafrechtliche Folgen für den Arzt haben.

Es empfiehlt sich, diese Verfügung regelmäßig (z. B. alle ein bis zwei Jahre) durch Unterschrift zu bestätigen. Eine erneute Unterschrift bzw. eine Überarbeitung ist sinnvoll, wenn eine Änderung der persönlichen Lebensumstände eintritt.

Eine ärztliche Beratung für die Wirksamkeit ist nicht verpflichtend. Wir raten aber, sich umfassend zu informieren.

Erweiterte Festlegung und Berücksichtigung meines Patientenwillens

	trifft zu	trifft nicht zu
Ich möchte so lange leben wie möglich, auch Leiden und Beschwerden ertrage ich, solange ich nur leben kann.	❑	❑
Ein langes Leben wünsche ich mir nur bei guter Lebensqualität. Leiden und Beschwerden ertrage ich ungern. Ich bin auch äußerst ungern von anderen abhängig.	❑	❑
Ich wünsche auf alle Fälle, dass man mir meine Schmerzen nimmt, auch Unruhe, Angst, Atemnot und Übelkeit sollen optimal behandelt werden, auch wenn durch die Medikamente Nebenwirkungen auftreten.	❑	❑
Bei starken Schmerzen und anderen belastenden Symptomen, z. B. Luftnot, Angst, Schlafstörungen, bitte ich um eine möglichst wirksame Behandlung, auch wenn dadurch eventuell Bewusstseinseinschränkungen auftreten und sich unter Umständen auch mein Allgemeinzustand verschlechtern sollte.	❑	❑
Wenn ich an einer unheilbaren und sehr belastenden Erkrankung leide, dann wünsche ich, dass der natürliche Krankheitsverlauf respektiert wird und nicht alles Mögliche getan wird, die Lebensdauer zu verlängern. Ich wünsche mir jedoch eine möglichst wirksame Kontrolle der belastenden Beschwerden.	❑	❑
Wenn ich wegen meiner Krankheit so stark verwirrt bin, dass ich Familie und Freunde nicht mehr sicher erkenne und ich mich entweder nicht mehr äußern kann oder man mich nicht mehr versteht, keine absehbare Besserung in Sicht ist, bitte ich ausschließlich um die Behandlung leidvoller Beschwerden sowie um eine gute medizinische, menschliche und pflegerische Versorgung.	❑	❑

	trifft zu	trifft nicht zu
Ich möchte immer genau wissen, wie es um mich steht, auch sehr schlechte Nachrichten sollen mir wahrheitsgemäß übermittelt werden.	❑	❑
Ich bitte, auf meine Ängste und Hoffnungen Rücksicht zu nehmen und mich nicht über alle negativen Nachrichten, wie z. B. auch ein baldiges Versterben, aufzuklären. Ich wünsche aber, dass meine Familie, Angehörigen oder Personen des Vertrauens, die ich entsprechend benannt habe, alles genau und wahrheitsgemäß erfahren und sich mit den Ärzten beraten.	❑	❑
Wenn ich unheilbar krank bin, will ich nicht künstlich ernährt oder mit Flüssigkeit versorgt werden. Man soll der Krankheit ihren Lauf lassen und lediglich belastende Symptome behandeln. Ich weiß, dass Hunger- und Durstgefühl anders als durch Zufuhr von Nahrung und Flüssigkeit gelindert werden können.	❑	❑

Nachfolgend können Sie weitere persönliche Wünsche oder besondere Hinweise an Ärzte, medizinisches Pflegepersonal oder Vertrauenspersonen formulieren:

____

____

____

____

____

____

Ort, Datum, Vor- und Zuname, Unterschrift

Auch frei formulierte Passagen sind in einer Patientenverfügung sinnvoll und wünschenswert. Sie sollten aber auch nachvollziehbar formuliert sein. Aussagen wie »Ich möchte nicht an Schläuchen hängen« würden bei wörtlicher Interpretation bedeuten, dass man einem sauerstoffabhängigen Lungenkranken die Zufuhr kappt und eine Atemnotkrise auslöst. Auch Aussagen wie »Keine Maschinen« haben keinen verwertbaren Informationsgehalt. Folgende Fragen geben Anhaltspunkte darüber, welche Einstellung der Patient zum Leben und zum Tod hat.

Fragebogen:
Einstellungen zum Leben, schwerer Krankheit und Sterben

Wie gerne leben Sie?
Welche Bedeutung hat es für Sie weiterzuleben?
Wie lange wünschen Sie sich vielleicht noch zu leben?

____

____

____

Wenn Sie ans Sterben denken – woran denken Sie?
Wenn Sie sich jetzt zum Beispiel vorstellen, dass Sie heute Nacht einschlafen und morgen nicht mehr aufwachen werden – wie geht es Ihnen mit dieser Information?

____

____

____

Wenn im Rahmen einer Notfallsituation medizinische Behandlungen notwendig sind, um Sie am Leben zu erhalten, welche Belastungen wären Sie dafür bereit, in Kauf zu nehmen?
Was sind Ihre Sorgen und Ängste, wenn Sie an künftige medizinische Behandlungen denken? Was wünschen Sie sich auf jeden Fall?

____

____

____

Gibt es Situationen, in denen Sie nicht mehr lebensverlängernd behandelt werden wollen?
Haben Sie hierzu vielleicht schon Situationen erlebt, die Sie kurz schildern können? Gibt es persönliche Überlegungen oder Überzeugungen, kulturelle Hintergründe, religiöse oder spirituelle Überlegungen, die für Sie wichtig sind?

____

____

____

____

Ort, Datum, Vor- und Zuname, Unterschrift

Gründe, nicht mehr weiterleben zu wollen, sind für mich …

- ❑ Starke körperliche Einschränkungen, zum Beispiel bleibende Lähmungen oder auf einen Rollstuhl angewiesen zu sein
- ❑ Dauerhafte Bettlägerigkeit
- ❑ Die Wohnung nicht mehr verlassen zu können
- ❑ Nicht mehr hören zu können
- ❑ Nicht mehr sehen zu können
- ❑ Nicht mehr sprechen zu können, entweder durch einen Luftröhrenschnitt oder eine Beeinträchtigung des Sprachzentrums, zum Beispiel durch einen Schlaganfall
- ❑ Nicht mehr verstehen zu können, was gesagt wird, zum Beispiel durch Taubheit oder durch einen Ausfall des Zentrums für Sprachverständnis, auch zum Beispiel durch einen Schlaganfall
- ❑ Dauernde Pflegebedürftigkeit, das heißt Hilfe bei der Körperpflege, bei Essen und Trinken
- ❑ Mich nicht mehr selbständig versorgen zu können, das heißt Hilfe im Haushalt zu brauchen
- ❑ Nicht mehr alleine essen und trinken zu können
- ❑ Durch Tumore oder Wunden entstellt zu sein
- ❑ Von medizinisch-apparativer Hilfe abhängig zu sein (künstliche Ernährung, Blutwäsche oder Atemunterstützung)
- ❑ Auf Dauer einen Luftröhrenschnitt mit einer Kanülenversorgung haben zu müssen
- ❑ Auf Dauer einen künstlichen Darmausgang zu haben
- ❑ Auf Dauer eine künstliche Ableitung der Urinwege zu haben
- ❑ Gliedmaßen (Füße, Hände, Arme, Beine) zu verlieren oder durch Lähmungen nicht mehr benutzen zu können
- ❑ Nicht mehr zu Hause wohnen zu können
- ❑ Von meiner Familie getrennt leben zu müssen
- ❑ Verwirrt zu sein, zum Beispiel Familienangehörige nicht mehr zu erkennen
- ❑ Fortschreitende Demenz oder Hirnschädigung
- ❑ Unter depressiven Zuständen zu leiden, die nicht auf Behandlung ansprechen
- ❑ Lange Zeit oder dauerhaft im Koma zu liegen

____

Ort, Datum, Vor- und Zuname, Unterschrift

Wenn ich sterbe ...

- ❑ wünsche ich mir eine seelsorgerische Begleitung.
- ❑ wünsche ich mir eine Begleitung durch

  ____

- ❑ wünsche ich explizit keine seelsorgerische Begleitung.
- ❑ möchte ich, dass folgende Personen bei mir sind:

  ____

- ❑ möchte ich, dass mich folgende Personen auf gar keinen Fall begleiten:

  ____

Falls der Hirntod eintritt, bin ich ...

- ❑ mit der Entnahme meiner Organe zu Transplantationszwecken einverstanden.
- ❑ nur bestimmte Organe, und zwar

  ____

Mir ist bewusst, dass der Verzicht auf bestimmte Behandlungsmöglichkeiten mein Überleben erschweren, verhindern oder verkürzen kann. Im Zweifelsfall ist mir eine mögliche Lebensverkürzung bei entsprechender Leidenslinderung wichtiger.

____

Ort, Datum, Vor- und Zuname, Unterschrift

Vorschläge für mögliche Textbausteine für Ihre persönliche Patientenverfügung

- Wenn es sinnvoll ist, zur Verbesserung meines Gesundheitszustandes eine Rehabilitationsmaßnahme durchzuführen, soll diese durchgeführt werden. Allerdings nur, wenn eine Verbesserung der Beweglichkeit, wichtiger Organfunktionen oder der Gehirnleistung erwartet wird. Zur reinen Verlängerung meiner Lebensdauer bei bleibend eingeschränkter Lebensqualität möchte ich eine solche Behandlung nicht.
- Mit einer Unterbringung in einer Pflegeeinrichtung bin ich einverstanden, wenn ich nach einer schweren Erkrankung nicht mehr zu Hause von meiner Familie, einem ambulanten Pflegedienst oder einer spezialisierten Palliativversorgung unterstützt leben kann.
- Ich möchte eine Krankenhausbehandlung nur dann überleben, wenn ich nach Hause zurückkehren kann. Eine Heimunterbringung kommt für mich nicht in Frage.
- Ich bin / bin nicht mit einer Unterbringung in einer Einrichtung für schwerstpflegebedürftige Menschen einverstanden, wo ich unter Umständen dauerhaft künstlich beatmet werde.
- Wenn eine medizinische Therapie auch auf einer Intensivstation keine Aussicht auf Erfolg hat, bitte ich um eine Verlegung auf eine Palliativstation oder in ein stationäres Hospiz.

Fallbeispiele

Folgende Fallbeispiele können in die Patientenverfügung integriert werden, um Ihre grundsätzliche Einstellung in bestimmten Erkrankungssituationen zu illustrieren.

Wer soll für mich entscheiden?

Elfriede Belan ist 82 Jahre alt und ist bei allen Verrichtungen des täglichen Lebens auf die Hilfe anderer angewiesen. Sie hört nur noch schlecht und ist fast blind, sie hat keine wesentlichen Interessen mehr und ist immer häufiger unvollständig orientiert. Als jahrelange Kettenraucherin hat sie massive Durchblutungsstörungen in den Beinen und kann nur noch wenige Meter schmerzfrei laufen. Prinzipiell wäre es möglich, durch eine ausgedehnte Gefäßoperation die Schmerzen unter Umständen zu lindern und die Bewegungsfähigkeit zu verbessern. Die Patientin selbst ist nicht mehr in der Lage, diese Entscheidung selbst zu treffen. Die Kinder sind sich unsicher, halten den Eingriff jedoch für sehr risikoreich. Die Patientin selbst hat sich zu solchen medizinischen Fragen nie geäußert.

1. Wenn Sie einmal in einer vergleichbaren Situation sein sollten und nicht mehr entscheidungsfähig sind, wer soll für Sie stellvertretend entscheiden? Der behandlungsverantwortliche Arzt, Ihre Kinder, Ihr Partner oder eine andere Person? Wen möchten Sie mit einer solchen Verantwortung auf gar keinen Fall belasten?
2. Wenn jemand bei guter Gesundheit erklärt hat, dass er bestimmte Behandlungen in bestimmten Situationen ablehnt, sollten Ärzte und die Familie sich Ihrer Meinung nach auch in Krisensituationen daran halten?

3. Wenn Sie in der Situation von Elfriede Belan wären, wie sollte man sich für Sie entscheiden?
4. Sie können die Geschichte von Elfriede Belan umschreiben und damit Ihre Wünsche und Vorstellungen bezüglich der Behandlung äußern.

Lebensverlängerung um jeden Preis?

Michael Kimanski, 62 Jahre alt, wird seit mehreren Jahren im Altenheim betreut, weil er an Alzheimer-Demenz erkrankt ist. Er erkennt Familienmitglieder schon seit längerem nicht mehr sicher wieder. Aufgrund eines akuten Infektes verweigert er die Nahrungsaufnahme und wird deswegen durch eine Bauchsonde mit Nahrung versorgt. Er äußert aktiv kein Hunger- oder Durstgefühl. Der Sohn von Herrn Kimanski ist seit einigen Jahren vom Amtsgericht als Betreuer eingesetzt und wurde, da er im Urlaub und mehrere Tage nicht erreichbar war, erst nachträglich über die Anlage der Bauchdeckensonde informiert. Er verlangt die umgehende Einstellung der Sondenernährung und erklärt, dass sein Vater früher ganz klar geäußert habe, dass er nicht künstlich am Sterben gehindert werden möchte, auch nach Möglichkeit nicht von der Pflege anderer abhängig sein wollte.

1. Würden Sie für sich in der Situation von Herrn Kimanski eine künstliche Ernährung, sei es über eine Bauchdeckensonde, sei es über die Gabe von Nährlösung über die Vene, ablehnen?
2. Würden Sie in anderen Situationen, in denen aufgrund einer voranschreitenden Erkrankung keine klare Aussicht auf Besserung der Gesamtsituation besteht, künst-

lich ernährt oder mit Flüssigkeit versorgt werden wollen, auch wenn Sie keinen Hunger oder Durst haben?

3. Halten Sie es für richtig, dass ein entscheidender medizinischer Eingriff ohne Einwilligung eines Betreuers oder Einwilligung einer vom Patienten benannten bevollmächtigten Person gemacht wird?
4. Sie können die Geschichte von Herrn Kimanski umschreiben und damit Ihre Wünsche und Vorstellungen bezüglich der Behandlung äußern.

Ich möchte, dass alles für mich getan wird – oder lieber nicht?

Björn Wiese, 32 Jahre, verunglückt beim Fahrradfahren schwer. Obwohl er einen Helm trägt, prallt er so unglücklich mit dem Kopf auf den Bürgersteig, dass er sich eine schwere Hirnverletzung zuzieht. Aufgrund der Schwere der Verletzung ist in den ersten Tagen völlig unklar, ob er den Unfall überleben wird, und wenn ja, ob und mit welchen gesundheitlichen Folgeschäden. Anfangs benötigt er künstliche Beatmung, Ernährung, Schmerzmittel- und Antibiotikagabe.

1. In der obengenannten Situation wünsche ich mir maximale therapeutische Bemühungen, auch wenn nach einiger Zeit absehbar sein sollte, dass ich schwerste geistige Beeinträchtigungen als dauerhafte Schäden zurückbehalten und auch dauerhaft auf pflegerische Unterstützung angewiesen bleiben werde.
2. Ich möchte, wenn nach einer angemessenen Zeit, zum Beispiel nach drei Monaten, keine durchgreifende Besserung erkennbar ist, ich das Bewusstsein immer noch nicht wiedererlangt habe, nicht kommunikationsfähig

bin oder nicht eigenständig essen und trinken kann oder dauerhaft auf pflegerische Unterstützung angewiesen bin, dass Maßnahmen wie künstliche Ernährung oder Atemunterstützung eingestellt werden, damit ich unter natürlich weitergeführter medizinischer und pflegerischer bestmöglicher Symptomkontrolle zeitnah versterben darf.

3. Falls von Anfang an unsicher ist, ob ich überhaupt eine Chance habe, diese Verletzung ohne gravierende Schäden zu überstehen, möchte ich ein zeitnahes Einfrieren der therapeutischen Maßnahmen oder einen zeitnahen Therapieabbruch, weil ich gravierende kognitive Einschränkungen oder eine dauerhafte Pflegebedürftigkeit für mich nicht akzeptieren kann.
4. Nehmen Sie die Geschichte als Grundlage für einen Text, der Ihren Vorstellungen entspricht.

Checkliste: Patientenverfügung

1. Eigene Wünsche und Wertvorstellungen definieren.
2. Vordrucke oder Ankreuzformulare nur ergänzend verwenden.
3. Die Formulierungen müssen konkret sein, am besten in Form kleiner Beispiele.
4. Formale Kriterien beachten: Name, Geburtsdatum, Wohnanschrift, Datum und eigenhändige Unterschrift sind Pflicht.
5. Gegebenenfalls Registrierung der Patientenverfügung, z. B. im Vorsorgeregister.

6. Patientenverfügung regelmäßig überprüfen und aktualisieren, am besten jährlich oder alle zwei Jahre und mit jeweils aktuellem Datum neu unterschreiben.
7. Patientenverfügung auffindbar aufbewahren bzw. Vertrauenspersonen aushändigen.
8. Vorsorgevollmacht und Betreuungsverfügung zusätzlich erstellen und auffindbar deponieren bzw. den Vertrauenspersonen übergeben.
9. Die Einschaltung eines Anwalts oder Notars ist nicht nötig.
10. Vertrauenspersonen informieren.

Erweiterte Verfügung über die Patientenverfügung hinaus

Um die persönliche Vorsorge am Lebensende noch detaillierter zu planen als nur über eine Patientenverfügung, gibt es noch weitere Bausteine, wie

- einen ärztlichen Anordnungsbogen für den Notfall
- eine Krankenhausbehandlung bei Einwilligungsunfähigkeit unklarer Dauer
- eine Behandlung bei dauerhafter Einwilligungsunfähigkeit

Bei akuten Notfällen muss oft binnen kürzester Zeit eine Entscheidung gefällt werden, wenn zum Beispiel bei Bewusstlosigkeit ein Notarzt hinzugerufen wird, der im Zweifel den Patienten überhaupt nicht kennt und weder Zeit noch Gelegenheit hat, sich hinreichend zu orientieren. Hier ist eine **ärztliche Anordnung für den Notfall** hilfreich.

Es empfiehlt sich, dieses Dokument immer griffbereit zur Verfügung zu haben. Oft ist es auch möglich, es auf der zuständigen Rettungsdienstleitstelle zu hinterlegen. So kann ein Notarzt auf der Anfahrt schon über die Erkrankungssituation und die eigentlichen Behandlungswünsche eines Patienten informiert werden und muss nicht notgedrungen binnen Sekunden vor Ort eine eventuell vom Patienten gar nicht gewünschte Entscheidung treffen.

Ärztliche Anordnung für den Notfall

Name, Vorname: ______________________________

Geboren am: ______________________________

Adresse/
ggf. Stempel der Einrichtung: ______________________

Ansprechpartner im Nottfall: ______________________

In einer lebensbedrohlichen Notfallsituation gilt bei o.g. Person, sofern sie nicht selbst einwilligungsfähig ist:

Therapieziel: Lebensverlängerung, soweit medizinisch möglich und vertretbar

- ☐ Beginn uneingeschränkter Notfall- und Intensivtherapie, einschließlich einer Herz-Lungen-Wiederbelebung

Therapieziel: Lebensverlängerung, aber mit folgenden Einschränkungen

- ☐ Keine Herz-Lungen-Wiederbelebung
- ☐ Keine Herz-Lungen-Wiederbelebung, keine Beatmung mit Hilfe eines Schlauches in der Luftröhre
- ☐ Keine Herz-Lungen-Wiederbelebung, keine Beatmung mit Hilfe eines Schlauches in der Luftröhre, keine Behandlung auf einer Intensivstation
- ☐ Keine Herz-Lungen-Wiederbelebung, keine Beatmung mit Hilfe eines Schlauches in der Luftröhre, keine Behandlung auf einer Intensivstation, keine Mitnahme ins Krankenhaus

Therapieziel: Linderung (Palliation), nicht Lebensverlängerung

- ☐ Ausschließlich lindernde Maßnahmen. Wenn möglich, Verbleib im bisherigen heimischen Umfeld

Diese Anordnung ist Ausdruck meines Behandlungswillens.
Ggf. Unterschrift und Name des Bevollmächtigten / Betreuers

____

Ort **Datum** **Unterschrift**

Die hier getroffene Festlegung gibt den Behandlungswillen der oben genannten Person angemessen wieder.

____

Unterschrift und Name des betreuenden Haus- oder Palliativarztes

Akute schwerwiegende Erkrankungen, die oft mit einer länger andauernden Entscheidungsunfähigkeit einhergehen, verlaufen ganz unterschiedlich: von der vollständigen Wiederherstellung bis zum dauerhaften Wachkoma oder schwersten bleibenden Beeinträchtigungen. Mit dem Fragebogen **Krankenhausbehandlung bei Einwilligungsunfähigkeit unklarer Dauer** soll deutlich gemacht werden, wann und unter welchen Umständen das Behandlungsziel von der uneingeschränkten Lebensverlängerung zur ausschließlichen Leidenslinderung geändert werden soll.

Krankenhausbehandlung bei Einwilligungsunfähigkeit unklarer Dauer

Bei stationärer Behandlung einer lebensbedrohlichen Erkrankung und unklarer Dauer der Einwilligungsunfähigkeit soll Folgendes gelten:

1. *Therapieziel:* Lebensverlängerung, soweit medizinisch möglich und vertretbar
   - ❑ Lebensverlängernde Behandlung durchführen

2. *Therapieziel* abhängig von der Prognose
   - ❑ Behandlung mit dem Ziel der Lebensverlängerung oder ausschließlich der Linderung meiner Beschwerden auf Grundlage der nachfolgenden Angaben.

   Ich wünsche, dass lebensverlängernde oder sterbeverhindernde Maßnahmen abgebrochen oder unterlassen werden, selbst wenn Folgendes eintritt (1 trifft voll zu – 5 trifft nicht zu):

   ... unter der Behandlung im Krankenhaus zu versterben
   1 ❑ 2 ❑ 3 ❑ 4 ❑ 5 ❑

   ... eine bleibende Schwerstbehinderung, z. B. vollständige Bettlägerigkeit, Unfähigkeit, Urin oder Stuhlgang zu kontrollieren aufgrund geistiger und / oder körperlicher Einschränkungen
   1 ❑ 2 ❑ 3 ❑ 4 ❑ 5 ❑

   ... ein dauerhafter Verlust meiner Fähigkeit, z. B. gesundheitsrelevante Fragestellungen zu verstehen und selbst zu entscheiden
   1 ❑ 2 ❑ 3 ❑ 4 ❑ 5 ❑

   ... wenn ein monatelanger stationärer Verlauf abzusehen ist, selbst wenn an dessen Ende eine Wiedererlangung meines bisherigen Zustandes möglich scheint
   1 ❑ 2 ❑ 3 ❑ 4 ❑ 5 ❑

   ... wenn ______________________________
   1 ❑ 2 ❑ 3 ❑ 4 ❑ 5 ❑

3. *Therapieziel:* Linderung (Palliation), nicht Lebensverlängerung
   Ich möchte, dass jedwede lebensverlängernde oder sterbeverhindernde Behandlung, z. B. Beatmung, Nierenersatztherapie oder Flüssigkeitszufuhr, unterlassen bzw. abgebrochen wird, selbst wenn damit der möglicherweise eintretende Tod in Kauf genommen wird. Hier sollen dann nur noch lindernde Maßnahmen durchgeführt werden.
   - ❑ Ausschließlich lindernde Maßnahmen ungeachtet der Prognose unter Inkaufnahme des dann möglicherweise eintretenden Todes

____

Ort **Datum** **Unterschrift**

Behandlung bei dauerhafter Einwilligungsunfähigkeit

Diese Situation tritt unter anderem nach einer schweren Kopfverletzung oder im Rahmen einer fortgeschrittenen Demenzerkrankung oder einer neurologischen Abbauerkrankung ein. Es gibt Erkrankungen, bei denen die Prognose schlecht ist, ob geistige Fähigkeiten wiedererlangt oder sozialen Teilhabe möglich ist. Hier gilt es dann zu klären, wie mit in diesem Zustand zusätzlich auftretenden Symptomkrisen, zum Beispiel einer schweren Lungenentzündung, umgegangen werden soll.

Behandlung bei dauerhafter Einwilligungsunfähigkeit

Bei einem aller Wahrscheinlichkeit nach unwiederbringlichen Verlust der Einwilligungsfähigkeit soll für medizinische Behandlungen gelten:

❑ Die folgenden Festlegungen sollen auch für den Fall des sogenannten Wachkomas gelten, auch wenn es hier in Einzelfällen auch nach Jahren noch zu Verbesserungen kommen kann.

1. *Therapieziel:* Lebensverlängerung, soweit medizinisch möglich und vertretbar
   - ❑ Lebensverlängernde Behandlung durchführen

2. *Therapieziel:* Lebensverlängerung, aber mit folgenden Einschränkungen
   - ❑ Keine Herz-Lungen-Wiederbelebung
   - ❑ Keine Beatmung mit Hilfe eines Schlauches in der Luftröhre
   - ❑ Keine Behandlung auf einer Intensivstation
   - ❑ Keine Nierenersatztherapie (Dialyse)
   - ❑ Keine künstliche Ernährung (über die Vene oder den Bauchdeckenschlauch)
   - ❑ Keine künstliche Flüssigkeitszufuhr
   - ❑ Keine ____________________________
   - ❑ Keine ____________________________

3. *Therapieziel:* Linderung (Palliation), nicht Lebensverlängerung
   - ❑ Ausschließlich lindernde Therapie

Dies soll auch dann gelten, wenn ich in den Augen anderer noch Lebensfreude verspüre.
Laufende Behandlungen mit dem Ziel der Lebensverlängerung sollen beendet werden, insbesondere die künstliche Zufuhr von Nahrung und Flüssigkeit, selbst wenn damit der Tod in Kauf genommen wird.

____

Ort **Datum** **Unterschrift**

Für den Fall der Fälle: Vollmachten

Wenn Sie einem Menschen vertrauen, reicht in aller Regel eine Vorsorgevollmacht aus. Wenn Sie sie mit einer Betreuungsverfügung ergänzen, sind Sie für alle Fälle gerüstet. Denn wenn Sie niemanden haben, dem Sie eine Vollmacht anvertrauen wollen, können Sie in einer Betreuungsverfügung zumindest festlegen, wer im Notfall vom Gericht als Betreuer bestellt werden soll. Die in der Betreuungsverfügung benannte Person wird – anders als bei einer Vorsorgevollmacht – von einem Gericht kontrolliert.

Was nützt eine Vorsorgevollmacht?

Mit der Vorsorgevollmacht können Sie eine oder mehrere Vertrauenspersonen benennen, die im Bedarfsfall für Sie entscheiden dürfen. Diese sollten natürlich über Ihre persönlichen Bedürfnisse und Wünsche informiert sein. Es empfiehlt sich, sie ausführlich mit ins Vertrauen zu ziehen. Damit kann man vermeiden, dass in dem Fall, dass Sie akut nicht mehr entscheidungs- und einwilligungsfähig sind, das Gericht für Sie einen Betreuer bestellt, was zudem auch noch mit entsprechenden Kosten verbunden ist. Grundsätzlich ist es sinnvoll, einen Hauptbevollmächtigten und eine weitere Person zu benennen, falls der Hauptbevollmächtigte ausfällt. Oft ist es eine gute Idee, dass vielleicht nicht die nahestehendsten Personen bevollmächtigt werden, denn sie sind vielfach emotional zu mitgenommen, um den mutmaßlichen Willen zu kommunizieren. Wir erleben es immer wieder, dass zum Beispiel alle Kinder und der Ehepartner aufgeführt werden und dass dann am Krankenbett ein wüster Streit darüber entbrennt, was der Patient in dieser Situation wirklich gewollt hätte. Denn viele Angehörige lassen sich weniger vom mutmaßlichen Willen des betroffenen Menschen leiten als vielmehr von dem Wunsch, dass doch alles Menschenmögliche getan werden soll, um sein Leben zu erhalten. Etwas entferntere Verwandte oder Freunde sind im Zweifel etwas stabiler, auch wirklich die Wünsche des Patienten durchzusetzen.

Wenn Sie jemanden für die Fragen Ihrer Gesundheitsversorgung bevollmächtigen, gibt es allerdings zwei Punkte, die diese Person nicht entscheiden darf: Es ist die Einwilligung in eine Heilbehandlung, wenn hierbei Lebensgefahr zu befürchten ist, zum Beispiel eine Herz- oder Gehirnoperation oder ein schwerer, länger andauernder Gesundheitsschaden zu erwarten ist, zum Beispiel durch eine Amputation. Auch über eine ärztliche Zwangsmaßnahme, zum Beispiel die Unterbringung in einer geschlossenen Abteilung oder freiheitsentziehende Maßnahmen wie das Anbringen von Bettgittern, darf der Bevollmächtigte nicht entscheiden. In beiden Fällen wird eine zusätzliche Genehmigung des Betreuungsgerichts benötigt.

Muss eine Vorsorgevollmacht eine bestimmte Form haben?

Im Gegensatz zu einem Testament (Seite 157) ist es nicht notwendig, dass eine Vorsorgevollmacht handschriftlich abgefasst ist. Notwendig für die Gültigkeit sind Ort, Datum und die vollständige eigenhändige Unterschrift. Prinzipiell kann man in der Vorsorgevollmacht erwähnen, dass der Bevollmächtigte auch über eine mit Freiheitsentzug verbundene Unterbringung oder über freiheitsentziehende Maßnahmen entscheiden oder in gefährliche Eingriffe einwilligen darf. Dann entscheidet das Betreuungsgericht unter Umständen schneller. Es ist nicht notwendig, sich eine Vorsorgevollmacht notariell beglaubigen zu lassen. Eine notarielle Beurkundung ist lediglich dann notwendig, wenn die Vorsorgevollmacht nicht nur gesundheitliche, sondern auch finanzielle Aspekte umfassen soll, etwa ein Darlehen aufzunehmen. Ebenso empfiehlt es sich, wenn eine Vollmacht zur Verfügung über Bankguthaben berechtigen soll, die Unterschrift notariell beglaubigen zu lassen, um hier Zweifel auszuräumen.

Wo bewahrt man eine Vorsorgevollmacht am besten auf?

Der Vorsorgebevollmächtigte ist nur dann handlungsfähig, wenn er die Original-Vorsorgevollmacht in den Händen hält, deswegen sollte diese Urkunde entweder an einem bekannten, zugänglichen Ort deponiert oder dem Vorsorgebevollmächtigten ausgehändigt werden. Alle, die sich vor einem möglichen Missbrauch fürchten, sei gesagt, dass spätestens jetzt der geeignete Zeitpunkt ist, sich Gedanken über einen geeigneten Vorsorgebevollmächtigten zu machen, denn Sie sollten dieser Person vorbehaltlos vertrauen können.

Ebenso ist es möglich, dass Sie eine Kopie der Vorsorgevollmacht beim Betreuungsgericht hinterlegen. Auch mit dieser Maßnahme vermeidet man im Zweifel unnötige Diskussionen.

Ab wann und wie lange gilt eine Vorsorgevollmacht?

Prinzipiell gilt diese ab dem Datum der Ausstellung, jedoch nur, wenn Sie selbst nicht mehr handlungsfähig sind. Das heißt, wenn Sie eine Vorsorgevollmacht erstellt und einem Vorsorgebevollmächtigten ausgehändigt haben, kann er von dieser erst dann Gebrauch machen, wenn Sie selbst nicht mehr entscheidungs- und handlungsfähig sind. Sie brauchen keine Angst zu haben, dass ein Vorsorgebevollmächtigter mit einem Arzt etwas über Ihren Kopf hinweg vereinbart, wenn Sie sich selbst noch sinnvoll äußern können.

Was ist eine Betreuungsverfügung?

In einer Betreuungsverfügung kann man bestimmen, wer im Bedarfsfall gesetzlich bestellter Betreuer wird. Man kann hier aber genauso gut auch festlegen, wer es in gar keinem Fall werden sollte. Haben Sie sich zum Beispiel mit einer Tochter hoffnungslos verkracht und fürchten, dass diese möglichst schnell an ihr Erbe will, dürfen Sie explizit einen Ausschluss formulieren. Man kann auch in seiner Vorsorgevollmacht verfügen, dass der Bevollmächtigte als Betreuer ausgewählt werden soll, wenn trotz der Vollmacht eine Betreuerbestellung notwendig werden sollte, zum Beispiel bei freiheitsentziehenden Maßnahmen oder gefährlichen Eingriffen.

Wer entscheidet über meine Behandlung, wenn ich nicht mehr einwilligungsfähig bin?

Grundsätzlich gilt, dass, solange Sie einwilligungsfähig sind – und das gilt in gewissem Maße auch für Demenzkranke –, Sie alleine nach Aufklärung und Beratung durch den Arzt über alle medizinischen Maßnahmen, die Sie betreffen, entscheiden. Nur für den Fall, dass Sie Ihren Willen nicht mehr äußern können oder aus anderen Gründen nicht mehr entscheidungsfähig sind, übernimmt dies der Bevollmächtigte. Grundsätzlich gilt für jeden Arzt die Verpflichtung, dass immer der mutmaßliche Wille des Patienten handlungsleitend ist. Also auch für den Fall, dass es weder einen Bevollmächtigten noch eine Patientenverfügung gibt und auch noch kein Betreuer bestellt ist, ist jeder Arzt dazu verpflichtet, in Gesprächen mit Familie, Angehörigen und Freunden zu versuchen, den mutmaßlichen Willen herauszufinden. In akuten Notfallsituationen .wird der Arzt jedoch immer von der Grundannahme geleitet werden, dass Sie eine maximal mögliche und sinnvolle Therapie zur Lebensverlängerung wünschen, und entsprechend handeln.

Vorsorgevollmacht mit Betreuungsverfügung

Ich, ____

(Name, Vorname, Geburtsdatum) **(Vollmachtgeber / in)**

erteile hiermit Vollmacht an

____

(Name, Vorname, Geburtsdatum) **(bevollmächtigte Person)**

____

____

(Adresse, Telefon, E-Mail)

sowie als Ersatz in gleichem Umfang für den Fall, dass die genannte bevollmächtigte Vertrauensperson wegfällt:

____

(Name, Vorname, Geburtsdatum) **(Ersatzperson)**

____

____

(Adresse, Telefon, E-Mail)

Diese Vertrauensperson wird hiermit bevollmächtigt, mich in allen Angelegenheiten zu vertreten, die ich im Folgenden angekreuzt habe.

Gesundheitssorge und Aufenthaltsbestimmung
Sie darf in allen Angelegenheiten der Gesundheitssorge entscheiden, ebenso über alle Modalitäten von Heim- oder Hauspflege, meinen Aufenthalt bestimmen sowie meine Wohnung kündigen und meinen Haushalt auflösen.

❑ Ja ❑ Nein

Sie darf insbesondere in sämtliche Maßnahmen zur Untersuchung des Gesundheitszustandes und zu Heilbehandlungen einwilligen, auch wenn ich an solcher Behandlung sterben könnte oder einen schweren oder länger dauernden gesundheitlichen Schaden erleiden könnte (§ 1904 Abs. 1 BGB).

❑ Ja ❑ Nein

Sie kennt meine Einstellung zu Krankheit und Sterben, wie ich sie in meiner Patientenverfügung niedergelegt habe. Sie darf die Einwilligung zum Unterlassen oder Beenden lebensverlängender Maßnahmen erteilen.

❑ Ja ❑ Nein

Sie darf über meine Unterbringung mit freiheitsentziehender Wirkung (§ 1906 Absatz 1 BGB), über freiheitsentziehende Maßnahmen (z. B. Bettgitter) in einem Heim oder in einer sonstigen Einrichtung (§ 1906 Absatz 4 BGB) entscheiden, solange dergleichen zu meinem Wohle erforderlich ist.

❑ Ja ❑ Nein

Sie darf in meinem Namen bereits erteilte Einwilligungen zurücknehmen oder Einwilligungen verweigern, Krankenunterlagen einsehen und deren Herausgabe an Dritte bewilligen.

❑ Ja ❑ Nein

Ich entbinde alle mich behandelnden Ärzte und nichtärztliches Personal gegenüber meiner bevollmächtigten Vertrauensperson von der Schweigepflicht.

❑ Ja ❑ Nein

Post

Sie darf die für mich bestimmte Post entgegennehmen und öffnen und über den Fernmeldeverkehr entscheiden.

❑ Ja ❑ Nein

Behörden

Sie darf mich bei Behörden, Versicherungen, Renten- und Sozialleistungsträgern vertreten.

❑ Ja ❑ Nein

Vermögenssorge

Sie darf mein Vermögen (Mobiliar- und Immobiliarvermögen) verwalten und über es verfügen sowie Willenserklärungen bezüglich meiner Konten, Depots und Safes abgeben. Sie darf mich im Geschäftsverkehr mit Kreditinstituten vertreten. (Kreditinstitute verlangen i. d. R. eine Vollmacht auf bankeigenen Vordrucken! Für Immobiliengeschäfte ist eine Beglaubigung der Vollmacht beim Notar oder bei der Betreuungsbehörde der Stadt oder des Landkreises notwendig!)

❑ Ja ❑ Nein

Vertretung vor Gericht
Sie darf mich gegenüber Gerichten vertreten sowie Prozesshandlungen aller Art vornehmen.
❑ Ja ❑ Nein

Diese Vollmacht gilt über meinen Tod hinaus.
❑ Ja ❑ Nein

Der/die Bevollmächtigte darf Untervollmachten erteilen.
❑ Ja ❑ Nein

Betreuungsverfügung
Falls trotz dieser Vollmacht eine gesetzliche Vertretung (»rechtliche Betreuung«) erforderlich sein sollte, bitte ich, die oben bezeichnete Vertrauensperson als Betreuer zu bestellen.
❑ Ja ❑ Nein

____
(Ort, Datum) (Unterschrift Vollmachtgeber/in)

Sozialrechtliche Angelegenheiten

In einigen Fällen sollten sozialrechtliche Angelegenheiten im Vorfeld geregelt werden, zum Beispiel die Beantragung eines Pflegegrades. Die Pflegegradeinstufung berechtigt unter Umständen zu Umbaubeihilfen und zum Anspruch auf zusätzliche Betreuungsleistungen (Haushaltshilfe, Pflegegeld oder Sachleistungen, wie ambulante Pflegedienste oder Hilfsmittel). Der Antrag auf einen Pflegegrad sollte so zügig wie möglich gestellt werden, da sich die finanzielle Rückerstattung für Leistungen, zum Beispiel auch für einen Toilettenstuhl, auf den Tag des Antrags bezieht.

Jede Krankenversicherung verfügt zu diesem Thema über ein eigenes Formular. Das kann man im Internet abrufen, manchmal aber auch nur telefonisch bei der jeweiligen Krankenkasse bestellen.

Zuzahlungsbefreiung (z. B. bei Rezeptgebühr / Medikamenten)

Es kann in vielen Fällen ein Antrag auf Zuzahlungsbefreiung bei der Krankenkasse gestellt werden. Dieser Antrag wird ebenfalls auf Anfrage zugesendet oder kann im Internet heruntergeladen werden. Maßgeblich für die Zuzahlungsbefreiung ist die persönliche Einkommensgrenze. Diese Belastungsgrenze sinkt unter anderem bei chronischen Erkrankungen von zwei auf ein Prozent der Einkommensgrenze. Die Bescheinigung über chronische Erkrankungen stellt in aller Regel der Hausarzt aus.

Schwerbehinderung

Ein Antrag auf Feststellung des Grades der Schwerbehinderung kann bei dem zuständigen Landesamt gestellt werden. Der Antrag ist unter anderem für Steuererleichterungen sinnvoll und kann zum Beispiel über die Anerkennung des Merkzeichens »aG außergewöhnliche Gehbehinderung« dafür sorgen, dass man bei der Zulassungsstelle einen blauen Parkausweis bekommt, mit dem man Schwerbehindertenparkplätze nutzen darf.

Krankengeld

Die Grundlage für die Berechnung des Krankengeldes bildet das regelmäßige Einkommen, das vor dem Eintritt in die Arbeitsunfähigkeit erzielt wurde. Dabei werden auch Sonderzahlungen wie Weihnachts- und Urlaubsgeld einbezogen. Nach dem Auslaufen des Krankengeldes hat man Anspruch auf Arbeitslosengeld I nach § 145 SGB III.

Rentenantrag

Die Beantragung einer Rente sollte insbesondere bei schwerwiegenden Erkrankungen wohlüberlegt sein. Hier empfiehlt sich vorab eine sozialrechtliche Beratung.

Hilfsmittel

Grundvoraussetzung dafür, dass Hilfsmittel von der Kasse genehmigt werden, ist eine Verschreibung durch einen Arzt. Übernimmt die Krankenkasse die Kosten nicht, kann ein Zuschuss bei der Pflegekasse beantragt werden. Voraussetzung

zung hierfür ist die Pflegebedürftigkeit. Bei anerkanntem Pflegegrad hat man neben diesen Hilfsmitteln zusätzlich Anspruch auf spezielle Mittel, die die häusliche Pflege erleichtern. Das können zum Beispiel ein Badewannen-Lifter, ein Notrufsystem oder auch Verbrauchsmaterialien für die Pflege sein. Die Pflegekasse unterstützt hier unterschiedlich. Entweder werden die Geräte leihweise überlassen, es werden Zuschüsse gezahlt, oder es werden pauschal Kosten übernommen – je nach Hilfsmittelart. Auch hier hat jede Kranken- und Pflegeversicherung eigene Verträge. Das bedeutet wiederum, dass je nach Vertrag keine freie Wahl zum Beispiel des Sanitätshauses möglich ist, sondern dass die Krankenkasse dies festlegt.

Notrufsysteme

Die Installation eines Hausnotrufsystems ist über verschiedene Anbieter möglich, zum Beispiel über das Deutsche Rote Kreuz, den Arbeiter-Samariter-Bund oder den Malteser Hilfsdienst. Ab der Feststellung eines Pflegegrades werden die Kosten teilweise übernommen. Diese belaufen sich in aller Regel auf einen niedrigen zweistelligen Euro-Betrag pro Monat.

Testament

Wer seinen Nachlass selbst regeln will, kann ein Testament aufsetzen. Ein eigenhändiges Testament ist nur wirksam, wenn es handschriftlich verfasst und persönlich unterschrieben ist. Ein öffentliches Testament kann bei einem Notar erstellt werden.

Wie schreibe ich mein Testament

Der gesamte Text muss handschriftlich verfasst werden, es genügt nicht, den Text am Computer zu verfassen, auszudrucken und mit einer Unterschrift zu versehen. Jede Seite des Testaments sollte mit Vor- und Nachnamen unterschrieben werden. Das Testament sollte mit »Testament« oder »Mein Letzter Wille« überschrieben werden. Außerdem sollten der Ort und das Datum auf jeder Seite erkennbar sein, insbesondere, wenn mehrere Testamente auftauchen, dann ist immer das jeweils aktuellste gültig. Sollte der Verfasser selbst nicht mehr in der Lage sein, sein Testament handschriftlich zu verfassen, kann nur ein Notar das Testament schreiben. Sollten Ehepartner ein Testament gemeinsam verfassen, muss ein Ehepartner es eigenhändig schreiben, der andere braucht dann nur noch zu unterschreiben.

Das Testament darf jederzeit durch nachträgliche Ergänzungen abgeändert oder erweitert werden; diese sollten erneut mit Ort, Datum sowie Vor- und Nachnamen unterzeichnet werden.

Wollen Sie auf Nummer Sicher gehen, sollten Sie Ihr eigenhändiges Testament beim Amtsgericht Ihres Wohnortes offiziell verwahren lassen; dann kann es nicht verschwinden und wird auf jeden Fall gefunden.

Was kann im Testament alles geregelt werden?

Der Testamentsverfasser kann eine oder mehrere Personen als Erbe(n) festlegen: zum Beispiel Ehepartner, Kinder oder auch jede andere Person. Hier ist es wesentlich, auf klare und eindeutige Formulierungen zu achten. Eine Formulierung wie »der, der sich in den letzten Lebensmonaten um mich kümmert, soll Alleinerbe sein« ist unzureichend, denn wer ist jetzt gemeint? Der Enkel, der den Rasen gemäht, oder der Nachbar, der die Post aus dem Briefkasten geholt hat? Sollte der letzte Wille unklar formuliert sein, kommt in aller Regel die gesetzliche Erbfolge zum Tragen.

Vorausvermächtnis oder Teilungsanordnung

Wenn bestimmte Gegenstände einem Erben vermacht werden sollen, muss der Erblasser kenntlich machen, ob diese Zuwendung auf den eigentlichen Erbteil angerechnet werden soll oder nicht. Ein Vorausvermächtnis bedeutet, dass jemand etwas zusätzlich zu seinem Erbteil bekommt. Das heißt zum Beispiel, ich setze meine drei Kinder zu gleichen Teilen als Erben ein. Meiner Lieblingstochter soll mit einem Vorausvermächtnis, also ohne Anrechnung auf ihren Erbteil, darüber hinaus meine Harley Davidson vererbt werden.

Eine Teilungsanordnung kann folgendermaßen formuliert sein: »Ich setze alle meine drei Kinder als volle Erben zu gleichen Teilen ein. Meine Tochter erhält im Wege der Teilungsanordnung und damit in Anrechnung auf ihren Erbteil meine Harley Davidson.«

Manchmal lebt man länger, als man vermutet. Daher entsteht hin und wieder die Situation, dass ein Erbe vor einem selbst verstirbt. Es kann also günstig sein, einen Ersatzerben einzusetzen, insbesondere wenn man einen Alleinerben benennt: »Ich setze meinen einzigen Enkel Sven zu meinem Alleinerben ein, ersatzweise meine Schwester Hilde.«

Gegenüberstellung eigenhändiges Testament und öffentliches Testament

Eigenhändiges Testament

Vorteile	**Nachteile**
Sie können es alleine erstellen.	Es kann verlorengehen oder verloren werden, z. B. durch nicht berücksichtigte Erben, oder es kann auch einfach nicht gefunden werden.
Sie brauchen keine weitere Person.	Es besteht immer ein Risiko, dass das Testament unklar, z. B. »mein bester Freund soll alles erben«, oder unwirksam ist (Unterschrift vergessen).
Sie können es jederzeit und an jedem Ort verfassen.	
Es entstehen keine Kosten.	
Sie können es nach der Erstellung beim Amtsgericht gegen eine geringe Gebühr verwahren lassen.	
Das Testament lässt sich jederzeit ändern oder auch vernichten.	

Öffentliches Testament

Vorteile	Nachteile
Sie können alle für Sie relevanten Punkte besprechen und sich vom Notar beraten lassen, z. B. auch, welcher Pflichtteil an Ihre Frau und an Ihre Kinder gehen wird, obwohl Sie das gerne vermeiden würden.	Es fallen Notarkosten bei der Erstellung an.
Durch amtliche Verwahrung wird sichergestellt, dass das Testament gefunden und nicht gefälscht wird.	Sie müssen hierfür einen Termin in einem Notariat vereinbaren, im akuten Krankheitsfall, wenn es schnell gehen muss, muss der Notar Sie aufsuchen.
Das Testament ersetzt in der Regel den Erbschein, das bedeutet, dass die Erben keine weiteren Kosten haben.	

Sondersituation minderjährige Kinder

Gibt es zwei sorgeberechtigte Elternteile und ein Elternteil stirbt oder liegt im Koma, dann liegt die Personensorge beim verbliebenen Sorgeberechtigten. Ab der Geburt hat jede Mutter automatisch das Sorgerecht, der Vater nur dann, wenn er entweder mit der Mutter verheiratet ist oder das Sorgerecht zusätzlich beantragt und bekommen sowie die Vaterschaft anerkannt hat. Sollte dem verbleibenden Elternteil etwas passieren oder beiden zeitgleich, ernennt ein Familiengericht einen Vormund für die verwaisten Kinder. Dieser übernimmt dann die Verantwortung für Entscheidungen des täglichen Lebens, der Erziehung sowie bezüglich Gesundheit und Finanzen der Kinder.

Bis ein Vormund gefunden ist, kann es sein, dass die Kinder erst mal in eine Pflegefamilie kommen.

Im Rahmen eines Testamentes können Eltern festlegen, wer sich nach ihrem Tod um die minderjährigen Kinder kümmert. Dabei ist es sinnvoll, seine Gründe dafür im Testament klar zu benennen. All dies sollte im Vorfeld mit den betreffenden Wunschpersonen geklärt sein. Kann sich das Familiengericht bei unklaren Angaben keinen Reim machen, sucht es möglicherweise andere Personen im näheren Umfeld der Kinder als Vormund aus.

Auch hier sollten die Eltern also ihre Wünsche eindeutig formuliert schriftlich niederlegen, dazu ist kein Notar nötig. Das Testament muss handschriftlich verfasst werden, und jede einzelne Seite sollte mit Testament, dem Namen, Geburtsdatum, Adresse und dem aktuellen Datum versehen werden. Auf der letzten Seite muss es von beiden unterschrieben werden.

Ehepaare können ein gemeinsames Testament machen, unverheiratete Paare müssen sich die Mühe machen, jeweils ein eigenes zu schreiben. Wichtig wäre es auch zu erwähnen, für welchen Fall das gelten soll: nur für den Tod oder auch für den Fall, dass man nicht mehr zur freien Willensbildung fähig ist?

Was wünschen Sie sich für Ihre Kinder? Was sind die Gründe dafür? Das Ganze muss nicht in geschliffener Hochsprache erfolgen, weil es sich ans Familiengericht richtet, es darf durchaus auch formuliert sein wie ein Brief an eine gute Freundin oder einen guten Freund.

Selbst für die Situation, dass Ihnen keine geeigneten Menschen einfallen, die Sie mit der Betreuung Ihrer Kinder betrauen möchten, können Sie allgemeine Dinge festlegen:

»Wir wünschen uns, dass unsere Kinder bei einem Paar mit unerfülltem Kinderwunsch unterkommen«, »Wir wünschen uns, dass unsere Kinder in eine Familie mit gleichaltrigen eigenen Kindern kommen« oder, wenn es sich um mehrere Geschwister handelt: »Wir möchten, dass unsere Kinder unbedingt zusammenbleiben«. Genauso können Sie auch Aspekte formulieren, die Sie unbedingt für Ihre Kinder ausschließen möchten.

Für die Zukunft seiner Kinder gibt es unendlich viel zu bedenken, solche Überlegungen kosten Zeit – nehmen Sie sich die Zeit, und es ist auch okay, dabei ein Glas Wein zu trinken. Bedenken Sie dabei auch folgende Fragen: »Wie alt ist der mögliche Vormund?« (Er sollte die Volljährigkeit der Kinder noch erleben.) Wie sieht es mit der grundsätzlichen Einstellung zum Thema Erziehung, Schulbildung und Ausbildung aus? Mag Ihr Kind / mögen Ihre Kinder den angedachten Vormund überhaupt? Ist es jemand aus der Nähe, so dass das Kind vielleicht seinen Freundeskreis und die Schule behält, oder muss es vielleicht Hunderte von Kilometern umziehen? Seien Sie realistisch, machen Sie sich bewusst, dass die Benennung einer bestimmten Personen diese nicht dazu verpflichtet, das Amt des gesetzlich bestimmten Vormundes auch tatsächlich anzutreten.

Sorgen Sie dafür, dass das Testament auch tatsächlich gefunden werden kann. Händigen Sie es der Person, die man als Vormund vorgesehen hat, aus oder hinterlegen Sie es beim Amtsgericht. Gerade für den Fall, dass eine alleinerziehende Person schwer erkrankt, sollten Regelungen getroffen werden und auch genügend Personen Bescheid wissen, wo sich das Testament befindet.

Was muss ich für andere regeln?
Vielleicht kennen Sie solche Situationen: Die letzten Tage waren absolut chaotisch, Land unter. Sie sind zu Hause zu nichts gekommen, die Wohnung sieht aus, als hätte der Blitz eingeschlagen, und Sie müssen zum nächsten Termin weiterhetzen. Man sitzt in solchen Situationen im Auto und fragt sich: »Was, wenn ich jetzt einen Unfall baue und irgendjemand muss in die Wohnung?« Wie kommen die Hinterbliebenen, die sich um alles kümmern müssen, an meine Passwörter, Bankdaten, Versicherungsunterlagen und vieles mehr?

Auch darüber sollten Sie sich Gedanken machen und das Wichtigste schriftlich, am besten in einem Ordner mit den Beerdigungsunterlagen und auch der Planung des digitalen Nachlasses ablegen. Es sollte natürlich auch jemand darüber informiert sein, wo dieser Ordner zu finden ist. Damit Sie an alles denken können, sollten Sie sich am besten an einer Checkliste entlanghangeln. Neben dem »Wo ist was?« gehört natürlich auch »Wie will ich was?«, unter anderem die Planung der eigenen Beerdigung, und auch der Umgang mit dem digitalen Nachlass dazu.

Der digitale Nachlass

Im Sommer 2018 beschloss der Gesetzgeber, dass Erben die Gesamtrechtsnachfolge eines Menschen übernehmen, wozu auch der digitale Nachlass gehört.

Der Fall eines minderjährigen Mädchens ging durch die Medien, bei dem Facebook den Eltern nach dem Tod die Zugangsmöglichkeiten zum Konto ihrer Tochter verweigerte. Die Eltern hatten den Verdacht, dass sich das Mädchen suizidiert hatte, und wollten nachvollziehbarerweise auf seinem Facebook-Account nachschauen, welche Gedanken ihre Tochter vielleicht in den vorangegangenen Wochen und Monaten bewegt haben könnten. Laut Urteil schließt das Erbrecht die virtuelle Welt mit ein. Wörtlich heißt es im Urteil des Bundesgerichtshofs: »Nach der gesetzgeberischen Wertung gehen auch Rechtspositionen mit höchstpersönlichen Inhalten auf die Erben über. So werden analoge Dokumente wie Tagebücher und persönliche Briefe vererbt [...]. Es besteht aus erbrechtlicher Sicht kein Grund dafür, digitale Inhalte anders zu behandeln.«

Wie kann ich meinen digitalen Nachlass regeln?

Man kann sein digitales Vermächtnis zum Beispiel mit einer notariellen Generalvollmacht regeln. Wesentlich ist hier, dass die Vollmacht über den Tod hinaus ausgestellt sein muss. Die Kosten für eine Vollmacht bewegen sich im dreistelligen Bereich. Genannt werden muss die betraute Person, welche Daten gelöscht und insbesondere, was mit Profilen in sozialen Netzwerken passieren soll. Wie soll mit den Daten umgegangen werden, die auf Computer, Smartphone oder Tablet gespeichert sind? Die Vollmacht muss handschriftlich verfasst, mit einem Datum versehen und unterschrieben sein.

Auch im Testament können Verfügungen über das Fortbestehen oder auch die Löschung von Konten in sozialen Netzwerken oder E-Mail-Konten getroffen werden.

Sicher abgelegte Zugangsdaten und Passwörter

Das allereinfachste, um seinen digitalen Nachlass zu regeln, ist eine Liste mit allen Konten und Zugängen samt Passwörtern in analoger Form in einem Ordner zu hinterlegen. Ebenso kann man alles auf einem USB-Stick speichern. (Vermeiden Sie, auf Ihrem Computer einen Ordner zu installieren mit dem Dateinahmen »Passwort«, da dies eine willkommene Einladung zum Datendiebstahl für jeden erfahrenen Hacker bedeutet.) Regelt man seinen digitalen Nachlass auf diese Weise, umgeht man elegant alle Erbrechtsprobleme, da die jeweiligen Provider nichts vom Tod des Kontoinhabers erfahren.

Wenn der Erbe im Besitz der Passwörter ist, kann er so ganz bewusst bestimmte Konten in den Ruhe- oder Gedenkmodus versetzen beziehungsweise kündigen oder was auch immer er oder sie für angemessen hält. Allerdings muss man überlegen, wie andere darauf reagieren, wenn ein Toter von seinem Account weiterhin Meldungen postet. Aber auch hier gibt es verschiedene Wege des Umgangs damit, und jeder muss die Entscheidung für sich treffen.

Was ist mit im Netz verstecktem Geld?

Die digitalen Spuren eines Menschen gehen weit über seine Kommentare in sozialen Netzwerken hinaus. Häufig gehen Nutzer finanzielle Verpflichtungen ein, oder es existieren Gelder, auf die auch die Erben prinzipiell Zugriff haben könnten, wenn sie denn davon wüssten.

Eine Firma in Berlin hat ein Angebot geschaffen, das es ermöglicht, Geld in den verborgensten Ecken des Internets aufzuspüren und auch ohne Passwörter sicht- und nutzbar zu machen. Dieses Programm arbeitet nach den neuesten Richtlinien der Datenschutzverordnung. Um dieses Suchprogramm aktivieren zu können, muss der Tod des ursprünglichen Nutzers durch eine amtliche Sterbeurkunde nachgewiesen werden. So kommen die Hinterbliebenen zum Beispiel auch ohne Passwort an das PayPal-Konto des Verstorbenen. Neben dieser Suchfunktion können aber auch komplexe Löschaufträge durchgeführt werden, zum Beispiel »Bitte lassen Sie alle Einträge der Rechtsanwaltskanzlei meiner Frau löschen, aber nicht ihre wissenschaftlichen Publikationen«. Auf der Seite columba.de gibt es ein solides digitales Abmeldesystem.

Checkliste: Todesfall

Wer soll bzw. muss im Todesfall informiert werden?
- Arzt (Feststellung des Todes, Todesbescheinigung ausstellen)
- Polizei (bei gewaltsamem Tod wie z. B. einer Selbsttötung)
- Bestatter
- Standesamt (übernimmt ggf. der Bestatter)
- Arbeitgeber und / oder Rentenversicherungsträger (übernimmt ggf. der Bestatter)
- Glaubensgemeinschaft (übernimmt ggf. der Bestatter)
- Friedhofsverwaltung (übernimmt ggf. der Bestatter)
- Geldinstitut
- Krankenkassen (hier kann es sein, dass evtl. eine baldige Rückgabe von Hilfsmitteln ansteht)
- Lebens-, Unfallversicherung
- Behörden (z. B. bei Bezug von Sozialhilfe oder Wohngeld)
- Eventuell eingebundene Pflegedienste, Physiotherapie, Essen auf Rädern ...

Was muss jetzt gekündigt werden?
- Mietverträge für Wohnung / Haus
- Pflege- oder Altenheimplatz
- Persönliche Versicherungen
- Strom, Wasser, Gas
- Telefon, Mobiltelefon, Internetdienste
- Daueraufträge
- Widerruf von Lastschriftermächtigungen
- Abonnements
- Mitgliedschaften (Vereine, Gewerkschaft)
- Vom Pflegedienst eventuell Schlüssel zurückfordern
- Von Putzfrau eventuell Schlüssel zurückfordern
- Vom Hausnotruf eventuell Schlüssel zurückfordern
- Berufsgenossenschaft oder Verbände

Um was muss ich mich kümmern?
- Haustiere
- Pflanzen
- Lebensmittel
- Müll
- Wer kümmert sich um die Leerung des Briefkastens, bis der Nachsendeantrag greift?

- Abstellen des Anrufbeantworters
- Organisation der Wohnungsräumung
- Hatte die verstorbene Person noch Forderungen oder Verbindlichkeiten gegenüber Dritten?

Was ist alles zu beantragen?
- Witwen- / Waisenrente bzw. Versorgungsbezüge
- Vorschusszahlung der Rentenversicherung, z. B. für den Ehepartner
- Auszahlung von Lebensversicherung
- Bei privater Krankenversicherung eventuell noch vorliegende Rechnungen einreichen
- Bei öffentlich Bediensteten eventuell beihilfefähige Rechnungen einreichen

Um was muss ich mich noch kümmern?
- Fahrzeug (Zulassungsstelle, Versicherung, Finanzierung)
- Immobilien, Eigentum oder Miete (Hausverwaltung informieren, Winterdienst, Schornsteinfeger, Müllabfuhr)
- Bei Selbständigen oder Freiberuflern gibt es noch individuellen Regelungsbedarf, z. B. wie lange Unterlagen aufbewahrt werden müssen. Hierzu sollte man sich noch mal gesondert informieren.

Wie gestalte ich meine letzte Ruhe?

Grundsätzlich gilt in Deutschland Friedhofszwang. Das Bestattungsgesetz regelt, was mit dem Verstorbenen zu geschehen ist, und verbietet, dass sein Leichnam oder seine Asche an einem anderen Ort als dem Friedhof aufbewahrt wird. Die Seebestattung und die Naturbestattung in einem Wald bilden eine Ausnahme, jedoch darf die Urne allein vom Bestatter an diese Orte verbracht werden. Sowohl der Sarg als auch die Urne dürfen nicht den Angehörigen übergeben werden.

Wünscht man sich eine in Deutschland nicht zugelassene Bestattungsform, ist dies häufig nur über Umwege möglich, etwa durch eine von einem Bestatter durchgeführte Überführung des Leichnams in andere Länder.

Erdbestattung Bei der wohl traditionellsten Bestattungsform in Deutschland wird der Sarg mit dem Leichnam des Verstorbenen in der Erde beigesetzt. Auf einem Friedhof gibt es die Möglichkeit, entweder ein Reihengrab zu nehmen oder ein Wahlgrab zu gestalten. Das Reihengrab ist günstiger und in der Regel nur für eine Person zu belegen. Auch hinsichtlich der Liegedauer gibt es klare Vorgaben, sie betragen zwischen 15 und 30 Jahren. Im Wahlgrab kann man oft mehrere Personen im Sinne eines Familiengrabes vormerken, sich den Platz aussuchen und auch hinsichtlich der Gestaltungsmöglichkeiten ist man etwas freier. Solch ein Grab kostet aber auch entsprechend mehr. Prinzipiell kann man auch eine anonyme Erdbestattung wählen. Hier darf zwar eine Trauerfeier abgehalten werden, bei der Beisetzung dürfen die Trauergäste jedoch in aller Regel nicht anwesend sein. Auch später erfahren die Angehörigen nicht den genauen Ort der Grabstätte.

Feuerbestattung Bei einer Einäscherung kann man wie bei der klassischen Erdbestattung die Urne in ein Wahl- oder Reihengrab in die Erde legen lassen. Die Urne kann aber auch in einer Stele oder in einem Kolumbarium, also in eine Wand oder einem speziell dafür ausgerichteten Raum, platziert werden.

Seebestattung Bei der Seebestattung wird der Verstorbene zunächst eingeäschert und dann in einer Urne aus wasserlöslichem Material dem Meer übergeben. Früher war diese Form der Bestattung nur Personen mit maritimen Berufen vorbehalten, mittlerweile dürfen auch Menschen ohne diesen Hintergrund im Meer bestattet werden.

Felsbestattung Hier kann entweder die Asche eines Verstorbenen in einem Felsengebiet verstreut werden oder sie wird unter einem Felsvorsprung in den Bergen beigesetzt. Es gibt die Möglichkeit, anonym in einer Einzel- oder in einer Familiennische oder mit anderen, fremden Menschen beigesetzt zu werden.

Baumbestattung Eine Form der Naturbestattung ist die Baumbestattung oder auch Waldbestattung. In Deutschland gibt es mittlerweile einige Dutzend Waldfriedhöfe (z. B. Ruheforst oder Friedwald) mit unterschiedlichen Möglichkeiten, wie Familien- oder Freundschaftsbäumen. Die Baumbestattung wird aber auch immer öfter von Friedhöfen auf sogenannten Baumfeldern angeboten.

Almwiesenbestattung Die Asche des Verstorbenen wird dabei auf einer Almwiese entweder beigesetzt oder verstreut. Diese Beisetzungsform, bei der auch auf Wunsch eine Trauerfeier abgehalten werden kann, ist bislang nur in der Schweiz erlaubt.

Luftbestattung Bei dieser Bestattungsart wird die Asche des Verstorbenen aus einem Heißluftballon verstreut oder mittels einer Rakete in den Nachthimmel geschossen. Eine traditionelle Form der Luftbestattung findet sich in Zentralasien; hier wird der Verstorbene in den Bergen abgelegt und den wilden Tieren überlassen. Eine Variante dieser Bestattungsart ist die Himmelsbestattung, die unter anderem in Tibet heute noch praktiziert wird.

Weltraumbestattung Schon vor 20 Jahren wurden die ersten Mini-Urnen ins Weltall geschossen. Bis heute bleibt diese sehr exklusive Bestattungsform nur wenigen, sehr wohlhabenden Menschen vorbehalten.

Muslimische Bestattung Bei der muslimischen Bestattung erfolgt in der Regel nach dem Versterben eines Menschen zuerst eine rituelle Leichenwaschung. Dies ist mittlerweile vereinzelt in deutschen Krankenhäusern oder auf Friedhöfen in speziellen Räumen möglich. Die vom Islam geforderte Beisetzung innerhalb von 24 Stunden ist in Deutschland nicht erlaubt. Das Bestattungsgesetz gestattet eine Bestattung frühestens 48 Stunden nach dem Todesfall. Das Grab eines verstorbene Muslims sollte nach Mekka ausgerichtet sein, und der Verstorbene wird in aller Regel ohne Sarg bestattet. Das geht in Deutschland jedoch nur, wenn die jeweilige

Friedhofssatzung es erlaubt. Immer mehr Friedhöfe bieten spezielle Grabfelder für Muslime an.

Diamantbestattung Bei der Diamantbestattung wird aus einem kleinen Teil der Kremierungsasche durch ein sehr aufwendiges und teures Verfahren ein Diamant hochverpresst. Die restliche Asche wird in einem Urnengrab beigesetzt. Es dauert allerdings mehrere Monate, bis man sich diese Erinnerung an den geliebten Verstorbenen umhängen kann.

Körperspende Wer möchte, kann seinen Körper nach dem Versterben der Wissenschaft für Forschungszwecke als Körperspende zur Verfügung stellen. Die Möglichkeit wird häufiger in Anspruch genommen, als man denkt, da die Forschungsinstitute und Ausbildungsstätten, zum Beispiel anatomische Institute, einen Teil der Bestattungskosten übernehmen. Allerdings muss der spendenbereite Mensch dies schon zu Lebzeiten schriftlich bekunden und in aller Regel auch seinen Anteil an den Bestattungskosten vorab begleichen.

Kryonik Darunter versteht man das Einfrieren eines Leichnams. Hierbei handelt es sich um ein relativ neue, aber ziemlich boomende Methode, insbesondere in den USA, bei der entweder der gesamte Körper oder nur der Kopf unmittelbar nach dem Versterben auf rund minus 200 Grad runtergekühlt wird. Zuvor wird das Blut gegen eine Kühlflüssigkeit ausgetauscht, um zu verhindern, dass der Leichnam durch den Einfrierprozess größeren Schaden nimmt. In aller Regel wird diese Form der Konservierung in der Hoffnung gewählt, dass man die todbringende Erkrankung, an der der

Betreffende verstorben ist, in Zukunft vielleicht behandeln kann.

Legal in Deutschland	Illegal in Deutschland
Anonyme Beisetzung	Felsbestattung/Almwiesenbestattung
Erdbestattung und Beisetzung auf dem Friedhof	Diamantbestattung
Waldbestattung in der Urne	Luftbestattung
Seebestattung in der Urne	Weltraumbestattung
Körperspende	Urne zu Hause aufbewahren oder im Garten vergraben
Muslimische Bestattung	Kryonik (Gefrorene Leiche aufbewahren)

Bestattungsvorsorge

Im Jahr 2004 wurde von der gesetzlichen Krankenversicherung das Sterbegeld abgeschafft, das heißt, dass Angehörige keinerlei finanzielle Unterstützung nach dem Tod ihres Angehörigen bekommen. Die ärztliche Todesfeststellung und die Ausstellung des Totenscheines stellen eine privatärztliche Leistung an der dann nicht mehr krankenversicherten Leiche dar, die den Angehörigen in Rechnung gestellt wird. Das ist sowohl für Angehörige als auch für Ärzte zum Teil höchst befremdlich.

Mit einem Bestattungsvorsorgevertrag oder einer Sterbegeldversicherung kann man versuchen, den Todesfall abzusichern. Bei der Sterbegeldversicherung können entweder durch Einzahlung geringer Monatsbeiträge oder auch durch eine Einmalzahlung die Kosten für eine Beerdigung vorfinanziert werden. Bestimmend sind hier unter anderem Alter, Gesundheitszustand und der gewünschte Aufwand der späteren Beerdigung. Im Todesfall erhalten die Angehörigen dann das entsprechende Sterbegeld und können auf diese Weise die Kosten für Trauerfeier, Grabstelle, Grabstein und Grabpflege decken.

Bei einem Bestattungsvorsorgevertrag wird mit einem gewünschten Bestatter ein persönlicher Vertrag geschlossen. Hier können sehr detailliert eigene Wünsche festgelegt werden. Das daraus errechnete Angebot wird dann zu Lebzeiten beglichen. Selbst wenn der Betreffende erst zehn oder fünfzehn Jahren später versterben sollte, sind die Beerdigungs- und Folgekosten damit bereits abgegolten. Das garantiert die Einrichtung eines Treuhandkontos über den Bundesverband Deutscher Bestatter.

Die Beschäftigung mit der eigenen Bestattung muss nicht immer in schweren Stunden geschehen, sie kann auch durchaus Spaß machen. Sie können festlegen, was angezogen werden soll, wer eingeladen wird, wer ausgeladen wird, was es zu essen gibt – vielleicht zur Abwechslung mal Bratwurst und Bier statt immer nur Kaffee und Kuchen? Wie Sie sich den Ablauf der Bestattungsfeier vorstellen oder welche Lieder gespielt werden sollen – all das liegt in Ihrer Hand.

Es spricht auch nichts dagegen, für eine Traueranzeige schon einen schönen Spruch oder ein passendes Bild auszuwählen. Oft ist es für die Hinterbliebenen enorm erleichternd, nicht nur zu wissen, was sich der Betreffende wünscht, sondern hier schon auf eine konkrete Vorbereitung zu treffen.

Bestattungsverfügung

Ich,
Name, Vorname: ______________________________

Geboren am: ______________________________

Wohnhaft in: ______________________________

bestimme hiermit für den Fall meines Todes nachfolgende Vorgehensweise bezüglich der Bestattung meiner sterblichen Überreste:

1. Allgemein

1.1 Bestattungsart
Nach meinem Tod möchte ich wie folgt bestattet werden:

- ❑ Ich wünsche eine Erdbestattung
  - ❑ Im Reihengrab ❑ Im Wahlgrab ❑ Im anonymen Erdgrab
- ❑ Ich wünsche eine Feuerbestattung
  - ❑ Im (Erd-) Urnengrab
  - ❑ Im Kolumbarium
  - ❑ In einer Urnenstele
  - ❑ Im anonymen Urnengrab
  - ❑ Meine Asche soll auf einer Aschestreuwiese verstreut werden.
- ❑ Ich wünsche eine Seebestattung
- ❑ Ich wünsche eine Baumbestattung
- ❑ Andere Bestattungsart

  ____

1.2 Bestattungsort
Nach meinem Tod möchte ich an folgendem Ort beigesetzt werden:

____

1.3 Grabstätte
Ich verfüge bereits über eine Grabstätte:

Name des Friedhofs: ______________________________

Grabnummer: ______________________________

2. Trauerfeier

2.1 Durchführung der Trauerfeier

- ❑ Ich wünsche keine Trauerfeier.
- ❑ Ich wünsche eine Trauerfeier am Grab.
- ❑ Ich wünsche eine Trauerfeier vor der Beisetzung.
- ❑ Ich wünsche eine Trauerfeier vor der Kremation (bei einer Feuerbestattung).

2.2 Teilnehmer der Trauerfeier

- ❑ Ich wünsche eine Trauerfeier im engsten Familienkreis.
- ❑ Ich wünsche eine Trauerfeier mit Freunden und Bekannten.
- ❑ Ich wünsche eine öffentliche Trauerfeier.

2.3 Bestandteile der Trauerfeier

- ❑ Die Feier soll keine Aufbahrung meines Leichnams beinhalten.
- ❑ Die Feier soll eine Aufbahrung beinhalten.

2.4 Kirchlicher Beistand und Trauerfeierrede

- ❑ Ich wünsche keinen religiösen Beistand.
- ❑ Ich wünsche Kirchenbeistand der katholischen Kirche.
- ❑ Ich wünsche Kirchenbeistand der evangelischen Kirche.
- ❑ Ich wünsche Beistand einer anderen Glaubensgemeinschaft:

  ____

- ❑ Es soll eine Trauerfeierrede abgehalten werden.

  Name des Redners: ______________________________

2.5 Musik

- ❑ Ich wünsche keine Musik.
- ❑ Es soll folgende Musik von einem Tonträger abgespielt werden.

  Interpret/Titel: ________________________________

- ❑ Ich wünsche Livemusik (Trauerfeiersänger, Chor, Musiker)

  Name: ____

3. Weitere Aspekte

3.1 Blumenschmuck

- ❑ Ich wünsche keinen Blumenschmuck.
- ❑ Ich wünsche Blumenschmuck für den Sarg.
- ❑ Ich wünsche Blumenschmuck für die Urne.
- ❑ Ich wünsche Blumenschmuck für das Grab.

Folgende Blumen: ______________________________

3.2 Zeitungsanzeigen

- ❑ Ich wünsche keine Zeitungsanzeige.
- ❑ Ich wünsche eine Anzeige in folgender Zeitung:

____

Anzeigentext: ______________________________

____

3.3 Trauerkarten

- ❑ Ich wünsche keine Trauerkarten.
- ❑ Ich wünsche Trauerkarten.

Mit folgendem Motiv: ______________________________

4. Grabmal

- ❑ Ich wünsche kein Grabmal.
- ❑ Ich wünsche, dass die Gestaltung und Inschrift des Grabmals durch meine Angehörigen festgelegt werden.
- ❑ Ich wünsche mein Grabmal wie folgt:

Art der Gestaltung: ______________________________

____

Inschrift: ______________________________

____

5. Finanzielle Absicherung

- ❑ Meine Bestattung ist finanziell abgesichert durch einen Vorsorgevertrag.
- ❑ Meine Bestattung ist finanziell abgesichert durch eine Vorsorgeversicherung.
- ❑ Meine Bestattung ist finanziell abgesichert durch ein Sparkonto.

  Institut: ______________________________

  Anschrift: ______________________________

  Telefon: ______________________________

  Vertragsnummer: ______________________________
- ❑ Sonstige Art der Absicherung:

  ____

6. Durchführung der Bestattung

- ❑ Meine Bestattung soll ein Bestattungsinstitut durchführen, das meine Angehörigen festlegen.
- ❑ Meine Bestattung soll von folgendem Bestattungsinstitut durchgeführt werden:

  Name: ______________________________

  Anschrift: ______________________________

  Telefon: ______________________________

7. Organisation der Bestattung

Ich beauftrage folgende Person mit der Organisation meiner Bestattung und bevollmächtige diese Person, alle offenen Fragen bezüglich der Bestattung zu klären (nur auszufüllen, wenn eine bestimmte Person die Bestattung organisieren soll):

Name: ______________________________

Wohnhaft in: ______________________________

Geburtsdatum und -ort: ______________________________

Telefon: ______________________________

____

Ort, Datum, Unterschrift Bevollmächtigter

8. Weitere Dokumente

Ich habe ein Testament erstellt, das an folgendem Ort hinterlegt ist:

____

Mein Familienstammbuch, mein Ausweis und meine Krankenkassenkarte sind zu finden:

____

____

Ich habe eine Liste der Trauergäste erstellt, sie ist zu finden:

____

Hiermit bestätige ich, dass ich die vorstehenden Angaben aus freiem Willen und ohne äußeren Druck gemacht habe und ich im Vollbesitz meiner geistigen Kräfte bin. Von allen Beteiligten erwarte ich, dass dieser Verfügung in jedem Falle Folge geleistet wird. Sollte eine Bestimmung nicht möglich oder eine Situation nicht hinreichend beschrieben sein, so soll mein aus meinen Dokumenten hervorgehender, mutmaßlicher Wille umgesetzt werden.

____

Ort, Datum, Unterschrift Verfügender

____

Ort, Datum, Unterschrift Zeuge

Checkliste: Nachlass

- Sind Sie mit der gesetzlichen Erbfolge einverstanden oder möchten Sie eine geänderte Erbfolge durch ein Testament festlegen?
- Informieren Sie eine oder mehrere Personen Ihres Vertrauens, wo ein Testament hinterlegt ist.
- Tragen Sie Ihre Dokumente sorgfältig zusammen und informieren Sie ebenfalls eine oder mehrere Vertrauenspersonen über den Aufbewahrungsort. Zu den Dokumenten gehören:

    - Personalausweis
    - Familienstammbuch
    - Mietvertrag
    - laufende Kredit- oder Leasingverträge
    - Unterlagen für die Steuererklärung
    - Versicherungsunterlagen

- Tragen Sie alle Informationen zu Girokonten, Sparbüchern, Wertpapieren, Bausparverträgen zusammen.
- Erstellen Sie eine Übersicht zu allen Online-Dienstleistern, bei denen Sie ein Benutzerkonto haben, und tragen Sie alle zugehörigen Benutzernamen und Passwörter so zusammen, dass Ihre Vertrauenspersonen diese dann später nutzen können.
- Listen Sie alle Ihre Mitgliedschaften in Vereinen und auch alle Abonnements auf.
- Halten Sie alle Ihre Wünsche hinsichtlich der Beerdigung/der Trauerfeier schriftlich fest.

Checkliste: Erben

Sofortmaßnahmen nach Eintritt des Todesfalles

- Nach dem Versterben ist ein Arzt zu verständigen, der den Totenschein ausstellt. (Prinzipiell heißt es zwar nach den Vorschriften, dass ein Arzt unverzüglich hinzuzurufen ist. Wenn jemand aber friedlich und erwartet zu Hause verstirbt und das morgens um drei, ist es vollkommen ausreichend, wenn Sie zum Beispiel den zuständigen Hausarzt am nächsten Morgen um acht Uhr informieren, und auch für diesen ist es akzeptabel, wenn er dann zum Beispiel in seiner Mittagspause vorbeikommt, um den Tod festzustellen. Denn sichere Todeszeichen kann auch ein Arzt frühestens eineinhalb bis zwei Stunden, besser drei bis vier Stunden nach dem Versterben feststellen, und erst dann darf er den Totenschein vollständig ausfüllen.)
- Der Totenschein ist innerhalb von drei Tagen beim Standesamt abzugeben.
- Beim Standesamt muss der Antrag auf eine Sterbeurkunde gestellt werden.
- Benachrichtigen Sie Familie und Freunde sowie eventuell den Arbeitgeber des Verstorbenen über den Tod.
- Kümmern Sie sich um die Bestattung. Gibt es eine Sterbeversicherung?
- Liegt ein Testament vor, ist dies unverzüglich beim Nachlassgericht abzugeben. Wenn kein Testament gefunden wird, sollte man sich beim Nachlassgericht informieren, ob dort ein solches hinterlegt ist.

Erbschaft

Möchten Sie das Erbe ausschlagen, ist innerhalb von sechs Wochen nach Bekanntgabe der Erbschaft eine Ausschlagungserklärung beim Nachlassgericht abzugeben. Wenn Sie das Erbe annehmen möchten, müssen Sie nicht akut weiter aktiv werden. Im weiteren Verlauf beantragen Sie einen Erbschein.

Behördengänge und Geschäftliches

Tragen Sie alle notwendigen Unterlagen zusammen, dazu gehören unter anderem Sterbeurkunde, Erbschein, Vollmacht, Heiratsurkunde und / oder Scheidungsurteil. Lösen Sie ggf. das Mietverhältnis auf oder übernehmen Sie dieses. Kündigen Sie Mitgliedschaften in Vereinen und / oder Abonnements. Richten Sie bei der Post einen Nachsendeauftrag für den Verstorbenen ein, denn es kann unter Umständen noch mehrere Monate dauern, bis Sie auch aus der dann eingehenden Post für den Verstorbenen weitere Verbindlichkeiten und Verpflichtungen ersehen können, um die Sie sich kümmern müssen. Kündigen Sie Verträge bei Versicherungen, lösen Sie Bankkonten auf.

WIE SPRECHE ICH ÜBER SCHWIERIGE THEMEN?

»Man sollte die Wahrheit dem anderen wie einen Mantel hinhalten, dass er hineinschlüpfen kann – nicht wie ein nasses Tuch um den Kopf schlagen.«

MAX FRISCH

Das folgende Kapitel beschäftigt sich mit den wichtigsten, immer wieder auftretenden Themen, die sowohl Patienten als auch ihre Angehörige im Rahmen von Palliativerkrankungen vor große Herausforderungen stellen. Hier geht es jetzt um »freiere« Gesprächsthemen, die auch inhaltlich mit der Planung des Lebensendes zusammenhängen, aber oft noch emotionaler sind.

Sie finden in diesem Kapitel, in das die Erfahrungen und Erkenntnisse aus unserer Praxis eingeflossen sind, Anregungen und Hilfestellungen, die Ihnen Mut machen sollen, sich schwierigen Gesprächen mit gutem Gefühl zu stellen.

Allerdings kann man diese Gespräche nie alleine führen – man braucht ein Gegenüber, das auch zum Dialog bereit ist. Egal, wie gut man vorbereitet ist, egal, wie gut man über seine Gefühle sprechen kann, heißt das noch lange nicht, dass das Gegenüber sich dazu auch in der Lage fühlt. Sie können zwar immer wieder Gesprächsangebote machen, Ihren Gesprächsbedarf äußern und sich gegebenenfalls professionelle Unterstützung an die Seite holen. Aber der andere muss sich auch auf ein Gespräch einlassen können und wollen.

Während des Krankheitsverlaufs gibt es viel zu verarbeiten. Die meisten Menschen, sowohl Betroffene als auch ihre Angehörigen, beschreiben die Zeit nach der Diagnosestellung als Achterbahnfahrt der Gefühle. Die Trauerforscherin Elisabeth Kübler-Ross beschäftigte sich jahrelang mit dem Sterben. Sie entwickelte ein Modell mit fünf Phasen, das den Verlauf von der Diagnosestellung bis zum Tod beschreibt. Allerdings gilt auch hier wieder: Jeder Mensch ist anders, und nicht jeder Betroffene bzw. Angehörige durchlebt diese Phasen gleich. Auch darf man sich das Modell nicht so vorstellen, dass eine Phase auf die andere folgt. Eher ist es so, dass die Betroffenen immer wieder zwischen diesen Phasen wechseln. Wie bei allen Modellen soll auch dieses eine Verständnishilfe sein, eine theoretische Untermauerung eines Verlaufes, der in der Praxis abweichen kann.

Die erste Phase, die Kübler-Ross beschreibt, ist die Phase des »Nicht-wahrhaben-Wollens«. Nach der Diagnosestellung reagieren Patient und Angehörige oft mit Schock, Leugnung, manchmal auch Empfindungslosigkeit. Diese Schockphase ist als Schutz der Psyche zu verstehen und sollte respektiert werden. In dieser Phase sollte weder Betroffenen noch Angehörigen ein Gespräch aufgedrängt werden. Wenn offene Gesprächsangebote abgelehnt werden, muss man das respektieren. Möglicherweise tritt die Phase des Nicht-wahrhaben-Wollens im weiteren Krankheitsverlauf häufiger auf. Auch dann kann sie als Schutz angesehen und sollte respektiert werden.

Die zweite Phase ist die des »Zorns«. Manchmal treten bei Patienten und Angehörigen nach dem ersten Schock oder auch später im Krankheitsverlauf starke Emotionen wie Wut, Zorn, Aggressionen oder Schuldzuweisungen auf. In dieser Phase kann es dazu kommen, dass Patienten oder auch Angehörige Streit suchen, ihrem Gegenüber Vorwürfe machen. Wichtig ist hier, sich immer wieder zu vergegenwärtigen, dass diese Wut, die man im Gespräch spürt, nicht gegen einen selbst gerichtet ist, sondern gegen die Erkrankung bzw. das Schicksal. Versuchen Sie mit Verständnis zu reagieren, die Wut ernst zu nehmen, aber sich nicht provozieren zu lassen und mit Gegenvorwürfen zu reagieren.

In der Psychologie gibt es die Methode des Validierens, es geht darum, das Gefühl des Menschen, mit dem man im Dialog ist, anzuerkennen. Dies sollte auch im Kontext von Gesprächen mit Menschen, die als Patient oder als Angehöriger von einer palliativen Erkrankung betroffen sind, versucht werden. Hören Sie zu und signalisieren Sie Verständnis.

Otto Paulus ist nach der Diagnose eines weit fortgeschrittenen Lungentumors sehr aufgebracht. Immer wieder wird er im Gespräch sehr ungehalten. Es fallen Aussagen wie »Was hab ich nur verbrochen, dass mir das passiert?« oder »Soll das jetzt gerecht sein, wo ich immer gesund gelebt habe?«. Der erste spontane Impuls seiner Frau ist es, ihn zu beruhigen und ihn darin zu bestärken, dass eine Erkrankung keine Strafe ist, dass unsere Gene darüber entscheiden. Sie weist ihn darauf hin, dass die Nachbarin auch an Krebs verstorben ist, obwohl sie erst 40 war. Auf solche Beschwichtigungsversuche reagiert Herr Paulus noch wütender. Regine, eine Mitarbeiterin der Palliativstation, kommt dazu und validiert das Gefühl von Herrn Paulus: »Ich spüre, dass Sie sehr wütend sind. Das wäre ich an Ihrer Stelle auch.« Danach kann auch

Frau Paulus ihr Verständnis äußern und zugeben, dass auch sie wütend ist. Dieses Verständnis tut Otto Paulus gut. Auch später kommen solche »Wutphasen« immer mal wieder, Herr Paulus kann jedoch nach einiger Zeit viel besser darüber sprechen und ist für Argumente offen. Er beginnt zu begreifen, dass sein Verständnis von Krankheit als Strafe unangemessen ist.

Wir neigen dazu, starke Gefühle wegrationalisieren zu wollen, wenn wir mit ihnen konfrontiert sind. Wir wollen unser Gegenüber besänftigen, es mit guten Argumenten davon überzeugen, seine Gefühle zu kontrollieren. Es fällt uns schwer, Gefühle auszuhalten und ihnen Raum zu geben. Aber zu erfahren, dass man schwer krank ist und bald sterben muss, löst starke Gefühle aus. Hier ist es wichtig, diese Gefühle (die nie falsch sein können) anzuerkennen, ihnen im Gespräch Raum zu geben und sie mit seinem Gegenüber zu teilen. Stellen Sie sich vor, Gefühle seien ein Feuer. Wenn Sie es brennen lassen, wird es irgendwann kleiner. Vielleicht wird eine glimmende Glut übrig bleiben, vielleicht wird diese auch immer mal wieder durch einen Luftstrom angefacht.

Die dritte Phase nach Kübler-Ross ist die des »Verhandelns«. Der Betroffene, aber teilweise auch die Angehörigen beginnen, mit den Ärzten, mit dem Schicksal oder mit Gott zu verhandeln. Das Denken ist dann darauf fokussiert, was man anführen könnte, um mehr Lebenszeit für sich oder seinen Angehörigen auszuhandeln. In diese Phase fallen Aussprüche wie »Ich werde jetzt alles genauso machen, wie Sie mir sagen, Herr Doktor, dann wird da doch noch etwas zu machen sein« oder »Ich will nur noch die Einschulung meiner Tochter erleben, danach werde ich mich meinem Schicksal ergeben«. Hier ist es wichtig, einerseits nicht alle Hoffnung zu nehmen (»Egal, was du machst, das wird nichts mehr bringen, es liegt doch nicht in deiner Hand«), aber andererseits auch nicht unrealistische Hoffnung zu wecken (»Du hörst jetzt auf zu rauchen, und dann wirst du auf jeden Fall deinen 60. Geburtstag noch erleben«).

Die vierte Phase ist die der »Depression«. Das bedeutet nicht zwangsläufig, dass eine ausgewachsene Depression vorliegt, sondern dass Gefühle von Traurigkeit, Niedergeschlagenheit, Trauer oder Angst auftreten. Der Betroffene beginnt zu realisieren, was er alles durch die Erkrankung verliert und noch verlieren wird. Er stellt fest, dass viele Wünsche nun nicht mehr erfüllt werden können. Auch Angehörige erleben diese Phase, in der sie zu begreifen beginnen, was ihnen die Erkrankung ihres Angehörigen alles wegnimmt, und auch sie fühlen Traurigkeit. In dieser Phase sollte sowohl den Betroffenen als auch den Angehörigen ermöglicht werden, sich zu entlasten. Hier geht es eher um den Wunsch danach, Dinge auszusprechen, als darum, getröstet zu werden. Auch hier sollten Sie in Gesprächen da sein, zuhören, vermitteln, dass Sie diese Gefühle verstehen und vielleicht sogar teilen. Versuchen Sie nicht direkt zu Beginn, die Gefühle durch Argumente zu reduzieren.

Die fünfte Phase nannte Kübler-Ross »Zustimmung«. Jetzt haben der Betroffene und die Angehörigen das Schicksal zumindest teilweise angenommen. Der Betroffene zieht sich zunehmend zurück, sein Gesprächsbedarf reduziert sich, er ist mehr auf sich fokussiert als auf andere. Dies sollte von den Angehörigen nicht als Ablehnung verstanden werden. Es handelt sich eher um einen Bewältigungsmechanismus, der bei vielen Patienten eintritt. Wenn Gesprächsangebote in dieser Phase nicht angenommen werden, versuchen Sie dies zu akzeptieren. Seien Sie weiter an der Seite Ihres Angehörigen, sitzen Sie an seinem Bett. Wenn Sie dazu in der Lage sind, vermitteln Sie ihm das Gefühl, dass er jetzt sterben darf.

Wie bereits erwähnt, dienen diese Phasen der groben Orientierung, sie treffen nicht auf jeden zu. Viele Patienten versterben beispielsweise, ohne die Phase der Zustimmung erreicht zu haben.

Gespräche bei schwankender Krankheitsverarbeitung

Die Tragweite der Diagnose einer palliativen Erkrankung zu erfassen und sich mit dem eigenen Tod oder dem Tod eines geliebten Menschen auseinanderzusetzen ist für Betroffene wie Angehörige eine extreme Herausforderung. Dabei entwickeln Menschen mit einer schwerwiegenden Erkrankung ein Empfinden für ihre Lebenserwartung, wie realistisch dieses Empfinden ist, ist höchst individuell und schwankt auch während des Krankheitsverlaufs. Man spricht in diesem Zusammenhang von dem Konzept der *»prognostic awareness«*, des prognostisches Bewusstseins, das das Bewusstsein über die Unheilbarkeit der Krankheit, das Bewusstsein über den Zweck der Behandlung oder das Bewusstsein über eine verkürzte Lebenserwartung umfasst.

Die Perspektive der Betroffenen

Es ist normal, dass die Einschätzung über die eigene Lebenserwartung schwankt. Am Anfang wird häufig verleugnet, die Patienten sprechen immer wieder von Therapien und von Zukunftsplänen. Dies ist auch als Schutz zu verstehen. Die Nachricht, dass viele dieser Pläne nicht mehr umgesetzt werden können, muss von den Betroffenen Stück für Stück »verdaut« werden. Aber auch im Krankheitsverlauf kann es zu Veränderungen kommen. Der Patient, der gestern noch seine Beerdigung geplant hat, spricht am nächsten Tag davon, wie er seinen 60. Geburtstag in drei Jahren feiern möchte. Dies ist natürlich nicht immer einfach nachzuvollziehen und der Umgang damit schwierig. Genauso schwanken Angehörige in der Anerkennung der Prognose und schmieden plötzlich wieder längerfristige Pläne. Vielleicht zu Recht, denn eine Prognose lässt sich nie bis auf Tage oder Wochen genau einschätzen. Gleichgültig, wie weit die Medizin entwickelt ist, die Menschen sind viel zu unterschiedlich, als dass man die noch verbleibende Lebenszeit genau eingrenzen könnte.

Katharina Mahn, eine 44-jährige Patientin mit Leberversagen, zeigt bereits eine gelbliche Verfärbung der Haut. Sie erzählt dem Pflegeteam immer wieder von der Hochzeit ihrer Tochter im nächsten Sommer und wie sehr sie sich darauf freue. Dabei ist es mehr als unwahrscheinlich, dass sie noch so lange lebt. Man bittet eine Psychotherapeutin, Frau Mahn in ihrer Krankheitsverarbeitung zu unterstützen. Auch ihr erzählt Katharina Mahn zu Beginn von ihren Plänen bezüglich der Hochzeit, was für ein Kleid sie tragen möchte usw. Im Verlauf des Gespräches fragt die Palliativpsychologin dann, ob sie nicht auch manchmal Sorge hätte, diese Hochzeit nicht mehr zu erleben. Frau Mahn antwortet, dass sie sich sogar sicher sei, dies nicht zu schaffen, aber die Planung dieser Hochzeit sei für sie die einzige Möglichkeit, ihre Situation auszuhalten. Wenn sie sich nicht damit beschäftigen würde, sondern daran denken würde, dass sie bald stürbe, würde sie wahnsinnig werden.

Am Anfang, kurz nach der Diagnosestellung, kann eine unrealistische Zukunftsperspektive Zeichen eines Verarbeitungsprozesses sein. Verständlicherweise brauchen Menschen Zeit, sich mit der Diagnose auseinanderzusetzen und sie – soweit das überhaupt möglich ist – zu akzeptieren. Die Patienten durchleben einen Mix aus Hoffnung auf Heilung oder auf längeres Überleben, aus Verzweiflung oder Verleugnung und sollten nicht gedrängt werden, der »Wahrheit ins Auge« zu schauen.

Allerdings sollten immer wieder vorsichtige Gesprächsangebote gemacht werden, die zeigen, dass die Bereitschaft da ist, offen über die Diagnose und ihre Folgen zu sprechen. Im weiteren Krankheitsverlauf sollten aber auf jeden Fall solche Gespräche geführt werden, um verschiedene Themen zu klären. Haben Sie das Gefühl, dass Ihr Gegenüber immer wieder solchen Gesprächen ausweichen will, sprechen Sie zumindest klar aus, was Ihnen wichtig ist.

John Hartfiel ist sehr verzweifelt, weil seine Ehefrau Lotte jedem Gespräch über sein Versterben ausweicht. Immer wieder, wenn er vorsichtig versuchte, ihr anzudeuten, dass sie über die Zukunft sprechen müssten, entgegnet Lotte, dass es doch an einem anderen Tag besser sei. Irgendwann reicht es ihm: »Wir müssen doch der Realität ins Auge schauen. Ich werde sterben, und zwar sehr bald. Mir ist es wichtig, dass wir vorher ein paar Dinge besprechen.« Seine Frau reagiert im ersten Moment verdutzt, lässt sich aber auf das Gespräch ein. Hinterher sind beide erleichtert. Seine Frau hatte Angst, ihr Mann könnte es als Aufgeben werten, wenn sie sich auf ein solches Gespräch einließe. Seine Heftigkeit gab ihr den Mut, sich dem Gespräch zu stellen.

Die Perspektive der Angehörigen

Im Krankheitsverlauf kann die realistische Einschätzung für die verbleibende Prognose des Betroffenen auch bei seinen Angehörigen stark schwanken. Häufig ist es der Patient, der merkt, dass das Leben zu Ende geht, aber die Angehörigen können oder wollen dies nicht wahrhaben. Wie kann man damit umgehen?

Sind wichtige Fragen geregelt, ist beispielsweise besprochen, was passieren soll, wenn sich der Zustand eines Patienten verschlechtert, dann ist es in Ordnung, auch über Zukunftspläne zu sprechen. Dies ergibt allerdings nur dann Sinn, wenn es sich für beide Seiten richtig anfühlt. Stellen Sie sich vor, Sie oder ein Ihnen nahestehender Angehöriger liegt auf der Palliativstation. Sie verbringen viel Zeit miteinander, Traurigkeit und Sorgen belasten Sie beide. Sie haben soweit alles geklärt, was Ihnen beiden wichtig ist. Jetzt geht es darum, die verbleibende Zeit miteinander positiv zu gestalten. Manchen gelingt dies, indem sie über ihre gemeinsame Geschichte reden, Ziele, die sie gemeinsam erreicht haben. Manche Menschen haben genug Gesprächsstoff, der sich beispielsweise dadurch ergibt, was der Angehörige mit der Familie erlebt oder der Patient im Krankenhaus. Aber gerade im Krankenhaus steht die Erkrankung im Fokus. Immer nur daran zu denken oder über den nahenden Abschied zu sprechen kann eine viel zu große Belastung darstellen. Hingegen kann ein Gespräch über eine Reise, die man gemeinsam geplant hatte, über die Rückkehr nach Hause oder den nächsten Geburtstag Kraft geben, um die aktuelle Situation gemeinsam bewältigen zu können. Oft ist bei solchen Gesprächen beiden Beteiligten klar, dass es sich um Dinge handelt, die wahrscheinlich nicht eintreten werden. Aber wir erleben es jeden Tag – die Hoffnung stirbt zuletzt. Und das ist auch gut so, denn ohne Hoffnung wäre manches nicht zu schaffen.

Allerdings ist es wichtig, dass beide Parteien – Angehörige und Betroffene – damit leben können, über diese Hoffnung zu sprechen. Sollten Sie sich dadurch aber überfordert fühlen, tut es Ihnen mehr weh, als dass es Ihnen guttut, dann äußern Sie dieses Gefühl offen. Kommunikation kann nur dann gelingen, wenn beide Gesprächspartner über ihre Bedürfnisse reden.

Es ist also völlig in Ordnung, sich mit einem sterbenskranken Menschen über dessen Pläne für seinen Garten zu unterhalten, wenn Sie dabei ein gutes Gefühl haben. Man kann sich nicht vorstellen, wie es sich anfühlt, die Gewissheit zu haben, dass das eigene Leben sehr bald enden wird. Es ist gut nachzuvollziehen, dass man zwischendrin auch eine »Pause« davon braucht, und diese tut im besten Fall beiden gut, dem Betroffenen und dem Angehörigen.

Gespräche bei Angst

Wenn eine palliative Diagnose ausgesprochen wird, treten Angstgefühle auf. Das ist vollkommen normal. Die Ängste von Betroffenen und ihren Angehörigen unterscheiden sich dabei jedoch deutlich. Daher betrachten wir die beiden Perspektiven im Folgenden getrennt voneinander.

Die Perspektive der Betroffenen

Viele Betroffene berichten davon, vor dem Sterben Angst zu haben, weniger vor dem Tod. Trifft das auf Sie zu, sollten Sie sich von Ihrem behandelnden Arzt beraten lassen und das Gespräch mit Palliativmedizinern suchen. Das Sterben muss heute nicht mehr weh tun, niemand muss sich mehr im »Todeskampf« winden. Die meisten Symptome können durch entsprechende Maßnahmen so gelindert werden, dass sie vielleicht nicht ganz verschwinden, aber zumindest erträglich sind. Sollten Sie als Betroffener das Gefühl haben, die Situation irgendwann gar nicht mehr aushalten zu können, weil Sie so stark von Ängsten gequält werden, gibt es prinzipiell die Möglichkeit einer palliativen Sedierung. Damit werden Personen mit schwersten Symptomen medikamentös bis hin zu einer Narkose abgeschirmt. Dies dient lediglich der Symptomkontrolle, es beschleunigt nicht den Sterbeprozess.

Auch andere Themen, die angstbesetzt sind, beispielsweise »Wo werde ich versorgt? Wo werde ich sterben? Werde ich von medizinischen Geräten abhängig sein?«, können in Gesprächen geklärt werden. Indem Sie Ihren Willen ganz klar kommunizieren, können Sie verhindern, dass Ihnen etwas widerfährt, was Ihnen Angst macht.

Aber auch der Tod an sich macht vielen Menschen Angst. Wichtig ist, dass Sie diese Ängste vor dem Unbekannten teilen. Sprechen Sie sie laut aus, lassen Sie sie zu. Manches verliert dann zumindest an Schrecken. Versuchen Sie herauszufinden, was Sie wirklich ängstigt. Hinter der Angst vor dem Tod stecken manchmal andere Befürchtungen. Mancher Patient hat Angst um seine Angehörigen. Wenn dies so ist, sprechen Sie offen darüber, sammeln Sie Gegenstände, deren Weitergabe für Sie wichtig ist. Bei anderen Patienten rührt die Angst daher, vergessen zu werden, keine Spuren zu hinterlassen. In diesem Fall sollten Sie versuchen, sich zusammen mit Ihren Angehörigen all die gemeinsamen Erlebnisse noch einmal vor Augen zu führen. Sie können diese Spuren auch zusammenfassen, etwa in einem Brief oder einem Fotoalbum und an Ihre Angehörigen weitergeben. Bei anderen Patienten entsteht die Angst dadurch, dass sie nicht wissen, was nach dem Tod kommt. Auch hier gilt: Lassen Sie diese Ängste zu und sprechen Sie sie offen an, gegebenenfalls auch mit Unterstützung von Profis.

Die Perspektive der Angehörigen

Auch die Angehörigen haben viele Ängste, die sich allerdings von denen der Betroffenen unterscheiden. Angehörige befürchten oft, dem Patienten nicht gerecht werden zu können. Eine palliative Situation stellt sie häufig vor riesige Anforderungen. Neben der emotionalen Belastung müssen sich die Angehörigen um sehr viele Dinge kümmern, die für manche auch ganz neu sind: Hausarbeiten, die Organisation von Arztterminen, Fahrdienste, bürokratische Arbeiten wie das Ausfüllen von Anträgen und so fort. Eigene Bedürfnisse und Erholung kommen oft viel zu kurz. Wichtig ist es als Angehöriger, die Sorge um den Patienten zwar wahrzunehmen, sich aber auch zu sagen, dass es völlig in Ordnung und unerlässlich ist, auf eigene Grenzen zu achten. Keinem schwerkranken Menschen ist damit geholfen, wenn sein Angehöriger irgendwann völlig erschöpft ist und weder emotional noch organisatorisch oder praktisch eine Hilfe sein kann.

Viele Menschen neigen dazu, ihre eigene Leistung negativ zu bewerten. Natürlich findet man fast immer etwas, das man hätte besser machen können, sei es ein Besuch mehr oder ein ungeduldiges Drängen weniger. Aber man darf nie vergessen, dass es für alles in der Regel auch gute Gründe gab. Auch hier gilt – sprechen Sie Ihre Angst, nicht genug zu tun, offen bei Ihrem Angehörigen an und holen Sie sich eine Rückmeldung. Wenn es etwas gibt, das verändert werden sollte, werden Sie in der Regel nur davon erfahren, wenn Sie konkret nachfragen. Bekommen Sie aber zu hören, dass alles den Umständen entsprechend gut sei, dann glauben Sie es auch und zweifeln Sie nicht weiter an sich selbst!

Viele Angehörige fürchten sich vor der Zeit nach dem Tod, in der sie alleine weiterleben müssen. Dies wird oft dadurch verstärkt, dass sich in den Wochen bzw. Monaten vor dem Tod ihres Angehörigen alles auf ihn konzentriert. Hier muss man unterscheiden zwischen der Angst vor der Trauer und der Angst davor, den Aufgaben, die der Erkrankte bislang übernommen hatte, nicht gerecht werden zu können. Letzterer kann man begegnen, in dem man noch zu Lebzeiten versucht, so viele Informationen wie möglich von dem Angehörigen zu bekommen. Fragen Sie nach, wo welche Unterlagen liegen, welche Versicherungen bestehen, an was Sie unbedingt denken sollten etc.

Stellen Sie sich eine knapp 80-jährige Dame an einem Geldautomaten vor, deren Ehemann verstirbt und die noch nie etwas mit Bankgeschäften zu tun hatte. Auch bei jüngeren Paaren besteht oft eine gewisse »Arbeitsteilung« nach den individuellen Interessen. Da meistens beide Partner arbeiten, werden Aufgaben, die den Haushalt oder gemeinsame Kinder betreffen, oftmals aufgeteilt, und jeder Partner »spezialisiert« sich sozusagen auf seine Bereiche. Sprechen Sie es offen an, wenn Sie unsicher sind. Viele Angehörige tun dies aus Rücksichtnahme nicht, weil solche Nachfragen den Erkrankten natürlich mit dessen Tod konfrontieren. Andererseits macht sich ein Großteil der Palliativpatienten genau um solche Themen große Sorgen und leidet darunter, wenn sie nicht geklärt werden können.

Die Ängste, ohne den anderen das Leben nicht meistern zu können, sind nachvollziehbar. Ihr Leben wird sich unwiderruflich und für immer verändern, hier helfen tröstende Worte nur wenig. Versuchen Sie, sich an andere Krisen zu erinnern, die Ihnen zu Beginn ebenfalls als unüberwindbar erschienen. Dennoch haben Sie sie mit der Zeit bewältigt.

Versuchen Sie aber vor allem frühzeitig zu planen, beispielsweise wie es direkt nach dem Tod Ihres Angehörigen weitergehen soll. Möchten Sie alleine sein, oder soll jemand bei Ihnen bleiben? Wenn ja, wer? Wie stellen Sie sich diese Situation vor? Soll diese Person über Nacht bleiben, wollen Sie zu jemandem fahren, weil Sie die leere Wohnung nicht ertragen können? Was werden Sie tun, wenn diese Person nicht erreichbar ist, wenn der Tod eintritt? Wer könnte alternativ als Unterstützer fungieren? Besprechen Sie Ihre Wünsche mit den Menschen, von denen Sie sich Hilfe erhoffen, damit diese dementsprechend vorsorgen können, beispielsweise ihr Handy nachts anlassen oder Ähnliches.

Gespräche bei Traurigkeit und Trauer

Die Diagnose einer palliativen Erkrankung bedeutet immer auch, dass Abschiede anstehen. Diese Abschiede gehen mit Gefühlen von Traurigkeit und Trauer einher. Trauer ist eine der wichtigsten Emotionen, die wir schon früh in unserem Leben spüren können. Unter Trauer versteht man im engeren Sinne ein Verhaltensmuster mit komplexen Reaktionen, die sich auf kognitiver, emotionaler und verhaltensbezogener Ebene zeigen. Neben der Traurigkeit kann Trauer auch andere Gefühle umfassen, beispielsweise Verzweiflung, Leere, aber auch Wut oder Schuldgefühle. Traurigkeit dagegen beschreibt einen tiefgreifenden Gemütszustand, den Schmerz über den Verlust einer wichtigen Person. Bei Trauernden treten oft verschiedene körperliche Symptome auf, wie Schlafstörungen, Erschöpfung, Konzentrationsschwierigkeiten, Übelkeit, Appetitlosigkeit oder Essattacken, Schmerzen oder Schwindel. Die akute Trauer folgt auf ein aktuelles Verlusterlebnis. Sie kann dadurch verstärkt werden, dass manche Trauernden zurückliegende Trauerfälle nicht richtig aufgearbeitet haben. Dann verstärkt »alte« Trauer die aktuelle, und manchmal sind die Betroffenen von der Heftigkeit ihrer Gefühle völlig überrascht.

Harun Akgün verlor seinen Vater, als er zwölf Jahre alt war. Seine Mutter war damals völlig überfordert und verbot sich selbst, aber auch ihrem Sohn, Gefühle jedweder Art zu zeigen. Ihr Motto lautete: »Wir schauen nach vorne, jammern bringt nichts.« Diese Haltung führte dazu, dass Harun keinen Raum fand, die Trauer um seinen Vater zu verarbeiten. Als seine Mutter knapp 40 Jahre später die Diagnose Bauchspeicheldrüsenkrebs erhält und kurz darauf verstirbt, fällt er in ein tiefes Loch. Auf einmal denkt Harun Akgün sehr viel an seinen Vater, obwohl er glaubte, dass dieses Kapitel für ihn »abgehakt« sei.

Trauer ist ein Prozess, für den es keine festen Regeln gibt, bei jedem Menschen äußert sie sich anders. Der eine findet nach wenigen Wochen wieder ins Leben zurück, bei dem anderen dauert es vielleicht mehr als ein Jahr. Manchmal entwickelt sich eine sogenannte pathologische Trauer. Laut der Autorin Anette Kersting sollte sich ein Trauernder professionelle Unterstützung suchen, der sechs Monate nach dem Verlust weiterhin stark im Trauerprozess gefangen ist, sich intensiv nach dem Verstorbenen sehnt und sein Leben als sinn- und bedeutungslos empfindet. Der Übergang zwischen »normaler« und »pathologischer« Trauer kann fließend sein, gerade auch weil Trauerprozesse meist wellenförmig verlaufen. Medikamentöse Behandlungen der Trauer zum Beispiel mit Antidepressiva sind in der Regel unwirksam, da sie nur parallel bestehende Symptome einer Depression wie Ein- oder Durchschlafstörungen lindern.

Die Perspektive der Betroffenen

Sobald man die Diagnose einer palliativen Erkrankung bekommt, setzt ein Prozess der Trauer ein. Der Erkrankte trauert ab diesem Zeitpunkt um seine Gesundheit, im weiteren Verlauf muss immer mehr Abschied genommen werden, beispielsweise vom Berufsleben, von der eigenen Unabhängigkeit, von den Hobbys und Aktivitäten, von Menschen, die sich vielleicht nicht mehr melden, von den eigenen Zukunftsplänen, von Wünschen und Träumen und ganz zum Schluss sogar von seinem eigenen Leben. Seien Sie ehrlich zu sich selbst, gestehen Sie sich die Trauer auch zu, erwarten Sie nicht von sich selbst, »hart« zu sein, weil »jammern ja nichts bringt«. Natürlich ist es richtig, dass die Situation an sich nicht zu ändern ist. Aber trotzdem steht es Ihnen zu, traurig zu sein. Seien Sie offen bezüglich dieser Trauerprozesse, entlasten Sie sich durch Gespräche mit anderen.

Die Perspektive der Angehörigen

Die Traurigkeit und Trauer der Angehörigen ist anders. Natürlich trauern auch sie um gemeinsame Pläne und Träume. Aber sie trauern auch um den Verlust des palliativ erkrankten Menschen, selbst wenn dieser noch nicht eingetreten ist. Dies nennt man vorweggenommene Trauer. Die Schriftstellerin Mascha Kaleko formulierte es so: »Den eigenen Tod stirbt man nur, doch mit dem Tod der anderen muss man leben.«

Gespräche bei Schuldgefühlen

Das Gefühl von Schuld tritt immer wieder in der Situation einer palliativen Erkrankung auf, und zwar sowohl bei den Betroffenen als auch bei den Angehörigen.

Die Perspektive der Betroffenen

Viele Betroffene denken an ihrem Lebensende weniger an sich als vielmehr an ihre Angehörigen. Häufig treten Schuldgefühle auf, die Patienten fühlen sich als Verursacher von Leid – auch wenn ihnen vom Verstand her natürlich irgendwo klar ist, dass das Unsinn ist.

Auch wenn es – ähnlich wie bei Liebeskummer – Ihr eigener Kampf ist: Bis Sie die Gefühle verarbeitet haben, sollten Sie sie nicht in sich hineinfressen, sondern darüber sprechen. Ein ehrlicher Austausch mit den Ihnen nahestehenden Menschen kann Ihnen dabei helfen, diese Schuldgefühle Stück für Stück zu reduzieren. Wenn Ihr Gegenüber glaubhaft versichert, dass Sie keine Schuld trifft, dann können Sie das auch annehmen.

Die Perspektive der Angehörigen

Auch die Angehörigen quälen sich mit Schuldgefühlen. Diese können auftreten, wenn sie trotz der Erkrankung ihres Familienmitglieds Freude am Leben empfinden. Viele haben ein schlechtes Gewissen, wenn sie etwas Schönes erleben, während der Angehörige im Krankenhaus liegt, und ziehen sich von ihren sozialen Kontakten zurück. Die Krankheit des Patienten nimmt immer mehr Raum in ihrem Leben ein.

Wichtig ist auch hier die offene Kommunikation. Fragen Sie nach, ob es für Ihren Angehörigen in Ordnung ist, wenn Sie an einem Tag erst später kommen. Die meisten schwerkranken Patienten sind durchaus erleichtert, wenn ihre Angehörigen sich auch um sich selbst kümmern. Die wenigsten wollen Mitleid oder dass die anderen ihretwegen auf etwas verzichten müssen. Finden Sie gemeinsam einen Modus, mit dem Sie gut leben können. Auch hier gilt: Wenn Ihr Angehöriger Ihnen sagt, dass es für ihn völlig in Ordnung ist, wenn Sie ins Kino gehen, statt ihm einen Besuch abzustatten – nehmen Sie diese Aussage ernst, glauben Sie sie und sehen Sie sich den Film an.

Gespräche bei Scham

Eine palliative Erkrankung geht bei den Betroffenen in den meisten Fällen damit einher, dass sie zunehmend auf die Hilfe anderer angewiesen sind. Dies stellt viele Beziehungen vor eine große Herausforderung. Das trifft sowohl auf Kinder zu, die – auch als junge Erwachsene – von ihren Eltern gepflegt und damit auch gewaschen werden müssen, als auch auf Erwachsene, die von ihrem Partner versorgt werden. Mancher Betroffener kann sich leichter darauf einlassen, von einer nahestehenden Person gepflegt zu werden, ohne Scham zu empfinden. Anderen fällt es leichter, sich von jemand Fremdem versorgen zu lassen. Finden Sie als Betroffener heraus, was Ihnen angenehmer ist – Sie können dazu stehen, denn beides ist in Ordnung!

Es gibt beispielsweise Paare, die klar sagen, dass sie die

Paarebene nicht verlassen möchten. Diese entscheiden sich dann für so viel professionelle Unterstützung wie möglich. Für andere Paare ist es ein Zeichen von besonderer Verbundenheit, wenn die Körperpflege von einem Partner übernommen wird, ähnlich verhält es sich bei Kindern und ihren Eltern. Wie gesagt – hier gibt es kein Richtig oder Falsch. Entscheidend ist immer, wie beide Parteien dazu stehen und sich darauf einlassen können.

Angehörige fühlen sich oft in der Pflicht, die Versorgung zu übernehmen, auch wenn sie vielleicht Probleme damit haben. Wichtig ist es, hier offen zu seinen Bedenken zu stehen und diese anzusprechen. Es ist beileibe keine einfache Aufgabe, seinen bettlägerigen Partner zu waschen, ihm die Windeln zu wechseln oder seinen künstlichen Darmausgang zu versorgen. Wenn Ihnen dies gelingt – gut, aber fühlen Sie sich dazu außerstande – sagen Sie es. Zum Beispiel so: »Ich werde immer an deiner Seite sein und dich bei allem, was kommt, unterstützen. Aber ich bin nicht in der Lage, dich zu waschen. Wäre es in Ordnung, wenn das ein Pflegedienst übernehmen würde?« Es kann sehr wichtig sein, sich so viel Normalität wie nur möglich zu erhalten. Dazu gehört auch, dass man ein Paar bleibt oder auch Mutter oder Vater eines erwachsenen Kindes, das Wert auf seine Privatsphäre legt.

Wenn eine erkrankte Person darum bittet, von einer fremden Person gepflegt zu werden, dann fassen Sie das nicht als mangelndes Vertrauen in sich oder als Form von Kritik auf. Sprechen Sie darüber, fragen Sie nach den Hintergründen. Manchem kranken Menschen ist es beispielsweise wichtig, von seinen Angehörigen so lange wie möglich so gesehen zu werden wie zu den gesunden Zeiten. Dann ist es einfacher, sich von fremden Menschen versorgen bzw. pflegen zu lassen, die hinterher wieder gehen und ansonsten nichts mit einem zu tun haben. Denken Sie an das Vier-Ohren-Modell (Seite 36). Wenn jemand eine professionelle Pflegekraft bevorzugt, ist das nicht unbedingt eine Aussage über ihre Beziehung, sondern eher eine Aussage darüber, was dem Betroffenen für sich selbst wichtig ist. Es kann nämlich auch eine Wertschätzung Ihrer Beziehung sein, nicht ein Hinweis darauf, dass etwas im Argen liegt. In diesem Zusammenhang kommt es im klinischen Alltag immer wieder zu Missverständnissen. Um die Motive des jeweils anderen zu verstehen, gibt es nur einen Weg: offene Kommunikation. Stehen Sie zu Ihrer Scham, Ihren Gefühlen und Wünschen und finden Sie einen Kompromiss, mit dem alle Beteiligten leben können.

Starke Emotionen am Krankenbett

Eine palliative Situation bzw. der bevorstehende Abschied von einem nahestehenden Angehörigen stellt eine Krisensituation dar. Dies äußert sich vor allem auf der emotionalen Ebene – sowohl beim Patienten selbst als auch bei seinen Angehörigen. In vielen Fällen werden Gefühle jedoch von den Angehörigen selbst nicht wirklich zugelassen und schon gar nicht dem Patienten gezeigt, aus Angst, sie könnten ihn damit belasten. Andererseits zeigen auch viele Patienten ihre »wahren« Gefühle nur vereinzelt, weil sie wiederum ihre Angehörigen schützen wollen. Wir erleben es oft, dass ein Patient sagt, er wisse, wie schlecht es um ihn bestellt sei, und sich wünscht, seine Angehörigen sollten dies nicht erfahren, da sie die schlechte Nachricht nicht verkraften würden. Vor der Tür des Krankenzimmers sagen die Angehörigen wiederum, sie wüssten, dass ihr Angehöriger wohl bald sterben werde, dass man aber bitte nicht mit ihm darüber reden solle, weil er dies nicht verkraften könne. Mit dieser gegenseitigen Schonung geht oft die Situation einher, dass alle versuchen, ihre Gefühle mit aller Kraft zu unterdrücken, weil man dann ja zugeben würde, dass der Tod naht.

Viele Betroffene wünschen sich aber auch, offen über ihre Situation zu sprechen, und gleichzeitig, dass es an ihrem Krankenbett keine Tränen und »kein Gejammere« gibt. Emotionen sind jedoch plötzliche Reaktionen unseres Organismus. Sie spiegeln wider, was ein Mensch gerade empfindet. Daher sind sie nur eingeschränkt steuerbar, das heißt, niemand kann einfach einen Knopf drücken, um sie abzustellen. Wenn dies vordergründig gelingt, kostet das extrem viel Energie und Kraft. Eine palliative Situation geht immer mit Traurigkeit einher. Hier sollte im Bedarfsfall mit professioneller Hilfe in offenen Gesprächen geklärt werden, warum ein Betroffener diese Emotionen nicht aushalten kann. Häufig sind bestehende Schuldgefühle der Grund, und diese können aufgelöst werden.

Gespräche bei Sterbewunsch

Die Perspektive der Betroffenen

Karsten Nothof, 54 Jahre alt, darf aufgrund von Metastasen in den Knochen sein Bett nicht mehr verlassen, da die Gefahr besteht, dass seine Knochen brechen und es beispielsweise bei einem Bruch eines Wirbelkörpers zu einer Querschnittslähmung oder sogar zu einem Atemstillstand kommt. Er kann sich kaum noch bewegen, und die Halskrause, die er tragen muss, stört ihn extrem. Zudem leidet er unter Schmerzen, Erschöpfung und Ängsten. Herr Nothof ist immer aktiv gewesen, ans Bett gefesselt zu sein führt bei ihm zu einem Gefühl von massiver innerer Unruhe, das kaum auszuhalten ist. In einem Gespräch mit seinem Arzt formuliert er den Wunsch, sterben zu dürfen. Er halte es so nicht mehr aus, habe das Gefühl, nur noch zu vegetieren und nicht mehr zu leben. Seine Frau wolle davon nichts hören, sie reagiere extrem verletzt und wütend. In einem Einzelgespräch mit Martina Nothof kann erarbeitet werden, dass sie den Sterbewunsch ihres Mannes als Ausdruck mangelnder Liebe zu sich erlebt. (Sie hört mit dem Beziehungs-Ohr!) Frau Nothof ist der Meinung, ihr Mann solle weiterkämpfen, sie wollten doch noch so viel gemeinsam erleben. Erst durch offene gemeinsame Gespräche kann sie verstehen, dass ihr Mann nicht mehr kämpfen kann, dass er keine Kraft mehr hat. Allmählich begreift sie, dass die Situation für ihn unaushaltbar geworden ist und dass das nichts mit ihr zu tun hat.

Ist ein Mensch unheilbar erkrankt, kommt er fast immer an irgendeinem Punkt seiner Krankheitsgeschichte an seine Grenzen.

Wichtig für die Betroffenen ist es, einen möglicherweise bestehenden Sterbewunsch bei einem behandelnden Arzt anzusprechen. Das Gespräch darüber kann manchmal schon helfen, den Wunsch zu relativieren, etwa wenn herauskommt, dass der Sterbewunsch aufgrund der unaushaltbaren Schmerzen entstanden ist, diese jedoch medikamentös reduziert werden können. Besteht der Sterbewunsch fort, ist es wichtig, nach gemeinsamen Lösungen zu suchen. Aktive Sterbehilfe bzw. Tötung auf Verlangen ist in Deutschland jedoch nicht erlaubt. Möglich wäre unter Umständen eine palliative Sedierung (siehe Seite 193).

Die Perspektive der Angehörigen

Ist man als Angehöriger mit einem Sterbewunsch konfrontiert, ist es erst einmal wichtig, ihn dem Patienten nicht ausreden zu wollen. Im ersten Schritt sollte man versuchen zu verstehen, warum dieser Wunsch besteht. Auf keinen Fall sollte man auf einen solchen Wunsch beleidigt reagieren. Jeder Betroffene würde den Knopf drücken, der ihn gesund macht und der ihm noch viele gemeinsame Jahre mit seinen Angehörigen schenken würde. Aber diesen Knopf gibt es leider nicht. Wir als Außenstehende können nicht nachempfinden, wie es einem unheilbar kranken Menschen ergeht. Stellen sie sich eine an amyotropher Lateralsklerose (ALS) erkrankte Frau vor, die nur noch mit den Augen blinzeln kann, aber sonst vollständig gelähmt ist. Sie kann nur noch sehr eingeschränkt kommunizieren und ist an ihr Bett gefesselt. Von quälenden Gedanken kann sie sich nicht ablenken. Alleine die Vorstellung, dies am eigenen Körper erleben zu müssen, ist furchtbar und kaum auszuhalten. Dann ist unter Umständen nachvollziehbar, dass die Patientin sagt: »Ich kann nicht mehr.« Natürlich gibt es Menschen, die auch in einem solchen Fall eine gute Lebensqualität verspüren und so lange weiterleben möchten, wie es geht. Aber man kann nicht von jedem verlangen, eine solche Situation aushalten zu können bzw. zu müssen, ohne zwischenzeitlich an seine Grenzen zu kommen.

Bei einem Sterbewunsch geht es immer darum, dass das Leben mit der Krankheit nicht mehr ertragen wird. Das Weiterleben an sich wird nicht hinterfragt, ebenso wenig die Bedeutung der Angehörigen. Aber das Schreckliche, das durch die Krankheit ins Leben getreten ist, kann durch die guten Dinge nicht mehr aufgewogen werden. Stehen Sie Ihrem Angehörigen in einer solchen Situation bei. Versuchen Sie ihn zu verstehen. Spiegeln Sie ihm zurück, dass Sie sein Empfinden nachvollziehen können, auch wenn es Ihnen schwerfällt. Wichtig ist in einer solchen Situation, mit den behandelnden Ärzten ins Gespräch zu kommen und eine Optimierung der Systemkontrolle anzusprechen.

Loslassen

Irgendwann im Laufe einer palliativen Erkrankung kommt der Moment, wo klar ist, dass das Sterben in absehbarer Zeit bevorsteht. So schwer der Gedanke ist, es ist wichtig, dass alle Beteiligten an einen Punkt kommen, an dem sie bereit sind loszulassen – der Patient vom Leben und die Angehörigen von dem ihnen nahestehenden Menschen. Das soll auf keinen Fall bedeuten, dass sie die Situation gutheißen sollen. Es geht eher darum, den Tod als etwas anzunehmen, das nicht geändert werden kann. Häufig stehen die beiden »Parteien« an verschiedenen Punkten in der Krankheitsbewältigung, was zu Problemen führt. Oft ist der Patient aufgrund von Erschöpfung und Kraftlosigkeit irgendwann bereit zu sterben. Aber immer wieder erleben wir dann Angehörige, die sich noch im »Kampfmodus« befinden und den Erkrankten dazu auffordern, sich nicht aufzugeben und alles für etwas mehr gemeinsame Zeit zu tun. Dies ist nachvollziehbar, der Abschied von einem geliebten Menschen fällt schwer. Hinzu kommt die Angst der Angehörigen, dem kranken Menschen das Gefühl zu geben, man habe aufgegeben und erwecke den Eindruck, es sei einem vielleicht zu viel oder im schlimmsten Fall sogar, man sei erleichtert über den nahenden Tod.

Allerdings setzt diese Haltung den Patienten oft unter Druck. Sterbende haben meist ein sehr gutes Gespür dafür, wann das Leben zu Ende geht. Gäbe es irgendetwas, was sie tun könnten, um die Krankheit zu heilen, dann würde wohl niemand auch nur eine Sekunde zögern und es tun. Daher ist es für den erkrankten Menschen also tatsächlich oft leichter, wenn er von seinen Angehörigen hört, dass es in Ordnung ist, loszulassen. Dies auch laut auszusprechen ist nicht nur dann wichtig, wenn der Erkrankte noch ansprechbar ist. Es kann auch dann helfen, wenn der Sterbeprozess bereits weit fortgeschritten und/oder der Patient schon länger nicht mehr ansprechbar ist. Natürlich dürfen Sie in einer solchen Situation auch Ihre Trauer aussprechen, aber eben auch, dass Sie schon irgendwie zurechtkommen werden, dass Sie weitermachen, auch für den dann Verstorbenen.

Der Sterbeprozess

Aus der Perspektive der Betroffenen

Es kann für alle Beteiligten hilfreich sein, die letzte Lebensphase recht genau zu planen. Man kann diese Planung einmal zu Papier bringen und dann in der Schublade lassen, bis sie wirklich gebraucht wird. Natürlich ist diese letzte Lebensphase nicht immer präzise vorherzusehen, aber grundsätzliche Dinge kann man festlegen. Dadurch ersparen Sie sich Überraschungen, die Sie stressen würden, und Sie ersparen möglicherweise Ihren Angehörigen, dass Sie hilflos sind und nicht wissen, wie Sie sich verhalten sollen. Es gibt Dinge über eine Patientenverfügung hinaus, die Sie vorab mit Ihren Angehörigen schriftlich festlegen können.

Stellen Sie sich vor, Sie sind irgendwann nicht mehr ansprechbar, liegen im Krankenhaus oder auch zu Hause. Möchten Sie gerne Musik hören, oder lieber nicht? Welche Musik wäre für Sie hilfreich? Möchten Sie gerne, dass immer jemand an Ihrer Seite ist, oder möchten Sie zwischendrin lieber auch mal alleine sein? Mögen Sie es, in einer solchen Situation berührt zu werden, oder ist Ihnen das eher unangenehm? Möchten Sie gerne, dass in Ihrem Zimmer Blumen stehen oder dass Düfte zerstäubt werden? Mögen Sie es eher hell oder lieber abgedunkelt ... Diese Liste kann beinahe unendlich fortgesetzt werden. Überlegen Sie, was Ihnen ganz persönlich wichtig ist. Natürlich ist manches vielleicht im Vorfeld schwer einzuschätzen, da man ja eine solche Situation noch nie zuvor erlebt hat, aber viele Menschen haben in der Regel doch ein gutes Gespür dafür, was ihnen guttäte und was nicht.

Besuch

Besprechen Sie mit Ihren Angehörigen, wie viel Besuch Sie in Ihren letzten Lebenswochen möchten. Seien Sie ehrlich! Wenn es Ihnen zu viel Kraft raubt, wenn ständig jemand an Ihrem Bett sitzt, sagen Sie das! Oft denken Angehörige, dass der Erkrankte dies so erwartet, und setzen sich damit selbst unter Druck. Sagen Sie auch, wen Sie sehen möchten und wen nicht. Ist es wirklich noch wichtig, dem Arbeitskollegen, den man eigentlich sowieso nie richtig mochte, einen Besuch einzuräumen, oder heben Sie sich diese Energie lieber für Ihre Familie oder Ihre engen Freunde auf? Hier kommt wieder ein Antreiber ins Spiel, der uns einflüstert, dass wir niemanden enttäuschen wollen. Aber andererseits – ist es das wirklich wert? Eine Patientin berichtete, dass sie einer entfernten Bekannten gesagt habe, dass ihr ihre Besuche zu viel seien. Diese habe daraufhin total beleidigt reagiert und ihr an den Kopf geworfen, dass sie dann nicht zu ihrer Beerdigung käme. Erst war die Erkrankte total schockiert, dann aber meinte sie: »Jetzt mal ehrlich, das kann mir dann ja wohl auch egal sein.«

Haushalten Sie mit Ihren Kräften und konzentrieren Sie sich auf den Besuch, der Sie wirklich freut.

Sterbende Menschen entscheiden ein Stück weit mit, wann sie sterben. Oft bleiben die nahen Angehörigen mit schlechtem Gewissen zurück, wenn der Betroffene stirbt und sie nicht dabei waren. Es geschieht häufig, dass Angehörige 24 Stunden am Bett wachen, einmal für drei Minuten zum Telefonieren nach draußen gehen, und genau dann verstirbt der Patient. Überlegen Sie sich in dieser Situation Folgendes: Je enger eine Beziehung ist, desto schwerer wird der Abschied. Es ist nicht nur schwer für diejenigen, die zurückbleiben, sondern auch für den, der gehen muss. Daher fällt es manchem Sterbenden vielleicht leichter loszulassen, wenn kein Nahestehender bei ihm ist. Kein Grund also für Sie, sich schwere Vorwürfe zu machen. Auch dies zeigt wieder: Es gibt keinen goldenen Weg, der für alle Menschen und Familien passt. Es gilt, durch offene und ehrliche Gespräche herauszufinden, wie sich die Betroffenen die letzten Wochen, Tage, Stunden individuell vorstellen, und dann einen gemeinsamen Weg zu finden, diese Wünsche zu erfüllen.

Trotzdem kommt dann manchmal alles anders als geplant. Ein schwerkranker Mensch kann auch aus einer eher stabilen Situation heraus plötzlich versterben. Das überrascht dann sogar medizinische Profis – wie sollen Sie als Angehörige so etwas kommen sehen?

Reden in problematischen Situationen

Verweigerung – nicht reden wollen

Andi Wagner ist 53 Jahre alt, als bei ihm die Diagnose Nierenkrebs gestellt wird, nachdem er bemerkt hatte, dass er seit einigen Tagen Blut im Urin hat. Herr Wagners Hausarzt schickte ihn zum Urologen, der bei der Untersuchung einen Tumor der Niere diagnostizierte. Allerdings hatte der Tumor bereits bei der Erstdiagnose schon in die Lunge gestreut. Nach kurzer Beratschlagung mit seiner Frau beschließen die beiden, den 14- und 16-jährigen Söhnen erst einmal nichts davon zu erzählen. Der Nierentumor wird operiert, und Andi Wagner ist wenige Tage später wieder zu Hause. Die

Tabletten-Chemotherapie verträgt er sehr gut. Alle weiteren Untersuchungen finden ambulant statt, es geht ihm körperlich gut, Andi Wagner arbeitet Vollzeit und lässt lediglich alle drei Monate die Metastasengröße in der Lunge kontrollieren. Die Söhne wissen sowieso nichts von dem Krebs, seiner Frau bestätigt er immer, es sei »alles in Ordnung«. Knapp eineinhalb Jahre danach fällt bei der Routinekontrolle jedoch auf, dass die Metastasen in der Lunge massiv zugenommen haben. Die Ärzte empfehlen Andi Wagner dringend, seiner Familie von dem neuen Befund zu berichten, doch das lehnt er vehement ab, um sie nicht zu belasten. Natürlich spürt seine Frau in den nächsten Tagen, dass irgendetwas mit Andi nicht in Ordnung ist. Er verweist jedoch scherzhaft auf sein Alter und seine Midlife-Crisis. Sie müsse sich keine Sorgen machen, seine Krebserkrankung habe er im Griff. Fünf Tage später wird Andi Wagner aufgrund von unklaren Bewusstseinsstörungen und einem massiven Krampfanfall, den er zu Hause erleidet, vom Notarzt ins Krankenhaus gebracht. Dort offenbart sich das Ausmaß der Erkrankung: Nicht nur in der Lunge haben die Metastasen massiv zugenommen, mittlerweile sind auch etliche im Hirn zu finden. Andis Frau fällt aus allen Wolken. In den nächsten Tagen verschlechtert sich sein Zustand massiv, und noch bevor die beiden Söhne überhaupt begreifen können, was mit ihrem Vater passiert, verstirbt er an plötzlichen Blutungen im Hirn. Die beiden Söhne hatten keine Gelegenheit, sich von ihm zu verabschieden.

Immer wieder weigern sich Patienten beharrlich, sich mit ihrer Erkrankung auseinanderzusetzen, oder sie reflektieren im Stillen, lehnen es aber vehement ab, die engsten Familienangehörigen einzubeziehen. Natürlich passiert das nicht aus Boshaftigkeit, sondern die Situation ist schon für sie selbst kaum aushaltbar. Die Vorstellung, dem Partner sagen zu müssen, wie es um sie steht, dass sie eventuell sogar bald sterben müssen, ist für sie völlig unzumutbar. Vorwürfe, wie egoistisch dieses Verhalten sei und wie wenig es die Bedürfnisse der anderen berücksichtige, sind bei der Verzweiflung und dem hohem emotionalen Stress, unter dem die Betroffenen stehen, nicht gerechtfertigt.

Dennoch sollte sich der Betroffene trotz der Schwere des eigenen Schicksals bewusst sein, dass es seine Pflicht ist, die nächsten Angehörigen zu informieren, um ihnen zumindest die Möglichkeit zu geben, auf diese Situation zu reagieren und damit auch den Trauerprozess zuzulassen.

Gerade wenn Kinder als Angehörige mitbetroffen sind, muss man unmissverständlich klarstellen, dass diesen durch ein solches Verhalten eine riesige Hypothek mit auf den Weg gegeben wird, an der sie ein Leben lang zu knabbern haben: »Warum hat Papa mir das nicht erzählt? Hat er mir nicht vertraut? War ich ihm das nicht wert?«

Das ist immer schwer, aber je nachdem, wie ich mich als sterbenskranker Mensch verhalte, kann ich es meinen zukünftigen Hinterbliebenen entweder viel leichter oder unendlich viel schwerer machen.

Was kann ich als Angehöriger tun?

Spüren Sie, dass Ihr schwerstkranker Familienangehöriger sich jedwedem Gespräch über seine Erkrankung, die Prognose oder das unweigerliche Versterben verschließt, sollten Sie versuchen, proaktiv auf ihn zuzugehen. Sagen Sie ihm, dass es Ihnen bewusst ist, wie schwer es ihm fällt, überhaupt über diese Themen zu sprechen. Aber betonen Sie auch immer wieder (Ich-Botschaften), wie wichtig es für Sie als Angehöriger ist, bestmöglich über die Erkrankung, ihren Verlauf, aber auch über seine Gefühle, Wünsche, Ängste, Sorgen und Nöte informiert zu sein. Denn Angehörige »schwingen« nicht nur mit, Angehörige leiden mit. Verschließt sich der Betroffene einem Gespräch, beginnen die Angehörigen damit, sich in ihren Köpfen Horrorszenarien auszumalen.

Kündigen Sie Ihrem Partner beispielsweise an, dass Sie ihn zum nächsten Arzttermin begleiten möchten. Bitten Sie ihn um Erlaubnis, auch Fragen stellen dürfen: »Ich möchte wissen, was los ist. Ich möchte deine Prognose kennen. Ich möchte etwas über den schlimmst möglichen Verlauf hören.« Sie dürfen Ihren Wunsch auch als Erwartungshaltung formulieren: »Ich erwarte von dir, dass du mir sagst, was du dir in bestimmten (Notfall-)Situationen wünschst, weil ich im Zweifel die Person sein werde, die gefragt werden wird. Dann möchte ich keine falsche Entscheidung treffen. Ich möchte in deinem Sinne entscheiden, und daher muss ich wissen, was du möchtest. Wenn du es nicht schaffst, mit mir zu reden, dann schreibe deine Vorstellungen bitte auf oder kreuze sie zumindest auf einer ärztlichen Notfallverordnung an (Seite 142). Du kannst auch eine kurze Videobotschaft mit deinem Handy aufnehmen und sie mir schicken. Lass mich mit diesen Entscheidungen bitte nicht alleine!«

Wir halten es auch für legitim, dass, wenn Sie mehrere Anläufe gemacht haben und sich jemand partout nicht äußert, Sie die Verantwortlichkeit, als Sprachrohr zu dienen, ablehnen und im Zweifel eine maximale Intensivtherapie durch die Ärzte sowie einen bestellten Berufsbetreuer eintritt.

Was an dieser Stelle drastisch klingt, macht klar, dass die fehlende Auseinandersetzung mit der Thematik im Endeffekt mehr Leid, zumindest für die Angehörigen, mit sich bringt als eine oftmals schmerzliche, aber auch klärende Entscheidungsfindung, die zur Beruhigung aller Beteiligten beiträgt.

Was, wenn der Patient sprechen will, sich aber die Angehörigen verweigern?

> Joe Reuter liegt seit einigen Tagen auf der Palliativstation, er spürt, dass er nur noch wenige Tage zu leben hat. Heute kommt seine Frau mit den beiden erwachsenen Töchtern zu Besuch. Joe Reuter hat sich fest vorgenommen, endlich über ein baldiges Sterben zu sprechen. Bislang wurden alle Versuche seinerseits konsequent von der Familie ignoriert. Kaum versucht er seine Botschaft vorsichtig auszusenden, wird er von seiner Frau ausgebremst. »Was hast du denn heute wieder für düstere Gedanken, jetzt probier erst mal von dem leckeren Kuchen, den dir Hannah gebacken hat, damit du wieder schnell zu Kräften kommst, und außerdem ist das kein passendes Thema an so einem schönen Tag.«

Wir erleben es sehr häufig, dass es eher die Angehörigen sind, die sich den Gesprächen über Tod und Sterben verweigern, als die Betroffenen selbst. Die Gründe hierfür können vielfältig sein: Man hat die ganze Zeit stellvertretend mitgekämpft und gehofft und soll jetzt aufgeben? Oder man fragt sich: »Wenn ich mich auf diese Gespräche einlasse, halte ich das überhaupt aus? Bin ich schon dazu bereit?«

Oft sind Patienten und Angehörige unterschiedlich weit in ihrer Krankheitsverarbeitung und denken, über das Sterben könne man irgendwann später immer noch reden. Manche Angehörige sehen es auch als ihre Pflicht an, den Sterbenden zum Weiterleben zu animieren, und haben ein schlechtes Gewissen, wenn sie sich auf das Gespräch einlassen, weil sie damit vermeintlich »zugeben«, den Kampf ums Überleben ebenfalls einzustellen.

Möchte Ihr erkrankter Angehöriger mit Ihnen über sein Sterben sprechen, möchte er kein Abwiegeln, Relativieren oder den erneuten Appell: Du musst doch weiterkämpfen! Er möchte über sein Sterben sprechen. Fassen Sie sich ein Herz und lassen Sie diese Gespräche zu, es gibt nicht unendlich viele Chancen und Anläufe hierfür. Wenn Sie als Patient wiederholt auf Granit beißen, dann holen Sie sich professionelle Hilfe. Bitten Sie Ihren behandelnden Arzt um ein gemeinsames Familiengespräch, bei dem er Ihren Gesprächswunsch ansprechen kann und es daraufhin vielleicht zu einem Austausch mit Ihren Angehörigen übers Sterben kommt.

Wie kann ich mit einer Wesensveränderung umgehen?

Dieter Brönsdorf ist 42 Jahre alt, als er an einem bösartigen Hirntumor erkrankt. Er wird an diesem Tumor operiert, nachbestrahlt und erhält eine orale Chemotherapie. Trotz der Tatsache, dass die Erkrankung zum gegenwärtigen Zeitpunkt unter Kontrolle scheint, bekommt die Familie einen völlig anderen Menschen aus dem Krankenhaus nach Hause geschickt. Der wortgewandte liebevolle Familienvater, der sich alle wichtigen Termine wie seinen Hochzeitstag und die Geburtstage seiner Kinder und Patenkinder immer gut hat merken können, ist wie ausgewechselt. Er bekommt keinen geraden Satz heraus, ist immer wieder impulsiv bis aggressiv, auch gegen die eigenen Kinder, und vergisst nach wenigen Minuten Dinge, die man ihm kurz vorher gesagt hat.

Sprechen wir mit Kindern, deren Elternteil an einem Hirntumor leiden oder Hirnmetastasen haben und dadurch deutliche Persönlichkeitsveränderungen davontragen, versuchen wir ihnen Folgendes zu erklären: »Das, was du gerade erlebst, ist nicht dein Papa, das ist die Krankheit, die in seinem Kopf sitzt und die ihn das sagen oder tun lässt.« Manchmal sind es gar nicht so sehr die Tumorerkrankungen, manchmal sind es auch die Medikamente, die diese Verwandlung auslösen.

Es gibt zahlreiche hochbelastende Veränderungen bei Menschen, die hirnorganische Erkrankungen haben. Für die Angehörigen ist es häufig extrem schwierig, mit dieser Situation umzugehen. Sei es, dass jemand die meiste Zeit des Tages schläfrig ist, eigene Familienmitglieder nicht mehr erkennt (darauf werden wir im weiteren Verlauf auch bei Demenzerkrankungen weiter eingehen) oder sich charakterlich stark verändert. Menschen, die Metastasen oder Tumore im Bereich des Stirnhirns ausbilden, zeigen beispielsweise ausgeprägte Verhaltensauffälligkeiten bis hin zu massiven Aggressionen oder einer totalen sexuellen Enthemmung. Auch für uns Profis ist es immer wieder herausfordernd, mit diesen Situationen umzugehen.

Die pensionierte Finanzdirektorin Verena Maier zeigt aufgrund eines Hirntumors Verhaltensauffälligkeiten. Bei der wöchentlichen Chefvisite, bei der zahlreiches Personal, wie Pflegekräfte, Ärzte, Psychotherapeuten und oftmals auch Medizinstudenten, anwesend ist, bittet die Patientin darum, dass bis auf den Studenten, den behandelnden Arzt und ihren Ehemann alle den Raum verlassen mögen, da sie etwas Wichtiges im kleinen Kreis mitzuteilen habe. Nachdem die Tür geschlossen ist, macht Frau Maier dem Studenten, dem Arzt und ihrem Ehemann ein eindeutiges sexuelles Angebot. Es dauerte gute zwei Tage, bis sich der Medizinstudent wieder in der Lage fühlte, die Station zu betreten. Wie viel schwerer muss es für den Ehemann gewesen sein?

Vom Umgang mit Demenz

Nicht ohne Grund lautet ein Wunsch älterer Menschen: »Möglichst lange oben licht und unten dicht«. Rund zwei Drittel der Bewohner von Altenpflegeheimen sind kognitiv eingeschränkt, Tendenz steigend. Bei wachsender Lebenserwartung auch aufgrund verbesserter medizinischer Behandlungsmöglichkeiten müssen wir uns dem Thema Demenz als einem Begleitproblem von Tod und Sterben stellen. Demenz zeigt sehr unterschiedliche Verläufe und stellt Angehörige wie medizinische Profis vor Herausforderungen. Das reicht von den Anfängen mit einer leichten Vergesslichkeit bis hin zur völligen Unfähigkeit, Situationen, geschweige denn das eigene komplexe Krankheitsgeschehen erfassen zu können. Generell gilt die Grundannahme, dass an Demenz erkrankte Menschen in ihrer eigenen Welt leben. Für die Mitmenschen, insbesondere für die Angehörigen, ist diese Situation oft schwer zu verstehen und noch viel schwerer zu ertragen, da der geliebte Mensch genauso aussieht wie immer, aber sich ganz anders verhält.

Es gibt unterschiedliche Versuche, die Demenz einzuteilen, zum Beispiel in Stadien. Bei einer frühen Demenz ist es oft so, dass sowohl die Betroffenen als auch ihr Umfeld versuchen, die Defizite zu verdecken oder zu verstecken. Sowohl das Verhalten der Patienten mit einer beginnenden Demenz als auch ihrer Angehörigen kann man mit dem von Alkoholikern und Co-Alkoholikern vergleichen, die alles daransetzen, dass im weiteren Umfeld möglichst wenig Menschen etwas von der Erkrankung mitbekommen.

Nach den Anfangsstadien wird eine stärkere Verwirrtheit deutlich, es entwickeln sich stereotype Bewegungsmuster bis hin zu einem vegetativen Status: Vertraute Personen können nicht mehr erkannt werden und gerichtete Bewegungen unterbleiben.

Wichtig ist bei dieser Erkrankung zu verstehen, dass alle Beteiligten im Umfeld eines Demenzkranken etwas verlieren. Der Kranke verliert seine Orientierung und zum Teil auch die Möglichkeit, mit seinem Umfeld zu kommunizieren. Auch Angehörige verlieren vielfach den Kontakt zum Demenzkranken, wenn er sie nicht mehr erkennt. Spricht zum Beispiel die demente Mutter die 60-jährige Tochter mit Sie an, weil sie sie für eine fremde Person hält, ist das sehr belastend.

Es gibt unterschiedliche Möglichkeiten, mit Demenzkranken umzugehen. Naomi Feil, eine deutsch-amerikanische Gerontologin, hat das Konzept der Validation entwickelt, um mit Demenzkranken zu kommunizieren. Hier gilt die Grundannahme, dass nicht mehr orientierten Menschen ein wertschätzender Umgang gebührt und dass man grundsätzlich ihre verschobene Gedankenwelt anerkennt. Man versucht zu erspüren, was den Demenzkranken bewegt, und erkennt so zum Beispiel, dass hinter dem wiederholt geäußerten Wunsch, nach Hause zu wollen, einfach nur das Bedürfnis nach Geborgenheit steckt.

Bei der Validation gelten drei Grundsätze:

1. Man sollte einem Demenzkranken nicht widersprechen und versuchen, ihn in die Realität zurückzuführen, sondern ihn so akzeptieren, wie er ist.
2. Man sollte versuchen, ihm so einfühlend wie möglich zur Seite zu stehen und Empathie zu zeigen.
3. Man sollte so echt und so konsistent wie möglich seine eigenen Gefühle leben.

Aus diesen Grundsätzen lassen sich folgende Handlungsvorschläge ableiten:

1. Widersprechen Sie einem verwirrten Menschen nicht, versuchen Sie sich eher auf seine Welt einzulassen.
2. Lassen Sie sich nicht von seinen Aussagen leiten, sondern von seinen Gefühlen und Bedürfnissen.
3. Sprechen Sie den demenzkranken Menschen auf Augenhöhe und von vorne an.
4. Reden Sie so klar, ruhig, verständlich und wertschätzend wie möglich mit ihm.
5. Für Demenzkranke gut zu beantwortende Fragen begin-

nen mit: Wer, was, wo, wie und wann. Die Frage nach dem Warum ist ungünstig, denn sie erfordert eine logische Erklärung, die der Demenzkranke nicht geben kann.

6. Geben Sie ihm ausreichend Zeit, Ihre Fragen und Aussagen zu verstehen.
7. Drücken Sie sich dabei so klar und einfach wie möglich aus. Pro Satz sollte nur eine Mitteilung »versendet« werden, etwa »Morgen kommen wir wieder. Dann bringen wir ein Kissen mit.«
8. Nonverbale Kommunikation ist sehr wichtig. Unterstreichen Sie Ihre gesprochenen Worte mit Gestik und Mimik und auch mit Hilfe des Tonfalls.
9. Lügen Sie nicht! Demenzkranke Menschen befinden sich aufgrund der von ihnen wahrgenommenen bedrohlichen Situation immer in Alarmbereitschaft und entlarven jede Lüge. Wie einem Kind kann man einem Demenzkranken nichts vorspielen. Seien Sie ehrlich und aufrichtig.

Diese Grundhaltung und die Techniken der Validation können dazu dienen, im günstigsten Fall das Selbstwertgefühl des Demenzkranken zu stärken und für einen deutlichen Stressabbau zu sorgen. Eventuell können Medikamente zur Ruhigstellung reduziert und auch weniger körperliche Zwangsmaßnahmen angewendet werden. Demenzkranke können unter diesen Umständen gegebenenfalls davon abgehalten werden, dass sie sich in den vegetativen Status zurückziehen, also bewegungslos und kaum noch kontaktierbar vor sich hin starren. Im besten Fall kann es sogar gelingen, dass sich das Wohlbefinden Demenzkranker steigert und unter Umständen auch deren körperliche Aktivität.

Die 91-jährige demenzkranke Henriette Kahl liegt im Krankenhaus und möchte unbedingt nach Hause zu ihrer Mutter. Der Einwurf ihres Sohnes Günther, dass ihre Mutter doch schon lange tot sei, führt dazu, dass sie noch verwirrter ist und anfängt zu weinen. Frau Kahl ist nur durch Medikamente wieder zu beruhigen, was dem Sohn sehr zu schaffen macht, denn er wollte sie nicht zusätzlich noch belasten.

Frau Kahl mit der Realität zu konfrontieren ist in der Behandlungssituation wenig zielführend. In diesem Fall ist es viel zuträglicher ihren Wunsch als Anknüpfungspunkt zu nehmen, mit ihr über ihre Mutter ins Gespräch zu kommen und ihr darüber zu vermitteln, dass man sie und ihre Bedürfnisse ernst nimmt. Es ist wichtig zu verstehen, dass für uns selbstverständliche Verhaltensmuster bei Demenzkranken oftmals eher ungeeignet sind.

In der Behandlung von Demenzkranken erleben wir immer wieder Situationen, in denen sie uns unmissverständlich auf ihren Willen hinweisen. Wenn ein Demenzkranker angebotene Nahrung verweigert, indem er immer wieder den Mund schließt, sobald ein Löffel mit Essen angereicht wird, oder sich selbst seine Ernährungssonde aus der Bauchdecke zieht, suchen wir nach den Gründen, die hinter einem solchen Verhalten stehen. Das Wohl des Patienten hat absolute Priorität, doch es ist (auch für uns) nicht immer einfach, einem Demenzkranken in seine Welt zu folgen. Gelingt es aber, diese Welt für den Betroffenen als gültig zu akzeptieren und sich ein Stück weit in ihr einzufühlen, können wir ihn, so gut wie möglich, begleiten.

Bei Demenzkranken gehen verschiedene Fähigkeiten und

Fertigkeiten verloren: das Erinnerungs- und Denkvermögen, die Fähigkeit, sich sprachlich mitzuteilen und zu verstehen, das Wissen darüber, wie bestimmte Dinge getan werden müssen, die Kontrolle über die eigenen Gefühle, sowie Orientierung über Zeit, Raum, Situation und Personen zu haben.

Daraus resultieren verschiedene Probleme:

1. Stimmungsveränderungen (Depressionen, Wahnvorstellungen, Ängste)
2. Verhaltensauffälligkeiten, die eine Rund-um-die-Uhr-Beaufsichtigung erforderlich machen (z.B. Tag-Nacht-Umkehr, die Patienten schlafen tagsüber, und sobald es dunkel wird, werden sie wach und unruhig)
3. Gedächtnis-, Orientierungs- und Wahrnehmungsstörungen, die im Verlauf immer weiter zunehmen (enge Angehörige werden nicht mehr erkannt und zum Schluss der eigene Name vergessen)
4. Persönlichkeitsveränderungen, bei denen bislang kontrollierte Charakterzüge außer Kontrolle geraten
5. Verlust körperlicher Funktionen bis hin zur Bettlägerigkeit und Inkontinenz.

Wir müssen uns immer wieder bewusstmachen, dass Demenzkranke dieselben Gefühle und Bedürfnisse haben wie wir Gesunden auch. Sie empfinden Schmerz, doch sind nicht mehr in der Lage, dies klar zu äußern, daher werden Fremdbeobachtungsskalen eingesetzt. Diese erlauben eine Einschätzung von Schmerz auch bei nicht mitteilungsfähigen Patienten. Da sich ein Demenzkranker oftmals nicht mehr erklären kann, ist es wichtig, möglichst umfassende Informationen über seine Biographie zu haben, um entsprechend auf seine Vorlieben, Wünsche, aber auch Ängste, Nöte und Sorgen Rücksicht nehmen zu können. Kennt man die Bedürfnisse des Demenzkranken, kann man sein Verhalten besser verstehen. Viele Betroffene haben zum Beispiel einen ausgeprägten Bewegungsdrang als Ausdruck innerer Spannungen, zudem brauchen sie weniger Schlaf. Daher sollte man ihnen Gelegenheiten bieten, sich viel zu bewegen, und sie nicht zu früh auffordern, ins Bett zu gehen. Darüber hinaus wird ihr Bedürfnis nach Sexualität unterschätzt, das sich nicht bei allen Menschen im Alter automatisch zurückbildet. Eine Kollegin von uns berichtete von einem Demenzkranken, der aufgrund internistischer Erkrankungen auf die Intensivstation kam und sich unter anderem dadurch im gesamten Haus einen Namen machte, dass er fast ununterbrochen onanierte. »Als er am dritten Tag des Intensivaufenthaltes damit aufhörte, wussten wir, jetzt wird's wohl ernst«, so die Internistin.

Demenzkranke haben ein ausgeprägtes Bedürfnis nach Sicherheit, nach stabilen äußeren Rahmenbedingungen. Deshalb gilt es, möglichst Unruhe und Ortswechsel zu vermeiden, Rituale zu pflegen und die Betreuer so wenig wie möglich zu wechseln.

Kennt die betreuende Person die Biographie des Patienten, kann sie ihm im besten Fall neigungsgerechte Tätigkeiten anbieten. Dazu ist es für die Betreuer essentiell, wichtige Lebensereignisse, Hobbys und Vorlieben zu kennen. »Was müssen wir über Ihren Vater oder Ihre Mutter wissen, um sie auf unserer Station bestmöglich versorgen zu können?« Diese Fragen stellen wir auf der Palliativstation den Angehörigen von Demenzkranken. Es ist sehr wichtig zu erfahren, dass die Mutter eine passionierte Köchin war oder dass die alles überstrahlende Leidenschaft des Vaters in der Beschäftigung mit seiner Modelleisenbahn bestand. Oftmals sind das wunderbare Anknüpfungspunkte für Gespräche, die einem Demenzkranken Sicherheit und ein Wohlgefühl verschaffen. Informationen über die Lebensgeschichte und den Charakter eines Demenzkranken sind deshalb wichtig; dazu gehören biographische Daten, der schulische und berufliche Werdegang, aber auch spezielle Fähigkeiten. Gerade in Bezug auf den Charakter ist es sehr hilfreich zu wissen, ob der Patient zeitlebens intro- oder extrovertiert war, Sauberkeitsfanatiker oder Chaot, Genussmittel konsumierte oder abstinent lebte, sexuell besonders interessiert war oder nicht.

Immer wieder muss man sich klarmachen, dass auch vermeintlich aggressive oder bösartige Handlungen von Demenzkranken in aller Regel kein Zeichen mutwilliger Bösartigkeit sind, sondern ein Symptom der Erkrankung und dessen, was das kranke Hirn noch an Verhaltensmustern zulässt. Es ist wichtig, dies Angehörigen zu erklären, insbesondere wenn es sich um einen Patienten handelt, der zeit seines Lebens besonders liebevoll war und jetzt vermeintlich in Richtung Bösartigkeit mutiert. Häufig passiert aber auch das Gegenteil. Menschen, die zeitlebens äußerst schwierig in der Interaktion waren, werden auf einmal umgänglich und zugewandt. Auch dies ist für Angehörige oft schwer zu ertragen. »So hätte ich mir meinen Vater früher gewünscht, als er noch nicht dement war.«

Folgende Situationen sind typisch im Umgang mit Demenzkranken und zeigen gut die jeweiligen Defizite und Bedürfnisse von Demenzkranken.

Situation 1: Essenszeit Gina Panetti wohnt seit dem Tod ihres Ehemannes bei ihrer Tochter und deren Familie. Zur Mittagessenszeit fragt sie im Fünfminutentakt, wann das Essen endlich fertig sei. Gina Panetti merkt nicht, dass sie ständig diese Frage stellt, und vergisst die Antworten ihrer Tochter sofort wieder. Frau Panetti kann ihre eigentlichen Wünsche nicht mehr äußern (Defizite).

Was sind die Bedürfnisse hinter dem Verhalten von Gina Panetti? Hat sie wirklich Hunger? Möchte sie miteinbezogen werden? Sucht sie eine Beschäftigung? Möchte sie vielleicht mitkochen oder bei der Essenszubereitung helfen wie früher (Bedürfnis)? Die Tochter könnte nicht nur die wiederkehrende Frage, wann es endlich Essen gebe, beantworten, sondern auch nach ihren Bedürfnissen fragen. Sie könnte sich danach erkundigen, ob ihre Mutter sich beschäftigen möchte, und ihr vielleicht eine entsprechende Aufgabe geben. Sie könnte sie mit einer einfachen Tätigkeit betrauen, etwa Gemüse putzen, und sie für ihre Mitarbeit und ihr Mitdenken loben. Gerade Letzteres könnte dazu führen, dass Frau Panetti dann zufrieden Ruhe gibt.

Situation 2: Kleingeld Friedhelm Berchthold zeigt erste Anzeichen von Demenz. Er wird von seiner Ehefrau in den Supermarkt geschickt, um 100 Gramm Lyoner zu kaufen. Frau Berchthold möchte ihrem Mann zum einen eine Aufgabe geben, zum andern freut sie sich darauf, mal eine halbe Stunde zu Hause Ruhe zu haben. Allerdings kann Friedhelm Berchthold nicht mehr sicher rechnen (Defizit). Außerdem wünscht er sich weiterhin intensive Sozialkontakte, möchte seine Fassade wahren und auch weiterhin selbständig einkaufen gehen (Bedürfnisse).

Herr Berchthold fühlt sich in der Situation hilflos, überfordert, unsicher und zudem alleingelassen, denn er kann seiner Frau gegenüber seine Defizite nicht zugeben. Er kauft die Lyoner, zahlt aber mit einem 50-Euro-Schein. Seine Frau könnte sich jetzt ungünstig verhalten und mit ihm schimpfen: »Jedes Mal, wenn du vom Einkaufen kommst, bringst du jede Menge Kleingeld mit. Zahle doch endlich mal passend.« In der Folge kann es passieren, dass sich Friedhelm Berchthold gar nicht mehr traut, einkaufen zu gehen. Das würde seine Stimmung herunterziehen, schließlich geht er nicht mehr aus dem Haus, was seinen Erkrankungsverlauf weiter negativ beeinflusst.

Situation 3: Besuch Ernst-Jochen Reiter und seine Frau bekommen abends Besuch von ehemaligen Geschäftskollegen. Es entwickelt sich ein lebhaftes Gespräch über alte Zeiten, über gemeinsame Dienstreisen. Ernst-Jochen Reiter steht irgendwann wortlos auf und verlässt das Zimmer, denn er kann der Unterhaltung nicht mehr folgen. Aufgrund seines gestörten Sprachverständnisses und der massiven Erinnerungslücken versteht er an ihn gerichtete Fragen nicht, er benötigt zu viel Zeit für die Antwort. Außerdem kann er das, was ihn bewegt, nicht mehr klar ausdrücken (Defizite). Er fühlt sich ausgeschlossen, unbehaglich und deplatziert. Im schlimmsten Fall wird nach seinem Weggang über ihn geredet, oder er wird noch in seinem Beisein abgekanzelt, »Mensch, was erzählst du da für einen Quatsch? Das war doch ganz anders!« Die Situation ist für ihn massiv belastend, stressig und unangenehm.

Wie könnte die Situation verbessert werden? Frau Reiter wiederholt in eigenen Worten zwischendurch die Botschaften an ihren Mann. Sie setzt sich dicht neben ihn und nimmt während des Gesprächs Körperkontakt zu ihm auf. Zusammen mit dem Gast sucht sie aktiv nach Ankerpunkten, an die sich Ernst-Jochen Reiter erinnern kann und an die Anknüpfungsmöglichkeiten bestehen. Nun fühlt er sich wohl, und es entsteht eine insgesamt wesentlich entspanntere Atmosphäre.

Situation 4: Lieblingsgericht Elfriede Paul hat ihr Leben lang für ihren Mann gekocht, es gibt eine Palette von 20, 30 Gerichten, die immer wieder auf den Tisch kommen. Eines Tages fragt sie ihren Mann, was sie zum Kochen von Linsensuppe, seinem Lieblingsgericht, brauche. Seit 60 Jahren kocht sie Linsensuppe, und jetzt steht sie völlig hilflos in der Küche! Das Langzeitgedächtnis lässt Elfriede Paul im Stich, das Planen eingeübter häuslicher Abläufe wird dadurch unmöglich (Defizit). Frau Paul möchte ihren Mann bestmöglich ver- und umsorgen und für ihre über all die Jahre gelobten Kochkünste weiterhin Anerkennung erfahren (Bedürfnis).

Nun ist sie rat- und hilflos und wünscht sich die Fürsorge und Unterstützung ihres Mannes. Ein ungünstiges Verhalten seinerseits wäre, mit Unverständnis auf ihre Frage zu reagieren und sie ins Lächerliche zu ziehen. Damit würde er sie massiv unter Stress setzen.

Hilfreicher wäre es, wenn er ihr erklärt, dass er jetzt als Rentner fürs Kochen sehr viel Zeit habe und sie sehr gerne zu Hause unterstütze, mit ihr gemeinsam nach Rezepten wie beispielsweise Linsensuppe schauen und ihr helfen möchte, dieses Gericht zuzubereiten. So kann Elfriede Paul ein Stück weit in ihrer Rolle bleiben und sich eventuell noch daran erfreuen, ihrem Mann das Kochen zu zeigen, denn er hat als Rentner ja jetzt Zeit.

Die Reaktionsmuster von Demenzkranken sind nicht auf Mutwilligkeit oder gar Bösartigkeit zurückzuführen, sondern auf Orientierungsstörungen und auf einen Verlust der bisherigen Identität. Daher ist es entscheidend, dem Demenzkranken mit einem Höchstmaß an Zuwendung, Empathie und Verständnis zu begegnen und zu versuchen, sich in seine individuelle Situation hineinzuversetzen. Damit hat man schon viel gewonnen, und man kann vielen Menschen ermöglichen, noch längere Zeit in der gewohnten und geschätzten Umgebung zu bleiben.

Soll man einem Demenzkranken eine ernstzunehmende Diagnose mitteilen?

Auf diese Frage gibt es keine allgemeingültige oder einfache Antwort. Einige Menschen können die Tragweite einer solchen Diagnose noch erfassen. In dieser Situation ist es hilfreich und geboten, dies zu tun. In anderen Fällen würde man den Erkrankten damit überfordern und übermäßig belasten. Gerade bei Demenzkranken mit massiver Störung des Kurzzeitgedächtnisses wäre man unter Umständen gezwungen, ihnen jeden Tag erneut die Krebsdiagnose zu übermitteln und sie damit quasi bei jeder Begegnung zu konfrontieren, was sicherlich nicht zielführend wäre. Wenn ein Demenzkranker einem eine konkrete Frage stellt (»Muss ich jetzt sterben?«), dann ist er auch für die Antwort bereit und verdient eine ehrliche Aussage.

LEBEN IM ANGESICHT DES TODES

Alle können lernen, nach Noten zu spielen.
Aber in den Pausen, zwischen den Noten,
da entsteht die große Musik.

ARTHUR SCHNABEL

Frieda Bollinger ist völlig aus dem Häuschen. Heute Abend ist Champions-League-Viertelfinale, und Bayern München ist mit dabei! Ihr Zimmer ist mit Trikots und Fanschal dekoriert, mehrere Freunde haben sich für das Spiel angekündigt, und auch das Bier ist schon kaltgestellt. In den letzten zehn Tagen, seitdem sie auf der Palliativstation liegt, ist viel Besuch in dem Zimmer, es wird oft und laut gelacht, und auch an diesem Abend ist die Stimmung wieder ausgelassen. Frieda Bollinger, eine Frohnatur mit zum Teil außerordentlich derbem Humor, wird an diesem Abend von einer Freundin mit den Worten begrüßt: »Mein lieber Scholli, siehst du scheiße aus. So wie du ausschaust, mache ich mir ja Sorgen, ob du die zweite Halbzeit überhaupt noch erlebst!«
Frieda Bollinger hat mit ihrer Familie und ihren Freunden sehr offen über ihre Erkrankung und auch über die vermutlich nur noch sehr kurze verbleibende Zeit gesprochen. Es gab keine Tabus; nachdem dies geklärt war, konnte sich auch wieder auf Alltägliches und Schönes konzentriert wer-

den. Das erlaubte auch, dass ein Champions-League-Spiel gebührend zelebriert wurde.

Im Zimmer daneben lag zu dieser Zeit Paul Andresen, ein stiller, zurückgezogener Mensch, der in den zwei Wochen bis zu seinem Tod jedwedes Gespräch über sein baldiges Sterben unterbunden hat. In seinem Zimmer wurde geflüstert, meistens waren die Vorhänge zugezogen. Trotz des regen Besuchs war die Stimmung dort eine Mischung aus Einsamkeit, Sprachlosigkeit, Hilflosigkeit und Verzweiflung. Die Themen Tod und Sterben wurden konsequent ignoriert, obwohl sowohl der Patient als auch die Angehörigen und Freunde unter der Sprachlosigkeit litten. Besuch hielt es oftmals nur wenige Minuten in dieser bedrückenden Atmosphäre aus. Raum für Schönes gab es nicht.

Sterbende sind auch Lebende. Der Mensch neigt dazu, seine Vorlieben und Eigenheiten ein Leben lang mit sich herumzutragen. Dies ändert sich in aller Regel auch nicht auf dem Sterbebett. Ein zurückgezogener, vermeidender, gehemmter Mensch wird auf den letzten Metern seines Lebens kein vor Lebensfreude sprühender Partykracher mehr. Es ist nicht zu erwarten, dass sich grundsätzliche Einstellungen, Haltungen oder gar das Temperament eines Menschen gegen Lebensende ändern. Auch die Hoffnung, dass es immer gelingen könnte, noch offene Rechnungen zu begleichen, sich auszusöhnen oder bestimmte Dinge noch abzuschließen, erweist sich als Irrglauben. Das Leben eines jeden Menschen wird immer etwas Unfertiges sein. Die Haltung der Begleitenden sollte nicht sein, dass ein gutes Sterben für den Patienten bedeutet, sich mit seiner Mutter auszusöhnen, bei allen Kindern zu entschuldigen und noch mal glücklich weinend seiner Exehefrau in den Armen zu liegen.

Wir erleben immer wieder Situationen, in denen sich Sterbende beharrlich und ganz bewusst weigern, sich mit Menschen auszusöhnen, geschweige denn sie überhaupt noch ein letztes Mal zu sehen. Es kann eine immense Belastung für einen Sterbenden darstellen, wenn von verschiedenen Seiten die Erwartungshaltung an ihn herangetragen wird, doch noch schnell alles zum Guten zu wenden.

> Der 52-jährige Matthias Herbst pflegte einen guten und engen Kontakt zu seinen drei Kindern, die ihn regelmäßig im Krankenhaus besuchen kamen. Für Herrn Herbst war es ganz klar: »Ich möchte meine Exfrau nicht sehen. Und ich habe auch gar keine Lust, mich mit ihr zu versöhnen. Ich habe dieses Kapitel für mich abgeschlossen und kann damit umgehen. Ich habe so viele Verletzungen aus dieser Beziehung davongetragen, und ich weiß für mich ganz genau, wenn ich sie jetzt noch mal sehe, reißen alle diese mühsam verheilten Wunden wieder auf. Mir tut es gut, diese Distanz zu haben und sie nicht mehr zu sehen.«

Geht es um Gesprächsinhalte am Lebensende, gilt als Regel: Der Sterbende hat das Recht darauf, die für ihn wichtigen Themen anzusprechen. Und die bestimmt er ganz allein.

Viele Menschen, die sich von ihrem eigenen Leben verabschieden, beschäftigen sich mit spirituellen Themen oder auch der Frage nach dem Sinn des Lebens, aber vielleicht eben auch mal mit Fußball. Sterbende brauchen Menschen, die ihnen zuhören und die ein oder andere schmerzhafte Situation mit aushalten. Sterbende möchten über Versäumtes, über Fehler, die sie im Laufe des Lebens gemacht haben, Scheitern, Ängste und viele andere Themen, die sie bedrücken, sprechen. Sie spüren durchaus, dass die verbleibende Lebenszeit langsam knapp wird, daher ist es völlig normal, sich auf die wesentlichen Themen zu konzentrieren.

Manchmal sind Sterbende aber auch in gedanklichen Endlosschleifen gefangen. Dann kann man versuchen, sie mit Fragen ein bisschen aus diesem Grübeln herauszuholen: »Was wünschst du dir jetzt?«, »Was tut dir heute gut?«

Sterbende Menschen möchten auch Rückmeldungen bekommen. Jeder sehnt sich nach Bedeutung und wünscht sich eine hoffentlich positive Rückkopplung. »War ich der Partner, den du dir gewünscht hast?«, »War ich eine gute Mutter?« Auch hier gilt, dem Patienten mit der größtmöglichen Wahrhaftigkeit zu begegnen. Jemand, der eine solche Frage stellt, hält auch die Wahrheit aus – meistens jedenfalls. Manchmal kann man aber auch etwas beschönigen oder ein schlechtes Erlebnis übergehen. Setzen Sie auf schöne Erinnerungen. Den meisten Kindern, Partnern oder Eltern werden schöne gemeinsame Erlebnisse, besondere Momente und auch andere Dinge einfallen, die sie mit dem Sterbenden verbinden und die für seine Einzigartigkeit stehen. Sprechen Sie darüber.

Menschen, die sich vom Leben verabschieden, verabschieden sich auch von den Lebenden. Das ist einfach schmerzhaft. Über das Sterben zu weinen, über den Verlust des Lebens und der geliebten Bezugsperson zu trauern, kann erleichtern. Weinen ist eine Möglichkeit, emotionalen Druck abzubauen, fast immer fühlt man sich danach ein wenig leichter. Erlauben Sie es sich selbst und auch Ihrem Angehörigen.

Fragen im Angesicht des bevorstehenden Todes

Perspektive des medizinischen Personals

Wir begegnen in der Palliativversorgung vielen Menschen leider spät, oft erst wenige Tage vor ihrem Tod. Wir wissen wenig darüber, was sie selbst schon wissen oder zu wissen glauben. Zielführende Fragen sind beispielsweise:

- »Was ist Ihr aktueller Informationsstand bezüglich Ihrer Erkrankung?«
- »Möchten Sie, dass wir offen über die Ihnen noch verbleibende Zeit sprechen?«
- »Machen Sie sich Sorgen über die Zukunft Ihrer Frau oder Ihrer Kinder?«

Häufig erleben wir ein großes Maß an Verbitterung, auch in Bezug auf die Ärzte, die den Patienten bisher behandelt haben. »Mensch, ich hab doch damals meinem Hausarzt meine Beschwerden schon rechtzeitig geschildert, und er hat einfach nicht die richtigen Konsequenzen daraus gezogen. Wieso haben wir erst so spät die Röntgenaufnahme gemacht?« Solche Fragen hören wir oft. In solchen Fällen ist es gut, den Patienten ins Hier und Jetzt zurückzubringen. Dinge, die in der Vergangenheit schlecht gelaufen sind, sind nicht mehr zu ändern. Besser ist es hier wirklich, auf die momentane Situation zu schauen: Was ist denn jetzt eine gute Entscheidung? Was wünschen Sie sich in der momentanen Situation? Was muss ich über Sie wissen, damit ich Sie bestmöglich behandeln kann und nicht vielleicht etwas tue, was Ihnen gar nicht passt?

Sehr oft hat man es mit wütenden und verzweifelten Angehörigen zu tun, die voller Vorwürfe sind und ihre eigene Hilflosigkeit, Wut und Verzweiflung artikulieren.

Bernd Hammer, 72 Jahre alt, liegt mit einer weit vorangeschrittenen Tumorerkrankung seit einer guten Woche auf der Palliativstation. Neben Schmerzen, die mittlerweile gut unter Kontrolle sind, ist ihm latent übel, und er verspürt überhaupt keinen Appetit mehr. Der Sohn, der jeden Tag nach der Arbeit auf der Station vorbeischaut, ist extrem angespannt. Jeden Tag fragt er aufs Neue, wann denn endlich die künstliche Ernährung bei seinem Vater begonnen werde. Am folgenden Tag ist er bei der Visite anwesend und fordert erneut nachdrücklich, sein Vater solle endlich künstlich ernährt werden. (Dies würde in diesem Fall mit Sicherheit zu einer Verstärkung der Beschwerden von Bernd Hammer führen.) Auf die Frage »Sie lieben Ihren Vater sehr, nicht wahr? Und Sie machen sich furchtbare Sorgen, wie es jetzt weitergeht« beginnt seine Fassade zu bröckeln. Er beginnt hemmungslos zu weinen, und danach können wir mit ihm ein Gespräch über Sinn und Unsinn künstlicher Ernährung am Lebensende führen.

Was wir von den Sterbenden lernen können

Menschen, die ihre Lebensbilanz ziehen, finden im Rückblick oftmals heraus, was sie gerne anders gemacht hätten. Diese Wünsche, die uns immer wieder in der Begleitung von Palliativpatienten begegnen, sind wundervolle Botschaften an Menschen, denen noch etwas Zeit bleibt, diesen

Dingen in ihrem Leben den Raum einzuräumen, den sie verdient haben.

Ich wünschte, ich hätte mein eigenes Leben gelebt

Viele Menschen richten sich in ihrem Handeln danach, was andere von ihnen erwarten, und nicht danach, was sie selbst wollen. Deshalb bleiben viele Träume unerfüllt. Dabei sind die meisten unserer Wünsche weder besonders teuer noch aufwendig. Doch wir stecken in einem engen Korsett aus Konventionen, Erwartungshaltungen anderer oder inneren Glaubenssätzen fest (»So etwas macht man nicht«), dass wir darüber unser Leben verpassen.

Man sollte sich klarmachen, dass man selbst entscheidet, wie glücklich oder wie unzufrieden man ist. Viele Menschen, die über Fremdbestimmung klagen, sind oft nur nicht mutig genug, wegweisende Entscheidungen zu treffen. Es ist immer einfacher, dem Expartner das Scheitern der Beziehung anzulasten oder etwas auf andere zu schieben, als sein Leben selbst in die Hand zu nehmen. Aber nur das macht glücklich. Und Sie haben nur dieses Leben!

Ich wünschte, ich hätte nicht so viel gearbeitet

Ein 60-jähriger Kollege von uns ist vor nicht allzu langer Zeit in das für ihn völlig neue Berufsfeld der Palliativmedizin eingetaucht. »Ich hatte noch nie so viel Freude an der Arbeit wie jetzt, aber ich habe für mich beschlossen, früher in Rente zu gehen«, teilte er uns überraschend mit. Im ersten Augenblick klang das paradox, er hat mehr Spaß an der Arbeit als vorher und möchte trotzdem früher in Rente gehen? Auf Nachfrage erzählte er uns, dass gerade die Arbeit mit lebensbegrenzt erkrankten Menschen ihm noch mal klargemacht habe, wie schnell das Leben vorbei sein kann. Und er habe noch so viel vor und wolle auch mehr Zeit für die Familie und für seine Hobbys haben.

Ich wünschte, ich hätte den Mut gehabt, meine Gefühle auszudrücken

Sehr vielen Menschen gelingt es nicht, das, was sie für andere, für den Partner, die Kinder oder für Freunde empfinden, in Worte zu fassen. Manchmal hat man am Ende des Lebens noch die Gelegenheit dazu, aber vieles bleibt leider oft unausgesprochen.

Ich wünschte, ich hätte den Kontakt zu meinen Freunden aufrechterhalten

Familie bekommt man geschenkt, Freunde muss man sich erarbeiten. Echte, wahre Freunde sind mit das Wertvollste, was wir in unserem Leben haben. Eigentlich kann man gar nicht genug Zeit und Energie in die Pflege dieser Freundschaften investieren. Gerade in existentiellen Krisen ist es einfach wunderbar, Menschen zu haben, denen man sich nicht erklären muss, mit denen einen eine gemeinsame Geschichte verbindet und bei denen oftmals mit einem Blick schon alles gesagt ist.

Ich wünschte, ich hätte mir erlaubt, glücklicher zu sein

Wir betreuen sehr viele sterbenskranke Menschen, aber es gibt nur eine Handvoll, die auf dem Sterbebett glaubhaft vermitteln, dass sie ein wundervolles Leben gehabt haben. Sie sind dankbar für das, was sie erleben durften, und versterben dann tatsächlich mit einem Lächeln im Gesicht. Es sind oft keine Menschen, die unfassbar erfolgreich im Beruf waren oder über herausragende Eigenschaften oder Erlebnisse zu berichten hatten. Im Gegenteil: Oft sind es Menschen, die irgendwann im Leben entschieden haben, dass es ihnen bessergeht, wenn sie glücklich sind. Jeder entscheidet ein Stück weit selbst, ob er unzufrieden oder zufrieden ist.

Ich wünschte, ich hätte mich aus einer schlechten Beziehung gelöst

Viele Menschen bleiben mit jemandem zusammen, obwohl er ihnen nicht guttut. Teilweise aus Angst davor, alleine zu sein, teilweise aber auch einfach aus Bequemlichkeit. Sprechen Sie mit Menschen, die den Schritt gewagt haben, sich zu trennen, dann werden Sie immer das Gleiche hören: »Das war eine der besten Entscheidungen meines Lebens.«

Ich wünschte, ich wäre mehr gereist

Reisen befreit den Geist und öffnet den Blick. Egal, ob ferne Länder oder mit dem Fahrrad durch die Heimat: Schon ein Schritt vor die Tür und aus dem Alltag, und Sie sind in einer anderen Welt. Denken Sie jetzt: Das mach ich später noch?

Ich wünschte, ich hätte mir mehr schöne Momente gegönnt

Heavy-Metal-Fans mussten kürzlich mit Erschütterung feststellen, dass Slayer ihre Abschiedstournee angekündigt haben, weil sie in Rente gehen. Lemmy von Motörhead ist gestorben, ohne dass viele Fans ihn je live gesehen haben. Wie viele schöne Konzerte haben Sie verpasst? Einige dieser besonderen Momente und Gelegenheiten gibt es kein zweites Mal. Also, wenn Ihre Lieblingsband oder ein Orchester, das Sie schätzen, in der Nähe auftritt, gehen Sie hin!

Ich wünschte, ich hätte mich körperlich fit gehalten

Warum soll ich mich im Fitnessstudio quälen, wenn ich zur selben Zeit Spaß mit meiner Tüte Chips auf der Couch haben kann? Aber spätestens, wenn man mit seinen 150 Kilo hingefallen ist und sich den Schenkelhals gebrochen hat, merkt man, dass es deutlich einfacher gewesen wäre, mit 50 Kilo weniger wieder laufen zu lernen.

Ich wünschte, ich hätte meinen miesen Job gekündigt

Jeder, der morgens statt mit Freude mit Bauchweh zur Arbeit fährt, sollte sich überlegen, ob es nicht eine Alternative gibt.

Ich wünschte, ich hätte mich nicht zu viel danach gerichtet, was die anderen denken

Die schönsten Momente im Leben, die tollsten Erlebnisse und die interessantesten Begegnungen hat man manchmal dann, wenn man sich nicht so verhält, wie es alle von einem erwarten. Dazu gehört Mut, aber der wird belohnt. Sie können es nicht allen recht machen. Machen Sie es lieber sich selbst recht, es fühlt sich deutlich besser an.

Ich wünschte, ich wäre nicht so nachtragend gewesen

Immer dann, wenn Sie sich über jemanden ärgern, geben Sie ihm eigentlich das Letzte, was Sie ihm geben wollen, nämlich Macht über Sie. Dann sind Sie damit beschäftigt, sich zu ärgern, und negative Gefühle bringen einen selten weiter. Wie viele schöne Momente verpasst man, weil man es nicht schafft, über den eigenen Schatten zu springen. Also: Üben Sie sich in Vergebung!

Ich wünschte, ich hätte öfter innegehalten, um besondere Momente zu genießen

Die ersten Schritte des eigenen Kindes, der Sonnenaufgang auf den höchsten Sanddünen der Welt, der erste Schluck eines großartigen Rotweins – wie oft würdigen wir solche Momente nicht hinreichend, weil wir mit fünf Sachen gleichzeitig beschäftigt sind oder in Gedanken schon zum nächsten Thema hetzen?

Ich wünschte, ich hätte mir nicht so viele Sorgen gemacht

Sich permanent über schlimme Dinge Gedanken zu machen, die möglicherweise eintreten könnten, führt zu Falten und grauen Haaren und zu sonst gar nichts. Es gibt so viel zu erleben und zu entdecken, fangen Sie am besten sofort damit an!

MIT KINDERN ÜBERS STERBEN REDEN

Kinder sind Gäste, die nach dem Weg fragen.

MARIA MONTESSORI

Wenn Eltern, Geschwister, Oma, Opa oder auch die Kinder selbst sterbenskrank sind, sollte es niemals eine Frage sein, ob, sondern lediglich wie und wann das Kind informiert wird. Kinder haben grundsätzlich ein Recht auf Aufklärung und altersangemessene Informationen.

Versuchen Sie sich bitte als Erwachsener in die folgende Situation eines fünfjährigen Kindes hineinzuversetzen:

Die Patentante hat heute Nachmittag auf Sie aufgepasst, weil Mama und Papa zu einem wichtigen Termin mussten. Bei diesem Termin wurde der Mutter mitgeteilt, dass sie an einer metastasierten Tumorerkrankung leidet. Mama und Papa kommen spätnachmittags mit völlig verheulten Augen nach Hause. Hinter verschlossenen Türen telefonieren die beiden häufiger. Zaghaft fragen Sie nach, was denn los sei. Sei bekommen zur Antwort, dass alles in Ordnung sei: »Schatz, du brauchst dir keine Sorgen machen, alles ist gut.«

Stellen Sie sich die folgenden Fragen:

Erstens, wie furchtbar muss sich das Kind fühlen, weil es doch genau merkt, dass hier irgendeine ganz schlimme Situation vorliegt? Zweitens, spürt es das Kind nicht deutlich, dass es angelogen wird?

Sprechen wir mit Eltern darüber, wann die Enkelkinder zu ihrer sterbenskranken Oma ins Krankenhaus kommen, bekommen wir oft zu hören, dass man das dem Kind nicht zumuten könne. Viele Eltern möchten ihr Kind unbedingt vor so einer schlimmen Belastung schützen. Hier muss man aber klipp und klar sagen: Kinder müssen nicht vor dem Leben – und zum Leben gehört auch das Sterben – geschützt werden. Sie verdienen es ganz sicher nicht, dass man ihnen Angst macht, indem man etwas bagatellisiert oder leugnet. Denn Kinder merken sehr wohl, wenn es sich um eine gravierende und bedrohliche Situation handelt und dass sie dann auch noch angelogen werden.

Einzig und allein erreicht man damit, dass die Kinder sich alleine fühlen und dass sie sich fragen, ob sie etwa Schuld an dieser Situation haben. Sie machen sich Gedanken, ob die Oma vielleicht so schlimm krank geworden ist, weil sie während der Mittagsschlafzeit immer so laut gespielt haben und sie dadurch ein paarmal wach geworden ist. Schützt man Kinder davor, sich mit einem sterbenden Menschen auseinanderzusetzen, nimmt man ihnen auch die Möglichkeit, Abschied zu nehmen und schon mal ein wenig vorweg zu trauern. Viel besser ist es, in einer solchen Situation einen Familienrat einzuberufen, bei dem alle Fakten kind- und altersgerecht und in sinnvollen Häppchen erklärt werden. In diesem Zusammenhang ist es mindestens genauso wichtig, über Empfindungen wie Hilflosigkeit, Traurigkeit, Angst und Wut sprechen zu können. Wenn es gelingt, alle Betreffenden in die Sorgen, Nöte, aber auch Pläne und die nächsten Schritte miteinzubeziehen, werden alle Beteiligten – insbesondere die Kinder – gestützt und fühlen sich von Anfang an integriert statt ausgegrenzt.

Oft fragen uns Eltern, wie sie in der Situation – das Kind ist selbst krank/ein Elternteil ist krank/die Großeltern sind krank – mit ihren Kindern umgehen sollen. Hier gilt wie auch im Umgang mit Erwachsenen: Je weniger Energie Sie in eine ohnehin für ein Kind unglaubhafte Fassade stecken, desto besser. Es ist niemandem geholfen, wenn Sie versuchen, Ihre emotionale Belastung herunterzuspielen. Sie müssen nicht urplötzlich zum Übermenschen werden. Es ist auch für Kinder nachvollziehbar, dass Verzweiflung, Trauer, Zorn, Wut, Ärger und auch Angst in Ihnen hochkommen – das müssen Sie nicht verstecken.

Wesentlich ist, wie intensiv Sie selbst von Ihren Gefühlen belastet werden und wie stark Sie in Ihrer Fähigkeit, mit dem Alltag umzugehen, und damit auch im normalen Verhalten gegenüber dem Kind eingeschränkt sind. Ebenso wichtig ist, welche persönlichen Ressourcen aktivierbar sind, um diese Situation irgendwie durchzustehen. Es ist absolut wichtig, dass Kinder so frühzeitig wie möglich angemessen über eine Erkrankung und die Behandlungsmöglichkeiten informiert werden. Wo passend, sollten sie so gut wie möglich auch in die Therapieplanung und in anstehende Entscheidungen aktiv einbezogen werden. Darüber hinaus ist emotionaler Halt hier sehr wichtig.

Wie spricht man mit Kindern altersgerecht?

Wie sollte man grundsätzlich im Gespräch mit Kindern umgehen? Finden Sie als Erstes heraus, was das Kind schon weiß. Sie werden überrascht sein, wie viel Kinder in aller

Regel von dem mitbekommen, was um sie herum vorgeht, denn Kinder sind extrem sensibel. Leider verstehen sie viele Dinge auch falsch, daher ist es sehr wichtig, behutsam herauszufinden, was das Kind weiß und welche Gedanken oder Vorstellungen von der Krankheit es sich schon gemacht hat.

Zunächst ist es wichtig, die Erkrankung beim Namen zu nennen – bitte verschleiern oder beschönigen Sie nichts! Halbwahrheiten fallen Ihnen früher oder später auf die Füße. Geben Sie immer korrekte krankheitsbezogene Informationen an die Kinder weiter, zum Beispiel, dass Sie eine Chemotherapie bekommen und Ihnen die Haare ausfallen werden. Bereiten Sie die Kinder auf zu erwartende körperliche Veränderungen bei Ihnen vor. Sprechen Sie mit einfachen, klaren und eindeutigen Worten und achten Sie darauf, wie viele Informationen Ihr Kind in dieser Situation gerade verträgt. Kinder zeigen oftmals sehr deutlich, dass sie für den Moment genug haben: »So, jetzt möchte ich spielen gehen.« Auch wenn Kinder anfangen zu zappeln oder nicht mehr richtig zuhören, sollte man eine Pause machen und später daran anknüpfen. Reden Sie nicht zu viel, lassen Sie Kindern Zeit, diese Informationen zu verdauen. Pausen und Schweigen können auch bei Kindern segensreich sein. Fragen Sie hinterher noch einmal nach, was das Kind verstanden hat.

Geht es um die Themen Sterben und Tod, ist es eigentlich eine Grundvoraussetzung, dass Sie sich zuerst selbst mit Ihrer Endlichkeit und Sterblichkeit auseinandergesetzt haben. Nur so kann es Ihnen gelingen, die eigenen Gefühle zu ordnen und halbwegs unter Kontrolle zu bringen, um dann auch mit den entsprechenden Gefühlen, Ängsten, Sorgen und Nöten des Kindes umgehen zu können.

Wenn Sie selbst als Erwachsener es nicht schaffen, über das Unvermeidliche zu sprechen, und die Wahrheit nicht ertragen, sind die meisten Kinder so sensibel, dass sie genau das spüren und Sie schützen wollen. Damit verbauen Sie natürlich auch dem Kind die Möglichkeit, sich mit dem Tod auseinanderzusetzen. Mehr noch, Sie sind dem Kind dabei keine Unterstützung.

Stehen Sie auch dazu, dass Sie nicht auf alles eine Antwort haben. Der Tod wirft immer noch mehr Fragen auf, als dass er Antworten bietet. Dadurch, dass noch keiner von uns gestorben ist, können wir nicht klar und eindeutig sagen, was genau passiert und was vielleicht nach dem Sterben noch kommt. Hier ist es aber wichtig, die Kinder eigene Ideen und Vorstellungen entwickeln zu lassen, die in der Regel wesentlich hilfreicher und tröstlicher sind als das, was wir Erwachsene ihnen nahelegen können.

Versuchen Sie innerhalb der Familie und auch des erweiterten Freundeskreises eine Atmosphäre zu schaffen, in der offen über die Themen Sterben und Tod gesprochen werden kann. Je offener und deutlicher alles angesprochen wird, desto geringer ist das Risiko, dass falsche und vielleicht beängstigende oder bedrückende Krankheits- und Todesvorstellungen aufkommen, mit denen sich Kinder alleingelassen fühlen.

Wenn Kinder von sich aus diese Gespräche suchen, nehmen Sie ihre Fragen und Ängste immer ernst. Versuchen Sie nicht, den Fragen auszuweichen oder sie zu bagatellisieren. Seien Sie so wahrhaftig und authentisch wie irgend möglich.

Kindern kann man nichts vormachen. Selbst kleinere Kinder, die Zusammenhänge noch nicht vollständig verstehen können, merken intuitiv, dass ein gravierendes Problem vorliegt. Man sollte auch immer versuchen, sie in relevante Entscheidungen einzubeziehen. Entscheidungen, die gemeinsam getroffen und getragen werden, machen eine Familie stärker.

Auch und gerade bei unheilbarem Krankheitsverlauf ist die Wahrheit für ein Kind nicht nur zumutbar, sondern sollte eine Selbstverständlichkeit sein. Jeder Versuch, Kinder vor der Wahrheit zu schützen, kann großen Schaden anrichten, zu einem massiven Vertrauensverlust führen und hindert vor allem die Kinder daran, sich angemessen mit der Situation auseinanderzusetzen.

Darüber hinaus brauchen Kinder, völlig unabhängig davon, wie alt sie sind, Nähe und die liebevolle und fürsorgliche Unterstützung durch Vertrauenspersonen. Niemand erwartet von Ihnen, dass Sie auf alles eine Antwort wissen, dass Sie immer souverän sind und mit großem Energieaufwand versuchen, Ihre eigene Unsicherheit und Ihre Ängste zu überspielen oder Ihre Gefühle gar herunterzuschlucken. Es gibt für Kinder nichts Schlimmeres, als ihre engsten Bezugspersonen – und das sind in der Regel die Eltern – leiden zu sehen und ihnen nicht helfen zu können. Je offener Sie selbst im Umgang mit Kindern sind, desto leichter machen Sie es ihnen, auf Sie offen zuzugehen.

Kinder unter drei Jahren Tod heißt, nicht da zu sein. Für Kinder unter drei Jahren ist der Tod nicht begreifbar, er ist gleichbedeutend mit Abwesenheit auf Zeit. Die Endgültigkeit kann noch nicht erfasst werden. Natürlich realisieren Kinder die mit dem Tod eines geliebten Menschen verbundenen Veränderungen, und sie reagieren darauf, beispielsweise mit Verhaltensänderungen im Hinblick auf

Schlaf- und/oder Essgewohnheiten. Auch Angst, Wut und Frustration kommen vor. Warten und Suchen sind weitere typische Verhaltensmuster, da die Kinder in diesem Alter nicht unterscheiden können, ob die Mutter nicht zu Hause ist, weil sie noch arbeitet oder weil sie verstorben ist. Das sind überaus wichtige Informationen, damit man als Elternteil nicht verzweifelt, wenn das kleine Kind abends, wenn es dunkel wird, immer wieder zur Haustür läuft, denn nach seinem Verständnis muss das Auto der Mama ja irgendwann kommen. Es kann vorkommen, dass das Kind morgens nach dem Aufstehen immer wieder unter die Bettdecke schaut, ob die verstorbene Mama nicht doch darunterliegt. Es ist normal, dass Kleinkinder wiederholt nach einem Verstorbenen fragen, etwa so, als sei er nur für ein paar Tage verreist. Dies kann für Erwachsene extrem irritierend sein, bedarf aber wiederholt einer geduldigen und ehrlichen Antwort, auch wenn es schwerfällt.

Kinder unter drei Jahren können ihre Gefühle oftmals nicht klar ausdrücken. Ihr Grundbedürfnis nach Sicherheit und Nähe wird durch einen schweren Verlust in vielfältiger Weise bedroht. Körperliche Nähe anzubieten und zuzulassen ist ganz wesentlich. In der Umarmung spüren die Kinder sowohl Ihre Trauerreaktion als auch Ihre Zuwendung.

Auch familiäre Gewohnheiten und Rituale geben den trauernden Kindern Halt. Gerade in einer Zeit von Verlust und emotionaler Verunsicherung ist es wichtig, häusliche Abläufe nicht zu radikal zu verändern. Nicht zuletzt bedeutet das, die räumliche Umgebung noch für eine Zeit beizubehalten. So sollte zum Beispiel das Zimmer eines verstorbenen Geschwisterkindes nicht unmittelbar nach seinem Tod ausgeräumt werden.

Kinder zwischen drei und sechs Jahren Der Tod wird als vorübergehender Zustand wahrgenommen. In diesem Alter entwickeln Kinder bereits erste vage Vorstellungen vom Tod, allerdings ist er für sie eine Situation, die vorübergeht. Kinder assoziieren ihn mit Begriffen wie Dunkelheit und Bewegungslosigkeit. Ganz wichtig ist hier, dass der Tod immer der Tod anderer ist. Der Bezug zur eigenen Person ist in der Regel noch nicht herstellbar. Dies erklärt unter anderem, warum sich Kinder in diesem Alter oft recht unbefangen und sehr interessiert mit diesem Thema beschäftigen. Andererseits ist die Verwirrung und Verstörung bei konkret erlebten schweren Verlusten sehr groß. Häufig kommt es bei Kindern dieser Altersgruppe zu Rückschritten, sowohl im Verhalten als auch im Hinblick auf Sprache und / oder in Bezug auf die Kontrolle von Körperfunktionen. So kann es sein, dass ein bis dahin trockenes Kind wieder einnässt.

Die Neugierde von Kindern zwischen drei und sechs Jahren macht vor Sterben, Tod und Trauer nicht halt. So ist es völlig normal, dass der vor zehn Tagen im Garten beerdigte Goldhamster Hector wieder ausgebuddelt wird (der müsste sich ja mal so langsam ausgeschlafen haben). Kinder in diesem Alter werden nicht müde, fragend das Leben zu erforschen und somit auch den Tod: »Wie kommt Opa in den Himmel, wenn er doch in der Erde vergraben wurde?« Sie möchten ihre Umgebung begreifen, die Sorge, die Trauer, den Verlust, aber auch die Freude. Fragen sind hierzu das wichtigste Mittel, und Kinder brauchen und verdienen Antworten auf ihre Fragen nach Krankheit und Tod. Auch hier ist es wichtig, klar, ehrlich und in verständlicher Sprache mit den Kindern zu sprechen.

Kinder zwischen sechs und neun Jahren Schulkinder erfassen allmählich die Endgültigkeit des Todes, jedoch fehlt auch ihnen das Vermögen, den Tod als unwiederbringlich zu begreifen. Er wird oftmals personifiziert (Skelett oder Sensenmann) und häufig als Bestrafung empfunden. Dies ist im Wesentlichen sicherlich der christlichen Sozialisation zuzuschreiben. Auch werden erstmals Bezüge zur eigenen Person hergestellt. Typische Reaktionsmuster bestehen aus Verlust- und Trennungsängsten sowie einer Vermischung von Realität und Phantasie. Darüber hinaus zeigen Kinder in diesem Alter ein ausgeprägtes Interesse am Tod und eine gewisse Faszination für das Thema.

Auch hier gilt es, offen und ehrlich über den Tod zu sprechen, aber auch eindeutig. Viele Kinder sind in diesem Alter bereits in der Lage, sich auf ihre Weise von einem sterbenden oder toten Menschen zu verabschieden, durch einen kurzen Brief, ein selbstgemaltes Bild oder durch die aktive Beteiligung an der Begräbnisgestaltung. Es ist für sie elementar wichtig, die wahren Todesumstände zu verstehen. Weil Kinder dieser Altersgruppe dazu neigen, Realität und Phantasie zu vermischen, entwickeln sie häufig Schuldgefühle. So wird der im Zorn gebrüllte Satz »Ich wünschte, du würdest tot umfallen!« scheinbar zur Realität. Deswegen sollten Sie mit dem Kind über mögliche Schuldgefühle reden und es aktiv von jeder Schuld freisprechen.

Kinder zwischen zehn und vierzehn Jahren In der Pubertät beginnt sich zunehmend ein realistisches Todeskonzept zu entwickeln. Die Kinder verstehen, dass der Tod etwas Abschließendes, etwas Endgültiges ist. Hier tauchen zum ersten Mal Sinnfragen auf: Welchen Sinn hat das eigene Leben?

Gibt es ein Leben nach dem Tod, und wenn ja, wie sieht es aus? Häufig entwickeln Kinder in diesem Alter bei schweren Verlusten sogenannte Somatisierungsstörungen, das heißt, sie bekommen zum Beispiel Kopf- oder Bauchschmerzen, weil sich Trauer und Verlust oftmals einen körperlichen Weg als Ausdrucksform suchen.

Ältere Kinder und Jugendliche benötigen Raum und Zeit, um allein zu sein. Zwingen Sie ihnen keine Gespräche auf. Machen Sie regelmäßige Gesprächsangebote und gehen Sie bei geäußertem Gesprächsbedarf darauf ein. Wenn ein Gespräch gerade nicht möglich ist, vereinbaren Sie einen verbindlichen Termin: »Ich habe jetzt leider keine Zeit, ich muss in fünf Minuten zur Arbeit, aber heute Nachmittag um vier, wenn ich zurück nach Hause komme, verspreche ich dir, dass wir uns gemeinsam hinsetzen und in Ruhe darüber reden.« Geduld und Toleranz spielen in diesem Alter eine wichtige Rolle. Aber auch scheinbar unpassende Aktivitäten wie den Kino- oder Discobesuch sollten Sie unterstützen. Hier treffen sich die Kinder und Jugendlichen mit Freunden. Diese gewohnten Aktivitäten im Freundeskreis geben ihnen Halt und Sicherheit.

STERBEN NACH WUNSCH – ZU HAUSE ODER IM KRANKENHAUS?

»Leben, das ist das Allerseltenste in der Welt – die meisten Menschen existieren nur.«

OSCAR WILDE

Erna und Helmut Schwesig sitzen eines Morgens in der palliativmedizinischen Sprechstunde. Erna Schwesig ist an einem metastasierten Brustkrebs erkrankt, der Tumor ist mittlerweile nach außen aufgebrochen. Die riesengroße Wunde muss aufwendig zu Hause versorgt werden. Beide sind über 80. Der Ehemann kümmert sich rührend und intensiv um seine Frau und bricht während des Gesprächs immer wieder in Tränen aus. Es wird klar, dass er mit der Versorgung völlig überfordert ist. Weil Herr Schwesig immer schlechter sehen kann, fällt es ihm schwer, seiner Frau die Medikamente zu richten. Er hat große Angst davor, dass er sich hier vertut. Auch schläft er fast keine Nacht mehr, aus Angst, es vielleicht nicht mitzubekommen, wenn seine Frau seine Hilfe benötigt. Erna Schwesig schafft es zwar noch, alleine aufzustehen und die paar Meter bis zur Toilette eigenständig ins Bad zu laufen, wird aber immer wackeliger. Hier besteht die Sorge, sie könnte vielleicht stürzen und sich zu allem Überfluss auch noch den Schenkelhals brechen. So sitzen beide im Sprechzimmer, traurig bis entmutigt. Helmut Schwesig schaut verzweifelt auf: »Ich habe meiner Frau versprochen, dass sie zu Hause sterben darf. Aber ich hab so wahnsinnige Angst davor, etwas falsch zu machen. Ich hab das Gefühl, ich schaff das nicht.«

Marvin, acht Jahre alt, wird mit einer unheilbaren Krebserkrankung zu Hause versorgt. Eines Tages sagt er zu den Palliativmedizinern bei einem Hausbesuch: »Mir geht es immer schlechter, und ich möchte bitte zum Sterben ins Krankenhaus.« Seine Eltern sind in diesem Moment nicht mit im Zimmer, und die Betreuer fragen ihn ganz erstaunt, warum er das denn unbedingt möchte, zumal aktuell seine Schmerzen und auch die Luftnot gut unter Kontrolle sind. »Eigentlich möchte ich das nicht wirklich, aber ich merke, dass meine Eltern das nicht schaffen«, lautet Marvins Antwort.

Es gibt vielfältige Gründe, warum eine Versorgung zu Hause nicht möglich ist. Wie soll ein alleinlebender Mensch mit schwersten Schmerzen und einem beginnenden Darmverschluss ohne Angehörige, nur mit gelegentlicher professioneller Hilfe, zu Hause versorgbar sein? Auch die aufopferungsvollsten und liebevollsten Angehörigen sind unter Umständen mit schweren Atemnotattacken überfordert. Darüber hinaus ist es nicht jedermanns Sache, einen geliebten Menschen zu pflegen, wie es in vielen Fällen zwingend notwendig ist. Wenn sich der bettlägerige Patient fünfmal am Tag schwallartig erbricht und dem Partner alleine beim Gedanken an und spätestens beim Geruch von Erbrochenem jedes Mal selbst schrecklich übel wird, ist eine solche Versorgung nicht zumutbar. Sehr oft stehen wir vor der Situation, dass Patienten sich wünschen, zu Hause versorgt zu werden und auch dort sterben zu können. Ihre Angehörigen fühlen sich dieser Aufgabe aber nicht immer gewachsen. Auch, weil sie später an dem Ort weiterleben müssen, an dem ihr Angehöriger verstorben ist. Aktuell betreuen wir eine Patientin, die seit dem Tod ihres Mannes vor einem Jahr das Wohnzimmer, in dem er gestorben ist, nicht mehr betreten kann. Aber auch das Zusammenleben mit schwer erkrankten Menschen ist für manche Familien untragbar.

Erst kürzlich hatten wir einen jungen Familienvater in der Versorgung, der aufgrund seiner Hirnmetastasen deutliche Wesensveränderungen zeigte und immer wieder, zumindest verbal, aggressiv gegen seine achtjährige Tochter wurde. Ihr war es zwar möglich, ihren Vater einmal am Tag kurz im Krankenhaus zu besuchen, aber sie hatte große Angst davor, dieser Situation zu Hause ständig ausgesetzt zu sein. In diesen Fällen ist es an uns Profis, genau diese Konflikte anzusprechen und zu versuchen, für alle Beteiligten tragbare Lösungsansätze zu entwickeln oder zumindest zu versuchen, gegenseitiges Verständnis zu wecken. Oft kann es hilfreich sein, als Arzt dem Patienten zu sagen, dass eine häusliche Versorgung aus bestimmten Gründen nicht sinnvoll oder möglich ist. Damit kann man beispielsweise die Ehefrau entlasten, die dann ihrem Mann eben nicht sagen muss, dass sie es nicht schafft. Trotzdem sind Schuldgefühle auf beiden Seiten nicht immer auflösbar. Viele Patienten haben in solchen Situationen das Gefühl, für alle nur noch eine Last zu sein, während die Angehörigen mit dem Gefühl kämpfen, ihren geliebten Mann, ihre heißgeliebte Mutter in ein Hospiz »abzuschieben«. In dieser Situation ist oftmals ein Perspektivwechsel hilfreich, und im Fall von Erna und Helmut Schwesig ist dies auch gelungen.

Den beiden Eheleuten konnte ein Palliativmediziner klarmachen: »Herr Schwesig, Sie sind den ganzen Tag damit beschäftigt, für Ihre Frau zu kochen, Sie richten die Medikamente und Sie machen sich wahnsinnige Sorgen, dass Sie etwas falsch machen. Sie können nachts nicht mehr schlafen. Wenn Ihre Frau in ein stationäres Hospiz aufgenommen wird, können Sie ein Stück weit die Verantwortung für die Medikamente oder auch für die nächtlichen Bedürfnisse abgeben. Dann haben Sie uneingeschränkt Zeit und können Ihrer Frau Ihre ganze Aufmerksamkeit schenken, weil Sie sich nicht mehr um diese Dinge kümmern müssen. Stellen Sie sich vor, Sie wären der Patient und Ihre Frau würde Sie versorgen. Was würden Sie sich wünschen, wie sie sich in dieser Situation verhalten sollte?«

PROFESSIONELLE BEGLEITUNG AM LEBENSENDE

»Sie sind wichtig, weil Sie eben Sie sind. Sie sind bis zum letzten Augenblick Ihres Lebens wichtig, und wir werden alles tun, damit Sie nicht nur in Frieden sterben, sondern auch bis zuletzt leben können.«

CICELY SAUNDERS

Palliativversorgung ist die aktive und umfassende Versorgung von Menschen jeden Alters mit schweren gesundheitsbezogenen Leiden infolge schwerer Erkrankung, insbesondere von Menschen nahe am Lebensende. Diese begleitende und stützende Fürsorgemedizin zielt auf die Verbesserung der Lebensqualität der Betroffenen, deren Familien und allen anderen Beteiligten. Palliativmedizin kommt vom lateinischen Wort »palliare«, das heißt »mit einem Mantel umhüllen«. Häufig liegt ein Missverständnis vor, dass bei Inanspruchnahme von Palliativversorgung der Tod schon quasi vor der Tür steht. Aber Palliativversorgung kann sich über viele Wochen, Monate, Jahre, manchmal sogar über Jahrzehnte erstrecken. Es geht darum, die Lebensqualität der Betroffenen und ihrer Angehörigen im gesamten Krankheitsverlauf bis hin zum Lebensende zu verbessern. Und wie bereits aufgezeigt, kann die frühzeitige Einbindung von Palliativmedizin nicht nur helfen, die Lebensqualität zu verbessern und belastende Beschwerden zu reduzieren, sondern tatsächlich auch zu einer Verlängerung der verbleibenden Lebenszeit beitragen. Zudem berichten viele Patienten, dass Palliativversorgung mit dazu beigetragen hat, neue, andere und zum Teil auch durchaus tröstliche Blickwinkel auf ihre Situation zu gewinnen.

Es geht darum, den Patienten und die Angehörigen während einer schwerwiegenden Erkrankung respektvoll zu unterstützen und bestmöglich bei der Bewältigung aktueller, aber auch zukünftig anstehender Probleme zu helfen, um ein höchstmögliches Maß an Selbstbestimmung und Lebensqualität zu ermöglichen. Im Verlauf jeder schweren Erkrankung können gravierende körperliche Beschwerden auftreten: Schmerzen, Atemnot, massivste Erschöpfungszustände, Übelkeit, Erbrechen, Appetitlosigkeit oder Ängste. Die Ursachen hierfür können vielfältig sein, zum einen bedingt durch die voranschreitende Erkrankung, aber auch durch die massive psychische Belastung, zum Teil auch durch Nebenwirkungen von Medikamenten oder als Folge der Behandlung.

Neben den körperlichen Beschwerden können die Patienten und ihre Angehörigen in dieser Zeit durch seelische, soziale und spirituelle Belastungen zusätzlich herausgefordert werden (Angst vor dem, was kommt, finanzielle Sorgen, Fragen nach dem Sinn des Lebens ...). Durch eine möglichst frühzeitige palliativmedizinische Versorgung und Begleitung kann es gelingen, dass solche Belastungen thematisiert und gemeinsam tragfähige Lösungsansätze entwickelt werden. Selbstverständlich bleibt dabei immer das Recht auf Selbstbestimmung gewahrt. Der »Chef« und die zentrale Figur im Rahmen dieser Versorgung ist immer der Patient.

Bei allen Entscheidungen werden immer der Betroffene und alle ihm nahestehenden Menschen einbezogen.

Welche Unterstützungsmöglichkeiten gibt es?

Hier muss man unterscheiden zwischen stationären Versorgungsformen wie Krankenhaus oder Hospiz und einer Unterstützung durch ambulante Versorgung, die zu Hause durchgeführt wird. Im Krankenhaus kann die Versorgung sowohl in der eigentlichen behandlungsführenden Abteilung stattfinden, das heißt, eine Patientin mit Brustkrebs wird weiter in der Klinik für Gynäkologie versorgt, ein Lungenkrebspatient von den Lungenfachärzten. Die Behandlung wird ergänzt durch ein spezialisiertes Team aus Palliativmedizinern, Palliativpflegekräften und weiteren bedarfsgerecht zugeschalteten Spezialisten. Ziel der Mitbetreuung durch einen palliativen Dienst ist, den palliativmedizinischen Bedarf des Patienten und seiner Angehörigen einzuschätzen, in enger Abstimmung mit den behandelnden Ärzten die belastenden Symptome zu behandeln und bei der Weiterversorgung zu unterstützen.

Ist der Bedarf an Unterstützung hoch, sei es durch ausgeprägte körperliche Beschwerden, sei es durch massivste Ängste und einen hohen Gesprächsbedarf, kann der Patient auch auf eine Palliativstation aufgenommen werden. Eine Palliativstation ist eine Akutstation in einem Krankenhaus, auf der der Patient von einem Team, das sich aus unterschiedlichen Berufsgruppen zusammensetzt, versorgt und begleitet wird. Ziel ist es hier, die körperlichen Beschwerden zu minimieren und die Weiterversorgung zu klären. Aber neben diesen lindernden ärztlichen oder pflegerischen Maßnahmen gibt es auch Gesprächsangebote für Patienten und Angehörige in sehr viel stärkerem Maße, als es auf anderen Stationen üblich ist.

Wenn eine palliativmedizinische Versorgung und Begleitung über einen längeren Zeitraum ambulant erfolgen soll (zum Beispiel zu Hause), übernimmt dies ein speziell ausgebildetes Team, ein sogenanntes SAPV-Team. Dieses besteht immer aus Palliativmedizinern und wird im Bedarfsfall durch andere Fachleute, wie zum Beispiel Psychologen, ergänzt. SAPV steht für Spezialisierte Ambulante Palliativversorgung und steht für die allermeisten Patienten in Deutschland zur Verfügung. Wenn eine dauerhafte Versorgung des Patienten zu Hause nicht mehr möglich ist, kann eine Begleitung in einem stationären Hospiz erfolgen.

Wie bekomme ich palliativmedizinische Unterstützung?

Je nachdem, wo Sie sich momentan befinden, ist Ihr primärer Ansprechpartner entweder der Hausarzt oder Ihr zuständiger Facharzt zum Beispiel für Onkologie oder für Gynäkologie, der Ihre Behandlungsleitung innehat. Es kann aber auch durchaus sein, dass in Absprache mit allen Beteiligten Hausarzt und Palliativmediziner gemeinsam Ihre Versorgung steuern. Grundsätzlich gilt, dass die Ärzte, die Sie bisher versorgt und behandelt haben, auf jeden Fall weiter Ihre Ansprechpartner bleiben. So ersetzt auch die Zuschaltung des SAPV-Teams auf keinen Fall die oft jahre- oder jahrzehntelange Versorgung durch den Hausarzt, sondern ergänzt sie nur. Abhängig von noch laufenden Behandlungen und Ihren momentanen oder zu erwartenden Beschwerden werden Ihre Ärzte mit Ihnen gemeinsam klären, welche Form der palliativmedizinischen Versorgung und Unterstützung aktuell für Sie geeignet ist. Hier ist es wichtig, immer wieder individuell und situationsbezogen aus den vielfältigen Versorgungsangeboten für Sie und Ihre Angehörigen das passende auszuwählen.

Was ist eine Palliativstation?

Die Palliativstation ist immer eine Akutstation eines Krankenhauses und dient vor allem dazu, eine Krisensituation abzufangen. Seien sie durch körperliche Beschwerden, zum Beispiel Schmerzen oder Luftnot, ausgelöst, durch eine schwere psychische Belastung oder auch eine Überlastung der Angehörigen zu Hause. Auf einer Palliativstation arbeiten Ärzte verschiedener klinischer Fachrichtungen, die nochmals speziell in Gesprächsführung und in weiterführenden Techniken der Leidensminimierung (Schmerztherapie, Kontrolle von Atemnot und anderen körperlichen Beschwerden) ausgebildet sind. Zu diesen Teams gehören Psychologen, Physiotherapeuten, Seelsorger, Sozialarbeiter, Kunst- bzw. Musiktherapeuten und andere, zum Beispiel Spezialisten für tiergestützte Therapie. Hier gilt es, das Behandlungskonzept individuell auf den Patienten und seine Angehörigen abzustimmen, um die bestmögliche Unterstützung und

Entlastung zu gewährleisten. Ziel eines Aufenthaltes auf einer Palliativstation ist es, wie schon gesagt, die Beschwerden zu lindern, die Lebensqualität zu verbessern und, wann immer möglich, eine Entlassung ins häusliche Umfeld zu ermöglichen. Sollte eine Erkrankung rasch voranschreiten, eine häusliche oder anderweitige Versorgung schwierig bis unmöglich erscheinen, können Patienten selbstverständlich auch bis zum Versterben auf einer Palliativstation versorgt werden. Da viele Patienten sehr spät an eine Palliativversorgung angebunden werden, treffen sie meist in einem sehr reduzierten Zustand auf der Station ein. So erklärt sich der Umstand, dass rund die Hälfte der auf einer Palliativstation aufgenommenen Patienten schlussendlich dort verstirbt. Aufenthalte auf Palliativstationen dauern in der Regel zwischen wenigen Tagen und einigen Wochen. Selbstverständlich kann diese Versorgung jedoch durchaus auch noch länger dauern, bei aufwendig zu versorgenden Wunden zum Beispiel. Kann eine anderweitige gute Versorgung für den Patienten nicht ermöglicht werden, können in Einzelfällen daraus ein paar Wochen werden, so dass niemand Angst haben muss, den Koffer vor die Tür gestellt zu bekommen.

Was ist ein stationäres Hospiz?

Ein Hospiz muss man sich ein bisschen wie eine Pflegeeinrichtung vorstellen, in die Menschen einziehen, um dort bis zum Tod zu bleiben. Man kann aber ein stationäres Hospiz auch lebend verlassen. So gibt es durchaus immer wieder Fälle, in denen man Patienten auch für eine bestimmte Zeitdauer im stationären Hospiz aufnimmt, bis sich zum Beispiel eine häusliche Versorgungssituation geklärt hat. Der Unterschied zwischen einer Pflegeeinrichtung und einem stationären Hospiz ist, dass der Personalschlüssel eines Hospizes sich wesentlich zugunsten der Patienten von einer Pflegeeinrichtung unterscheidet. So sind auch in einem stationären Acht-Betten-Hospiz mindestens zwei ausgebildete Pflegekräfte in der Nacht für die Patienten da. Außerdem haben die Pflegekräfte eine spezialisierte Ausbildung in Palliativversorgung absolviert. Ein Hospiz kommt nur dann in Frage, wenn sich der Patient in einem weit fortgeschrittenen Stadium einer Erkrankung befindet. Das gilt selbstverständlich nicht nur für Krebserkrankungen, sondern auch für jedwede andere Erkrankung, seien es Organerkrankungen der Lunge, zum Beispiel COPD, eine schwere Herzschwäche oder auch eine vorangeschrittene neurologische Erkrankung. Immer dann, wenn die Pflege zu Hause nicht möglich und eine Krankenhausbehandlung, zum Beispiel auf einer Palliativstation, nicht notwendig ist, kommt eine Hospizversorgung in Frage. Die medizinische Versorgung erfolgt in der Regel über den Hausarzt oder, wenn Patienten etwas weiter weg in ein stationäres Hospiz verlegt werden, über spezielle Ärzte und bei Bedarf ergänzend über das schon erwähnte SAPV-Team. Dadurch ist eine 24-stündige Rufbereitschaft auch zur ärztlichen Versorgung gewährleistet. Durch eine vorausschauende Notfallplanung ist in der Regel an alle Eventualitäten gedacht, und es kann in Krisensituationen sehr schnell reagiert werden.

Sowohl auf einer Palliativstation als auch in einem Hospiz ist es oberstes Ziel, eine möglichst individuelle Betreuung zu ermöglichen sowie Wünsche und Bedürfnisse nach Möglichkeit zu erfüllen, um damit ein hohes Maß an Lebensqualität zu gewinnen.

Wie kann ich auf einer Palliativstation aufgenommen werden?

Um auf eine Palliativstation aufgenommen zu werden, ist eine Krankenhauseinweisung durch den Haus- oder Facharzt nötig. Im Notfall nehmen einige Palliativstationen Patienten auch ohne Einweisung auf. In aller Regel gibt es jedoch Wartezeiten, da die Anzahl sowohl an Hospiz- als auch an Palliativbetten in Deutschland leider immer noch viel zu niedrig ist. In aller Regel wird – wie schon gesagt – der Haus- oder Facharzt mit Ihnen diese Möglichkeiten besprechen. Sie können auch als Betroffener oder als Angehöriger direkt mit einer Palliativstation Kontakt aufnehmen, dort anrufen und sich diese Station anschauen. Einige Stationen ermöglichen dies. Auch kann innerhalb eines Krankenhauses auf eine Palliativstation verlegt werden, insbesondere dann, wenn klar ist, dass ein Fortführen zum Beispiel einer Chemotherapie nicht mehr zielführend ist und mehr Schaden als Nutzen bringen würde.

Wie erfolgt die Aufnahme in ein stationäres Hospiz?

Hierzu bedarf es zuerst einer sogenannten Notwendigkeitsbescheinigung. Ihr betreuender Arzt muss ein Formular ausfüllen, um zu dokumentieren, dass diese Versorgung notwendig ist. Da es viel zu wenige Hospizplätze in Deutschland gibt, ist dieser Vorgang nötig. Man möchte hiermit auch ein Stück weit verhindern, dass ein stationäres Hospiz als Pflegeheim deluxe genutzt wird und dass Patienten aufgenommen werden, die zwar die besondere Versorgungsform begrüßen würden, bei denen aber dafür gesundheitlich keine Notwendigkeit besteht. Hierzu muss einem bewusst sein, dass ein Hospizplatz um ein Vielfaches teurer ist als eine vollstationäre Pflege in einer Altenhilfeeinrichtung. Das ist unter anderem auch der Grund, warum die Krankenkassen vehement versuchen, die Entstehung weiterer Hospize zu unterdrücken, weil damit natürlich auch die Kosten steigen. Patienten müssen für einen Hospizplatz im Gegensatz zu einem Platz in einem Pflegeheim nichts bezahlen.

Um den Unterschied zwischen einer Palliativstation und einem Hospiz noch einmal zu verdeutlichen: Bei einer Palliativstation geht es in der Regel darum, akute Symptomkrisen in den Griff zu bekommen, während hingegen der Aufenthalt in einem Hospiz eher dann ansteht, wenn die Erkrankung weit vorangeschritten und eine Versorgung im bisherigen Umfeld nicht mehr möglich ist. Aber hier sind die Grenzen fließend, und so werden auch Patienten mit Symptomkrisen in einem Hospiz aufgenommen und dort entsprechend intensiver durch den Hausarzt und oft durch das zusätzlich zugeschaltete SAPV-Team versorgt.

Welche palliativmedizinische Versorgung kann ich zu Hause erhalten?

Für die allgemeine Palliativversorgung ist der Hausarzt Ihr Ansprechpartner. Er kann mit Ihnen gemeinsam entscheiden, ob Hilfe durch das SAPV-Team zugeschaltet werden soll. Vorteil ist hier, dass 365 Tage im Jahr 24 Stunden ein kompetenter ärztlicher Ansprechpartner für Sie erreichbar ist und dass eine vorausschauende Notfallplanung für alle Eventualitäten existiert.

Wer kümmert sich während des Aufenthaltes auf einer Palliativstation oder in einem stationären Hospiz um die Angehörigen?

Grundsätzlich gilt, dass sich auf Palliativstationen und auch im stationären Hospiz Ihnen nahestehende Menschen rund um die Uhr dort aufhalten dürfen, wenn Sie es wünschen. Vielfach gibt es auch die Möglichkeit, dass Familienangehörige oder Freunde über Nacht bei Ihnen bleiben dürfen. In Einzelfällen haben schon Großfamilien mit mehr als fünf Personen auf einem Matratzenlager bei ihren Familienangehörigen im Zimmer die Nacht verbracht. Angehörige werden, wenn sie es möchten und können, in die Versorgung, auch die pflegerische, mit einbezogen und darin angeleitet. In aller Regel werden sie im Rahmen von Familiengesprächen in alle Überlegungen miteinbezogen, unterstützt und begleitet. Auch ist es durchaus üblich, dass Mitarbeiter aus dem psychosozialen Team oder aus den kreativen Berufen wie Kunst- und Musiktherapie sich hin und wieder ganz gezielt und ausschließlich um die Angehörigen kümmern und betroffene Kinder miteinbeziehen.

Palliativstationen und stationäre Hospize haben in der Regel ein Wohnzimmer und eine kleine Küche, die auch für die Angehörigen nutzbar sind, so dass zumindest ein kleines Stückchen Rückzug, Wohnlichkeit und Normalität im Krankenhaus oder im stationären Hospiz möglich ist.

Wer trägt die Kosten für die Palliativversorgung?

Die Versorgung auf der Palliativstation ist eine reguläre Kassenleistung und wird ohne jedwede Zuzahlung übernommen. Ebenso gehört die Spezialisierte Ambulante Palliativversorgung (SAPV) zu den regulären Leistungen Ihrer Krankenkasse, auf die Sie seit 2007 einen Rechtsanspruch haben. Hier muss zwar im Vorfeld die Kostenübernahme bei der Kasse beantragt werden, aber bei einer Genehmigung entstehen für Sie keinerlei Zusatzkosten.

Wer übernimmt die Kosten für die Betreuung im stationären Hospiz?

Der Aufenthalt im stationären Hospiz wird von Kranken- und Pflegekasse getragen. Hier kann für die Einrichtung keine 100-prozentige Kostendeckung erreicht werden. Der gegenwärtige Eigenanteil von fünf Prozent für den Träger wird jedoch über Spenden finanziert, so dass für Sie als Betroffener und Angehöriger auch ein Aufenthalt in einem stationären Hospiz kostenfrei ist.

Ergänzt werden kann eine Versorgung zu Hause durch ambulante Hospizdienste. Hier werden geschulte Ehrenamtliche eingesetzt, die von speziell ausgebildeten Koordinatoren für Sie passend ausgewählt werden. Sie können bei langfristiger Versorgung daheim wichtige Begleiter, Entlaster und Gesprächspartner werden. Auch diese Unterstützung ist für die Betroffenen und ihre Familien kostenfrei. Hierauf können Sie Ihren Hausarzt ansprechen oder sich direkt an die jeweiligen ambulanten Hospizdienste vor Ort wenden. Oft vermitteln diese Institutionen auch nachfolgende Trauerangebote.

Zunehmend entstehen spezielle palliativmedizinische Sprechstunden. Einige Krankenhäuser und Universitäten verfügen über eine palliativmedizinische Ambulanz. Mit einer Überweisung vom Arzt kann man dort ein Beratungsgespräch erhalten. Sie bekommen klare medizinische Empfehlungen bei körperlichen Beschwerden und werden über Behandlungsmöglichkeiten im Verlauf der Erkrankung aufgeklärt. Auch besteht die Möglichkeit, im Rahmen der SAPV nur eine Beratung zu verordnen. Sie dient einer grundsätzlichen Information über spätere Versorgungs- und Behandlungsmöglichkeiten und natürlich einem ersten Kennenlernen, was außerordentlich hilfreich ist, um Berührungsängste abzubauen.

WENN REDEN NICHT MEHR MÖGLICH IST

»Die wahre Freude ist die Freude am anderen.«

ANTOINE DE SAINT-EXUPÉRY

Für viele Menschen ist der Gedanke daran, mit einem nahestehenden Angehörigen über Sterben und Tod zu sprechen, sehr belastend. In den vorangegangenen Kapiteln haben wir versucht, diese Ängste und Vorbehalte abzubauen und Sie dazu zu motivieren, sich solchen Gesprächen zu stellen. Die Vorstellung, sich in einem Raum mit einem Sterbenden aufzuhalten, der nicht mehr auf Ansprache reagiert und sich nicht mehr mitteilen kann, erscheint noch viel bedrückender. Wie soll ich mich in einer solchen Situation verhalten? Woran kann ich erkennen, was der Sterbende von mir will? Viele Angehörige fühlen sich ohnmächtig und haben das Gefühl, gar nichts mehr tun zu können. Hier ist es natürlich eine große Erleichterung, wenn man im Vorhinein mit dem Angehörigen darüber gesprochen hat, was er sich in einer solchen Situation wünscht. Aber selbst dann bleibt immer eine Restunsicherheit. Und: Sie können in einer solchen Situation noch ganz viel tun.

Persönliche Nähe

Einen Menschen bis zu seinem Tod zu begleiten ist mit das größte Geschenk, das Sie einem Sterbenden machen können. Das Gefühl, bis zum Ende nicht alleine zu sein, ist ungemein wertvoll. Dabei zählt nicht unbedingt die Anzahl der Stunden. Dieses Gefühl können Sie auch dann vermitteln, wenn Sie sich zwischenzeitlich notwendige Auszeiten nehmen. Es geht eher darum, dass der Sterbende spürt, dass Sie an seiner Seite sind, dass Sie sich kümmern, dass Sie sich um ihn sorgen. Jemanden zu besuchen, an seinem Bett zu sitzen, das geht bis ganz zum Ende des Lebens. Achten Sie dabei darauf, wie viel Nähe gut für den Sterbenden ist. Halten Sie sich daran, was Sie (im besten Fall) im Vorfeld mit ihm besprochen haben, was er für sich als angenehm beschrieben hat. Wenn Sie im Vorfeld nicht darüber gesprochen haben – hören Sie auf Ihr Bauchgefühl.

Körperkontakt sollte eher ruhig vonstattengehen. Fassen Sie dem Sterbenden nicht dauernd ins Gesicht oder zupfen Sie an ihm herum. Halten Sie seine Hand, berühren Sie ihn an der Schulter.

Bei unserer Arbeit sehen wir immer wieder, dass Menschen auch dann noch auf Ihre Angehörigen reagieren, wenn sie sich schon in der Sterbephase befinden und nicht mehr ansprechbar sind. So werden Sterbende manchmal deutlich ruhiger, wenn eine nahestehende Person das Zimmer betritt und mit ihnen spricht. Das Gehör als Sinnesorgan ist als letztes noch aktiv. Das heißt, dass Sterbende noch sehr lange hören können, selbst wenn sie nicht unbedingt den gesamten Inhalt des Gesagten erfassen können. Kündigen Sie daher die Dinge an, die Sie im Begriff sind zu tun. Begrüßen

Sie den Sterbenden, wenn Sie das Zimmer betreten. Wollen Sie aufstehen, um das Fenster zu öffnen, sagen Sie das vorher. Wenn Sie die Lippen des Sterbenden befeuchten wollen – sagen Sie es vorher. Bei den Verrichtungen, die Sie »am« Sterbenden vornehmen – achten Sie auf seine Reaktion und respektieren Sie sie. Wenn Sie ihn beispielsweise im Bett umdrehen, um zu verhindern, dass der Patient sich wundliegt, er sich jedoch wehrt – lassen Sie es sein.

Die Tatsache, dass das Gehör als Letztes noch funktioniert, bedeutet, dass Sie den Sterbenden über die Sprache bis zum Schluss erreichen können. Lesen Sie ihm einen Text vor, von dem Sie wissen, dass er ihn immer mochte und / oder als beruhigend empfand. Sie können ihm etwas erzählen – aus ihrem aktuellen Leben oder lassen sie gemeinsame Erlebnisse Revue passieren. Sprechen Sie vielleicht darüber, was den Sterbenden für Sie so besonders macht und was Sie durch ihn gelernt haben. Sagen Sie aber auch, dass Sie weitermachen und zurechtkommen werden und dass der Sterbende loslassen darf.

Sie können dem Sterbenden natürlich auch andere Dinge »schenken«, die über das Gehör verarbeitet werden. Spielen Sie ihm seine Lieblingsmusik oder seine Lieblingssendung vor. Wenn jemand früher immer den Fernseher laufen hatte, kann ihm dies vielleicht auch in der Sterbephase guttun und ihn beruhigen. Genauso ist es beim Besuch. Jemand, der sein Leben lang ein sozialer Mensch war, genießt es vielleicht, wenn »die Bude« voll ist und er ihm vertraute Stimmen hört. Allerdings nimmt das Bedürfnis nach Ruhe und nach Erholung im Verlauf einer schweren Erkrankung eher zu.

Basale Stimulation

Das Verfahren der Basalen Stimulation ist auf Professor Dr. Andreas Fröhlich und Professor Christel Bienstein zurückzuführen. Ursprünglich wurde es für die Begleitung schwerstmehrfachbehinderter Menschen entwickelt. Dieses Konzept menschlicher Begegnung bietet Anregungen, um mit Menschen in Kontakt zu treten, die schwer beeinträchtigt sind und auf »normalem« Weg nicht mehr kommunizieren können. Ein Einsatzgebiet stellt auch die Begleitung von Sterbenden dar. Es geht bei der Basalen Stimulation um eine Förderung der Sinneswahrnehmung, der Körperorientierung und eine Verbesserung der Kommunikationsfähigkeit von Sterbenden. Auch das Körpergefühl eines Sterbenden kann damit verbessert werden. Ein Mensch, der im Bett liegt und sich wenig oder gar nicht bewegt, verliert das Gespür für den eigenen Körper und für dessen Grenzen. Dieser Verlust des Körpergefühls kann schon nach 24 bis 48 Stunden eintreten. Die Veränderung des Körpergefühls wird auch mit einer Betäubungsspritze beim Zahnarzt verglichen, die sich jedoch nicht auf den Mund beschränkt, sondern im ganzen Körper ausbreitet – und das dauerhaft.

Die Basale Stimulation möchte dieser Taubheit entgegenwirken und den Körper-, Schwingungs- und Gleichgewichtssinn stimulieren. Dies geschieht durch gezielte, langsame Berührungen, die durch keine andere Tätigkeit erreicht werden können. Natürlich können sich auch Massagen oder Ausstreichungen positiv auf das Körpergefühl auswirken. Die Basale Stimulation versucht jedoch durch Berührungen mit beiden Händen den Körper als Ganzes erfahrbar zu machen.

Einige Pflegekräfte in der Palliativversorgung sind in Basaler Stimulation ausgebildet – fragen Sie im Bedarfsfall nach. Die Basale Stimulation kann jeder Mensch in Kursen und durch Videos lernen. Üben Sie am besten zunächst an einer gesunden Person und wenden Sie erst danach die Technik bei Ihrem Angehörigen an. Grundsätzlich gehören auch orale (Geschmackserlebnisse), olfaktorische (Geruchserlebnisse), akustische (über Musik oder Klänge), visuelle (über Bilder, Filme, Fotos) und haptische Stimulationen (über das Betasten von Gegenständen) zur Basalen Stimulation. Ebenso verbessern vestibuläre (zum Beispiel durch Lageänderungen) oder vibratorische Stimulationen (Verbesserung der Oberflächen- und Tiefensensibilität durch die Erzeugung von Schwingungen) das Gefühl für den Körper.

WAS GENAU PASSIERT BEIM STERBEN?

Ich habe keine Angst vor dem Sterben,
ich möchte nur nicht dabei sein, wenn's passiert.

WOODY ALLEN

Gisela Maier, 84 Jahre alt, war zeit ihres Lebens eine sehr zurückgenommene Frau, die ihre eigenen Bedürfnisse fast immer dem Wohl der Familie untergeordnet hat. Sie hat nie viel Aufhebens um sich gemacht, hat immer alle unterstützt. Leise und unaufdringlich war sie für alle da. Als sie dann mit über 80 Jahren an Eierstockkrebs erkrankt, entscheidet sie sich gegen eine ausgedehnte Operation. Nach einem Chemotherapie-Zyklus, den sie mit Übelkeit und massiver Schwäche nur schlecht verträgt, beschließt sie für sich, den Kampf gegen die Krebserkrankung nicht weiterzuführen. Die Erkrankung schreitet relativ rasch voran, sie braucht nach kurzer Zeit Hilfe und Unterstützung bei der Pflege, die körperlichen Beschwerden Übelkeit, Appetitlosigkeit und auch Schmerzen können gut medikamentös beherrscht werden. Die Familie sorgt für ein gutes Netzwerk, die Patientin wird mit Hilfe von Spezialisierter Ambulanter Palliativversorgung zu Hause versorgt. Als bei weiter voranschreitender Tumorerkrankung dann ein Darmverschluss eintritt, wird sie kurz stationär aufgenommen und auf eine entsprechende Medikamententherapie eingestellt, die auch diese Beschwerden erträglich macht. Schlussendlich verstirbt Gisela Maier im Kreise ihrer Familie mit entsprechender medizinischer und pflegerischer Unterstützung gut symptomkontrolliert und friedlich. In ihren letzten Lebenswochen und -tagen äußert sie immer wieder große Zufriedenheit und Dankbarkeit, wie ihr Leben verlaufen ist, was aus ihren Kindern geworden ist und dass es für sie auch in Ordnung wäre, jetzt zu sterben.

Heiko Fischer, 53-jähriger Geschäftsführer eines mittelständischen Unternehmens, zeitlebens dynamischer Macher und Bestimmer (sowohl seine Familie als auch seine Mitarbeiter würden ihn eher als Brigadegeneral beschreiben), erkrankt an einem metastasierten Lungenkrebs. Heiko Fischer kann sich nicht mit dieser Situation abfinden und hadert sehr mit seinem Schicksal. Zwischen den Chemotherapien schleppt er sich immer wieder zurück in die Firma, zu Hause drangsaliert und schikaniert er seine Familie aufgrund seiner Unzufriedenheit und Hilflosigkeit. Die zunehmenden Schmerzen sind im Verlauf kaum unter Kontrolle zu bekommen. Es ist fast unmöglich, mit Heiko Fischer darüber zu sprechen, dass seine Erkrankung unheilbar ist und sein Lebensende bald bevorsteht. Wieder und wieder fragt er nach neuen Optionen und signalisiert, dass er bereit wäre, jedwede experimentelle Therapie an sich ausprobieren zu lassen. Als es ihm stetig schlechter geht, häufen sich seine cholerischen Ausbrüche, in denen er Frau und Kinder zum Teil wüst beschimpft, sich mit Ärzten sowie Pflegepersonal anlegt und jedes Medikament hinterfragt. Als Heiko Fischer dann zunehmend schwächer wird, kann er so gut wie überhaupt keine Hilfe mehr annehmen. Bei einem stationären Aufenthalt stürzt er mehrmals auf dem Weg vom Bett zur Toilette, weil er trotz wiederholten Aufforderungen, sich doch helfen zu lassen, auf seine Selbstbestimmung pocht und betont, er könne das sehr wohl noch alleine.

In der Sterbephase braucht Heiko Fischer extrem hohe Dosen an Schmerzmedikamenten, doch auch damit kann keine befriedigende Symptomkontrolle erreicht werden. Er ist unruhig, bettflüchtig und kämpft buchstäblich bis zum letzten Atemzug mit aller Kraft gegen das Unausweichliche an. Schließlich stirbt er mehr schlecht als recht symptomkontrolliert und für alle Beteiligten – sowohl die Familie als auch die professionellen Begleiter – ziemlich elend.

Diese Fallgeschichten zeigen, dass jeder Lebenslauf und jede Persönlichkeit einzigartig ist, und genauso erleben wir das im Sterben, teilweise noch pointierter. So ist es eher selten, dass ruhige, zurückgenommene Menschen sich im Sterbeprozess massiv aufbäumen, um sich gegen den Tod zu wehren. Aber ebenso erleben wir es auf der anderen Seite, dass sehr (selbst-)bestimmte Menschen mit aller noch verfügbaren Energie bis zum letzten Atemzug kämpfen, was vor allem für die Angehörigen außerordentlich herausfordernd sein kann. Sehr oft begegnen wir erschöpften Angehörigen, die über mehrere Tage dem Todeskampf ihres geliebten Angehörigen beiwohnten. Für sie ist es dann oft eine erste Entlastung, über den Verstorbenen zu sprechen. Die meisten pflichten uns in diesen Gesprächen bei, dass es tatsächlich nicht zu erwarten gewesen wäre, dass sich der Charakter des Verstorbenen ausgerechnet auf den letzten Metern des Lebens noch grundlegend ändert.

Unabhängig von den sehr individuellen Verhaltensmustern stellt sich die Frage, woran sterben wir eigentlich?

Schaut man sich die in Deutschland ausgestellten Todesbescheinigungen an, werden als Ursache meistens Herz-Kreislauf-Erkrankungen, Herzinfarkte, Schlaganfälle, aber auch Krebserkrankungen angegeben. Aber letzten Endes muss man fairerweise zugeben, dass in den allermeisten Fällen die Todesursache nicht so ganz genau bestimmt werden kann. Wir sind zum Beispiel der Meinung, dass eine 92-Jährige an Altersschwäche sterben kann, das heißt auf gut Deutsch, die Batterie war irgendwann leer. Allerdings ist diese Angabe juristisch nicht vorgesehen. Gesund zu sterben ist in Deutschland nicht erlaubt, man muss definitiv an einer Krankheit sterben. Der Notarzt, der nachts zu einem Sterbefall dazugerufen wird, saugt sich dann wahrscheinliche Krankheiten, die die Todesursache darstellen könnten, aus den Fingern. Um Missverständnissen vorzubeugen: Es ist nicht davon auszugehen, dass es sich hier in der Mehrzahl der Fälle um dramatische Fehleinschätzungen handelt, sondern keiner von uns kann von außen betrachtet, ohne eine Obduktion durchzuführen, sicher sagen, woran schlussendlich ein schwerstkrebskranker Mensch verstorben ist. In aller Regel sind eine Vielzahl von Organen erkrankt, daher kann man die Todesursache im Zweifelsfall nur durch eine Untersuchung des Leichnams klären.

Befragt man Menschen – und das müssen gar nicht unbedingt schwerstkranke Menschen sein –, wie sie denn irgendwann einmal gerne sterben möchten, so antworten die meisten: »Ich möchte gerne abends gesund einschlafen und am nächsten Morgen tot sein.« Dieses Glück ist jedoch nur wenigen Menschen vergönnt. Das Sterben ist meist ein Prozess, der sich von wenigen Minuten, zum Beispiel nach einem Autounfall oder einer Schussverletzung, bis hin zu Wochen oder gar Monaten (im Rahmen einer Krebserkrankung oder einer neurodegenerativen Erkrankung) hinziehen kann. Im Verlauf des Prozesses ist es nicht mehr möglich, mit dem Sterbenden so zu kommunizieren, dass wir von ihm eine Antwort auf die Frage bekommen, was er akut empfindet. So gehen wir zwar davon aus, dass beispielsweise die oft wenige Stunden vor dem Tod einsetzende Unruhe, eine auftretende Bettflucht oder auch die nestelnden Bewegungen eines Sterbenden oft nicht mehr als Belastung wahrgenommen werden. Doch dessen können wir uns natürlich nicht sicher sein.

Nehmen wir an, dass ein Patient aufgrund einer Krebserkrankung stirbt und nicht kurz nach einer Schussverletzung. Das heißt, der Sterbeprozess zieht sich über Tage bis eventuell Wochen hin. Was tritt als Erstes ein? Vielfach ist es ein zunehmendes Ruhebedürfnis und eine allgemeine Schwäche. Die Aktivitäten des täglichen Lebens werden immer beschwerlicher, die Körperpflege wird mühsamer und mühsamer, das Hungergefühl verschwindet und damit auch das Interesse an Nahrung. Der Körper selbst versucht, die wenigen vorhandenen Reserven sinnvoll zu nutzen, indem vermehrt die lebenswichtigen Organe durchblutet werden, während hingegen zum Beispiel Finger, Zehen oder die Nasenspitze schlechter durchblutet und kälter werden. Der Grad der Hilfsbedürftigkeit steigt, irgendwann schafft der Patient es vielleicht nicht mehr allein auf die Toilette. Mit als erster Sinn schwindet der Geruchssinn und damit verbunden auch ein wesentlicher Teil unseres komplexen Geschmacksempfindens, was wiederum Appetitlosigkeit und das Desinteresse zu essen noch verstärkt. Zumal die von außen in guter Absicht angebotene Nahrung, wenn der Patient sie sich denn noch mit Mühe zuführt, oft zu Übelkeit führt. Die Schwäche und das Schlafbedürfnis nehmen weiter zu. Viele Menschen atmen jetzt vermehrt durch den Mund. Dadurch trocknet er aus, was wiederum zu einem Gefühl von Durst führt, obwohl der Körper gar kein Bedürfnis nach Flüssigkeit hat. Hier kann man über eine gute Mundpflege und häufiges Anfeuchten der Mundhöhle, der Lippen und der Zunge das Durstgefühl mildern, anstatt größere Flüssigkeitsmengen von außen zuzuführen, die die immer schlechter funktionierenden Organe gar nicht mehr verarbeiten können, was zu neuen gravierenden Symptomen führen kann. Irgendwann zeigen sehr viele Menschen in den letzten Lebenstagen und -stunden eine zunehmende Unruhe, machen fahrige Bewegungen und deuten vielleicht auf Dinge, die gar nicht da sind. Viele Sterbenden fangen an zu nesteln, an der Decke zu zupfen, sich zu entkleiden oder versuchen immer wieder aus dem Bett aufzustehen. Sehr oft beruhigen sich Menschen in dieser Situation durch die Anwesenheit, durch Zuspruch und Berührung der ihnen vertrauten Personen schnell. Im weiteren Verlauf wird der Puls immer schwächer und flacher. Die reduzierte Durchblutung der Niere führt dazu, dass ihre Funktion nachlässt, die Urinmenge wird immer geringer, so dass irgendwann überhaupt kein Urin mehr produziert wird. Der Sterbende trübt oftmals ein, er ist dann von außen immer weniger erreichbar. Wir gehen davon aus, dass sowohl der Tastsinn als auch das Gehör bis zum Schluss funktionieren, was in der Sterbebegleitung von den Angehörigen genutzt werden kann. Aber seien Sie bei Berührungen vorsichtig. Menschen, die noch nie ein Freund von ausschweifendem Körperkontakt waren, wollen sicherlich auch in ihren letzten Lebensstunden nicht intensiv von drei Personen gleichzeitig betätschelt werden.

Im weiteren Verlauf des Sterbeprozesses wird die Atmung flacher, teilweise setzen Atempausen ein. Oftmals verändert sich auch das Atemmuster: Nach einer Serie von tieferen Atemzügen folgen Pausen und dann erneut tiefe Atemzüge. Die Haut des Sterbenden wird zunehmend fleckiger, denn die Durchblutung wird durch die reduzierte Zirkulation zum einen immer schlechter, zum anderen hat das sauerstoffärmere Blut eine dunklere Farbe. Dunkle Adern schimmern durch die wächserne Haut.

Für Menschen, die schon viele Sterbende begleitet haben, ist ein untrügliches Zeichen der Todesnähe die immer spitzer werdende Nase. Bei den morgendlichen Übergaben auf der Palliativstation heißt es dann: »Herr Bernhard aus Zimmer 7 hat seit gestern Abend eine ganz spitze Nase.«

Kurz vor dem Tod schwinden die Reflexe, zum Beispiel der Husten- oder Schluckreflex. Der im Bronchialsystem gebildete Schleim, der eigentlich dazu da ist, Dreck aus den Lungen über Husten nach außen zu transportieren, pendelt beim Atmen hin und her, und das führt zu der typischen Rasselatmung vor dem Lebensende, dem sogenannten Todesrasseln. Menschen, die diese Symptome zeigen, sind in der Regel schon bewusstlos, das Rasseln belastet sie nicht und ist insbesondere kein Zeichen von Luftnot. Trotzdem haben wir exzellente Medikamente, um diese Rasselatmung zu unterdrücken. Wir sagen immer, wir führen diese Therapie nicht mehr für die Patienten selbst durch, sondern für die Angehörigen, damit es sich für sie nicht so schlimm anhört.

Irgendwann kommt dann der Moment, in dem ein

Mensch seinen letzten Atemzug tut. Der Pulsschlag ist oftmals noch einige Sekunden länger zu spüren. Und dann stirbt ein Mensch. Wir erklären den Angehörigen im Vorfeld immer wieder, dass sehr oft einige Sekunden, teilweise bis zu Minuten später noch vereinzelte tiefe, seufzende Atemzüge auftreten können, die sogenannte Schnappatmung. Das sind tatsächlich die allerletzten Signale aus unserem Atemzentrum an die Muskulatur. Zu diesem Zeitpunkt ist jedoch die Großhirnfunktion bereits erloschen, das heißt, all das, was den Menschen ausgemacht hat, ist zu diesem Zeitpunkt schon nicht mehr da.

Nach dem Versterben dauert es mindestens eineinhalb bis drei Stunden, je nach Umgebungstemperatur, bis die sogenannten sicheren Todeszeichen eintreten. Erst dann darf ein Arzt zweifelsfrei den Tod eines Menschen feststellen. Dazu müssen entweder die Totenstarre eingetreten oder Leichenflecken am Körper nachweisbar sein. Diese entstehen, weil nach dem Versterben die Gefäße undicht werden, Blut teilweise aus den Gefäßen ins Gewebe dringt und diese Flecken bildet.

Auch wenn den ein oder anderen Menschen diese ziemlich detaillierte Beschreibung vielleicht erschreckt, so ist es nach unserer Erfahrung für die Mehrheit der Angehörigen eher entlastend zu wissen, wie das Sterben ablaufen wird, damit sie sich ein Stück weit dafür wappnen können.

KOMMUNIKATION MIT ANDEREN – WIE GEHE ICH MIT DER PALLIATIVSITUATION UND DEM VERSTERBEN UM?

Jeder Betroffene geht mit der Mitteilung einer palliativen Diagnose anders um. Viele behalten eine solche Nachricht erst einmal für sich, andere tauschen sich von Anfang an aus. Auch hier gibt es kein Richtig und kein Falsch. Grundsätzlich sind wir der Meinung, dass Offenheit (bis zu einem gewissen Grad) guttut, denn das Verheimlichen einer schwerwiegenden Erkrankung ist anstrengend. Man darf sich nichts anmerken lassen und muss so sein wie immer. Das kostet viel Kraft, die man eigentlich nicht hat, da der Umgang mit der Erkrankung bereits schwierig genug ist. Daher lautet unsere prinzipielle Empfehlung, als Betroffener und Angehöriger grundsätzlich offen mit einer solchen Diagnose umzugehen. Wie viel Informationen Sie dann »nach draußen« geben, bleibt natürlich Ihnen überlassen. Es kann hilfreich sein, im engen Kreis abzusprechen, wie man die Umwelt informieren möchte. Wir würden zwischen engeren Verwandten, engen Freunden und weitläufigen Bekannten unterscheiden. Grundsätzlich gilt: Je weniger nah einem die Person steht, desto weniger Informationen erhält sie.

Viele Betroffene berichten uns, dass sie von Menschen auf

ihre Erkrankung bzw. die Erkrankung eines Angehörigen angesprochen werden, mit denen sie eigentlich nie viel zu tun hatten. Achten Sie hier auf Ihr Bauchgefühl. Haben Sie den Eindruck, Ihr Gegenüber spricht in dieser Situation mit Ihnen, weil er tatsächlich ehrlich Anteil nimmt – nehmen Sie das Gespräch gerne an. Haben Sie aber den Eindruck, Ihr Gesprächspartner ist vor allem neugierig oder »sensationslüstern«, sollten Sie sich nicht scheuen, das Gespräch schnell zu beenden. Egal, welche Motive ein Gesprächspartner hat, wichtig ist immer, dass sich das Gespräch für Sie richtig anfühlt. Wenn Sie gerade mal einen guten Tag haben, vielleicht von einer schönen Verabredung kommen und es geschafft haben, zwei Stunden nicht so sehr an die Krankheit zu denken, und es ist Ihnen zu viel, nun schon wieder zu erzählen, was los ist – sagen Sie das offen! Egal, ob als Patient oder als Angehöriger: Wenn Sie das Gefühl haben, eine Auszeit zu brauchen, sprechen Sie dies bei Ihren Freunden ganz offen an: »Ich hatte einen beschissenen Tag. Ich möchte heute Abend beim Spazierengehen nicht über meine Krankheit und alles, was damit zusammenhängt, sprechen.« Für Ihre Freunde ist das mit Sicherheit in Ordnung. Aber nur nach einer solchen Ansage. Denn Sie zu treffen, ohne nach Ihrem Befinden zu fragen, würden Ihre mitfühlenden Freunde sonst nicht übers Herz bringen.

Verfahren Sie ähnlich mit »Tipps und Tricks«, die andere Ihnen mitgeben wollen. Fast jeder hat irgendeine entfernte Großtante, die an etwas Ähnlichem erkrankt ist und der dann die Sauerkrautwickel doch besser geholfen haben als die Chemotherapie. Natürlich spricht nichts dagegen, sich zu informieren und sich auszutauschen. Aber lassen Sie sich nicht durch Ratschläge von Menschen verrückt machen, die lieber in Aktionismus verfallen als gemeinsam mit Ihnen auszuhalten, dass Ihr Angehöriger nicht mehr gesund werden wird. Auch hier gilt – achten Sie auf Ihr Bauchgefühl! Haben Sie den Eindruck, jemand kann Ihnen hilfreiche Hinweise geben, vielleicht auch weil er bis vor kurzem seinen Ehepartner zu Hause gepflegt hat – nutzen Sie seinen Erfahrungsschatz. Beschleicht Sie aber das Gefühl, dass ein Gespräch Ihnen nicht guttut – äußern Sie dies freundlich, aber bestimmt. Nehmen Sie Ihre Grenzen ernst und zeigen Sie diese auch den anderen.

MERKE

So schwierig es auch sein mag: Besprechen Sie mit dem Erkrankten im Vorfeld, wer nach dem Tod informiert werden soll und durch wen. Oft sind die nächsten Angehörigen des Verstorbenen direkt nach dem Tod so überfordert, dass sie nicht mehr »funktionieren«. Dann ist es hilfreich, wenn bereits geregelt ist, wer direkt bzw. ziemlich zeitnah über das Versterben informiert werden sollte.

Umgang mit einem Menschen in Trauer

Wie sollte man mit einem Menschen umgehen, der gerade eine nahestehende Person verloren hat? Hier herrscht sehr viel Unsicherheit. Oft wird das Thema im Gespräch vermieden aus Angst, etwas Falsches zu sagen: Es ist die Angst davor, sich dem Tod selbst stellen zu müssen und/oder beim Gesprächspartner erneut Trauergefühle auszulösen. Viele

Trauernde fühlen sich jedoch dadurch verletzt, dass ihr Verlust nicht angesprochen wird. Sie erleben dies als ignorant, so als würde der Gesprächspartner ihr Recht auf Trauer nicht anerkennen. In anderen Fällen hat ein trauernder Angehöriger aber vielleicht auch Angst davor, auf seinen Verlust angesprochen zu werden, etwa im beruflichen Kontext. Oft steckt die Befürchtung dahinter, dann die Tränen nicht mehr zurückhalten zu können, in eine peinliche Situation zu geraten und sich unprofessionell zu verhalten. Diese Ausführungen zeigen, was bereits mehrfach im Buch deutlich wurde: Jeder Mensch ist anders und geht daher auch anders mit Trauer um. Es gibt daher kein Patentrezept, aber vielleicht ein paar Anhaltspunkte, die helfen können.

Seien Sie Sie selbst. Wenn Sie unsicher sind, sagen Sie das. Wir sind der Meinung, dass man ein Gesprächsangebot formulieren sollte, wenn man weiß, dass der Mensch, mit dem man sich gerade unterhält, einen Verlust erlitten hat. Ein Angebot kann man ablehnen, wenn man es nicht möchte. Der Schmerz, den man mit einer solchen Frage vielleicht auslöst, ist vermutlich geringer, als der Schmerz darüber, nicht gefragt worden zu sein, obwohl man es erwartet hätte. Sprechen Sie den Verlust dabei offen an: »Ich habe gehört, dass dein Vater gestorben ist. Wie geht es dir damit?« Versuchen Sie nicht, um den heißen Brei herumzureden, in der Hoffnung, dass Ihr Gegenüber es Ihnen abnimmt, das Thema anzusprechen. Indem Sie den Tod und die Trauer direkt benennen, vermitteln Sie Ihrem Gegenüber das Gefühl, ihn in seiner Trauer ernst zu nehmen.

Texten Sie den Trauernden nicht zu, um keine unangenehme Pause entstehen zu lassen. Versuchen Sie vor allem zu Beginn eines Gesprächs, ihm für seine Trauer und seine

Sorgen Raum zu geben. Es gibt keine Worte, um den Tod zu beschönigen oder das Gefühl der Trauer abzumildern. Floskeln wie »Die Zeit heilt alle Wunden« oder »Das wird schon wieder« sollten Sie vermeiden. Formulieren Sie Ihr Mitgefühl, nicht Ihr Mitleid: »Es geht mir sehr nahe, dass du deinen Vater verloren hast«, »Ich denke oft an dich und frage mich, wie es dir wohl gehen muss.« Wenn Sie nicht genau wissen, wie Sie Trost spenden können, sprechen Sie das lieber an, als über die Trauer des anderen hinwegzureden oder ihn mit gutgemeinten Sprüchen zu verletzen.

Wenn Sie das Thema wechseln wollen – formulieren Sie zuvor, dass Sie jederzeit für ein Gespräch über den Verlust des anderen zur Verfügung stehen. Wiederholen Sie dieses Gesprächsangebot ruhig häufiger. Manche Menschen brauchen Zeit, bis sie dafür bereit sind. Bieten Sie tatkräftige Unterstützung an. Für viele Trauernde bedeuten selbst die kleinsten Dinge im Haushalt plötzlich eine große Kraftanstrengung. Bringen Sie etwas zu essen vorbei oder helfen Sie beim Einkauf. Schlagen Sie vor, gemeinsam Zeit zu verbringen oder etwas zu unternehmen. Machen Sie dabei konkrete Angebote. Ein gutgemeintes »Ruf mich an, wenn du reden willst« reicht da nicht. Ein Trauernder hat oft große Hemmungen, den ersten Schritt zu machen. Auch wenn er (zunächst) ablehnt – ziehen Sie sich nicht beleidigt zurück, sondern wiederholen Sie Ihre Angebote. Der Trauernde entscheidet sich in diesem Moment nicht gegen Sie, sondern hat das Gefühl, einen Spaziergang nicht schaffen zu können. Fahren Sie auch einfach mal bei einem Trauernden vorbei. Sobald Sie vor der Tür stehen, hat er gar nicht viel Zeit, sich Gedanken zu machen, ob er das jetzt schafft oder nicht. Die meisten Menschen räumen nach solchen Überraschungsbesuchen ein, dass sie froh sind über die Ablenkung, dass sie dann doch gutgetan hat. Wenn Sie das Gefühl haben, dass der Trauernde Sie nicht hineinbitten möchte (oft schämen sich Trauernde, weil auch die Wohnung die Trauer widerspiegelt), bieten Sie zum Beispiel einen gemeinsamen Spaziergang an. Wenn Sie merken, dass es dem Trauernden wirklich sehr unangenehm ist, dass Sie ihn besuchen, gehen Sie wieder. Trotzdem haben Sie dem Trauernden gezeigt, dass Sie wirklich für ihn da sind.

Vermeiden Sie, Vergleiche zu ziehen mit dem Hinweis darauf, dass es anderen noch viel schlechter geht. Bewerten Sie nicht, nehmen Sie an, was der Trauernde fühlt und denkt, auch wenn Sie manches nicht nachvollziehen können. Versuchen Sie auch, den Umgang mit der Trauer des anderen nicht zu bewerten. Der eine Hinterbliebene ist vor Trauer wie gelähmt und kann seinen Alltag nicht mehr bewältigen, ein anderer stürzt sich in Ablenkung oder arbeitet vielleicht von früh bis spät. Dieser unterschiedliche Umgang mit Trauer lässt keinerlei Rückschlüsse auf die Tiefe der Beziehung zu. Nicht derjenige, der die Trauer am stärksten nach außen trägt, trauert auch am meisten. Häufig haben Trauernde ein schlechtes Gewissen, wenn es ihnen »zu gut« geht.

Nicht immer muss geredet werden, manchmal wird auch gemeinsam geschwiegen. Entscheidend ist, dass ein Trauernder sich in eine Gemeinschaft eingebunden fühlt und merkt, dass er bei anderen Halt und Trost finden kann, auch wenn natürlich niemand die verstorbene Person ersetzen kann. Je nachdem, wie Ihr Verhältnis zum Trauernden ist – nehmen Sie ihn in den Arm, drücken Sie seine Hand. Manchmal sagen Gesten mehr als viele Worte.

Jeder trauert anders, und jeder trauert unterschiedlich

lang. Versuchen Sie also zu vermeiden, den anderen unter Druck zu setzen. (»Das ist doch jetzt schon ein Jahr her, versuch doch mal, wieder nach vorne zu schauen.«) Trauer verläuft oft wellenförmig, auf gute Tage folgen auch immer wieder schlechte, beispielsweise wenn ein Jahrestag ansteht oder Familienfeste wie Weihnachten vor der Tür stehen. Häufig erleben die Menschen, die dem Verstorbenen am nächsten standen (zum Beispiel der Ehepartner), nach sechs Monaten eine Krise. Also dann, wenn die anderen erwarten, dass es jetzt endlich wieder bergauf geht. Das kann mit verschiedenen Aspekten zusammenhängen, beispielsweise damit, dass der Trauernde merkt, wie bei allen anderen die Normalität ins Leben zurückkehrt. (Sie leben eben nicht in einem »leeren« Haus, haben ihre eigene Familie, mit der sie in Urlaub fahren können usw.) In diesen Situationen spürt der »nächste« Angehörige umso mehr, was er verloren hat. Reagieren Sie in einem solchen Fall verständnisvoll, nicht mit Vorwürfen oder Kritik durch Aussagen wie »Aber es ging dir doch zwischendurch schon viel besser, wieso denn jetzt wieder so eine Krise?«. Ganz allgemein ist es in der Trauersituation wichtig, offene Fragen zu stellen, um den Trauernden verstehen zu können. Meist lassen sich seine Gefühle dann besser nachvollziehen. (»Ich habe den Eindruck, dass es dir jetzt wieder viel schlechter geht. Empfindest du das auch so? Was ist dein Eindruck, wieso das so ist?«)

Nicht immer ist der Umgang mit Trauernden leicht – teilweise können Gespräche mit ihnen auch ärgerlich machen. Wenn zum Beispiel immer wieder »durchgekaut« werden muss, dass man drei Tage vor dem Tod vielleicht doch hätte etwas länger am Bett sitzen können. Den Trauernden beschäftigen diese Themen anscheinend nachhaltig – versuchen Sie zu verstehen, warum.

Einem Trauernden Ratschläge zu geben, wie er mit seiner Trauer umzugehen hat, ist ein zweischneidiges Schwert. Einerseits ist Trauer ein individueller Prozess, durch den jeder seinen eigenen Weg finden muss. Manchmal werden Tipps auch falsch verstanden – beispielsweise als Ungeduld –, oder sie vermitteln dem Trauernden das Gefühl, Sie seien der Meinung, alles wäre ganz einfach zu bewältigen. Erkennen Sie die Schwierigkeit an, fragen Sie um »Erlaubnis«, Ratschläge geben zu dürfen, relativieren Sie diese aber auch. (»Ich kann nur in Ansätzen nachempfinden, wie es dir geht. Ich weiß, dass jeder Mensch seinen eigenen Weg finden muss, mit seiner Trauer umzugehen. Ich habe mit verschiedenen Dingen gute Erfahrungen gemacht. Wäre es in Ordnung, wenn ich dir erzähle, was mir geholfen hat? Dann kannst du für dich entscheiden, ob du etwas davon ausprobieren möchtest oder nicht.«)

Wie bereits erwähnt, löst das Ansprechen von negativen Gedanken oder Gefühlen diese nicht aus. Dies gilt auch für die Erinnerung an den Verstorbenen. Fragen Sie den Hinterbliebenen ruhig nach gemeinsamen Geschichten. Schweigen Sie den Verstorbenen im wahrsten Sinne des Wortes nicht tot. Die meisten Trauernden denken sowieso viel an ihre Verstorbenen. Über ihn oder sie sprechen zu können, gemeinsame (vielleicht vor allem auch schöne) Erinnerungen mit anderen teilen zu können hilft oft. Wenn Sie sich diesbezüglich unsicher sind – fragen Sie einfach nach. Wie schon mehrfach betont – Trauernde verstehen, dass man nicht genau weiß, wie man sich verhalten soll.

Zeigt der Trauernde Emotionen und weint, halten Sie das

aus. Versuchen Sie nicht zu trösten, um diese Tränen möglichst schnell zu trocknen. Reichen Sie Taschentücher, sagen Sie, dass es okay ist zu weinen und dass der Trauernde seinen Gefühlen freien Lauf lassen soll – das befreit.

Was sollte ich als Trauernder in der Kommunikation mit anderen beachten?

Wenn man trauert, hat man das Gefühl, weit weg von allen anderen zu sein. Oft fühlt es sich an, als könne niemand anderes dieses Gefühl tiefster Trauer nachempfinden. Manchmal stimmt das natürlich auch, nicht jeder hat den Verlust eines geliebten Menschen schon erlebt. Aber denken Sie daran, die anderen sind nicht schuld daran, dass es Ihnen schlechtgeht. Versuchen Sie, sich nicht in Wut oder Aggression anderen gegenüber zu verlieren. Eigentlich gilt Ihre Wut dem Schicksal, Gott oder wer auch immer dafür verantwortlich ist, dass das Leben und Sterben so verläuft, wie es verläuft.

Auch als Trauernder ist es wichtig, authentisch zu sein. Stehen Sie zu Ihren Gefühlen! Wenn Sie wütend sind, versuchen Sie den Menschen, die Ihnen am nächsten stehen, zu erklären, warum Sie diese Wut verspüren. Reden Sie über Ihren Verlust! Vielleicht nicht mit jedem, der Sie danach fragt, in aller Ausführlichkeit, aber suchen Sie sich enge Bezugspersonen, zu denen Sie offen sein können. Das muss nicht immer die beste Freundin oder der beste Freund sein. Manchmal wird ein Mensch ihre Hauptbezugsperson, der Ihnen vorher gar nicht so nahestand. Manchmal fällt es einer trauernden Person leichter, mit jemandem zu sprechen und Zeit zu verbringen, von dem sie weiß, dass er etwas Ähnliches erlebt hat. Lassen Sie solche neuen Freundschaften zu, erklären Sie es aber den Menschen, die Ihnen sonst immer in Krisensituationen zur Seite gestanden haben, und lassen Sie diese nicht außen vor!

Suchen Sie sich also enge Bezugspersonen, mit denen Sie regelmäßig sprechen können. Natürlich dürfen Sie sich auch zurückziehen, das gehört zum Trauern dazu. Aber egal, wie schwer es Ihnen fallen mag – lassen Sie sich von anderen unterstützen. Das kann bei Alltagstätigkeiten sein, die Ihnen auf einmal zu viel sind, weil Sie wie in einem Bleianzug durchs Leben gehen. Versuchen Sie bewusst hinauszugehen und sich abzulenken. Vielleicht tut es nicht unbedingt gut, ein Eis zu essen in dem Café, in dem Sie immer mit dem Verstorbenen waren. Probieren Sie etwas Neues aus. Oft kommt einem eine Unternehmung im Vorfeld unmöglich vor, aber hinterher ist man froh, dass man es gemacht hat!

Machen Sie sich klar, dass es für die Menschen aus Ihrem Umfeld viel schwerer auszuhalten ist, immer wieder zurückgewiesen zu werden, als wenn sie spüren, dass sie Ihnen helfen können. Natürlich möchte man stark sein und niemandem zur Last fallen (denken Sie noch mal an die inneren Antreiber auf Seite 41). Aber jedem ist klar, dass das in einer Trauersituation nicht möglich ist. Lassen Sie sich helfen, bitten Sie Ihre beste Freundin, die plötzlich vor der Tür steht, herein. Auch wenn es nicht super aufgeräumt ist – niemand erwartet das von Ihnen, außer vielleicht Sie selbst.

Versuchen Sie außerdem, in Gesprächen offen zu sein. Wie bereits erwähnt, sind die meisten Menschen im Umgang mit Trauernden unsicher. Aber Ihr nahes Umfeld will Sie unterstützen, Sie nicht zusätzlich quälen. Haben Sie den

Eindruck, der andere möchte partout nicht über Ihren Verstorbenen reden, Ihnen würde das aber guttun – sagen Sie das offen! Versuchen Sie sich selbst, Ihre Gedanken und Gefühle, so gut es geht, zu erklären, versuchen Sie aber auch, den anderen nach Möglichkeit zu verstehen. Ziehen Sie nicht nach der ersten »blöden« Situation den Schluss, dass der andere Sie sowieso nicht versteht und Sie besser alles alleine mit sich ausmachen, bevor andere Ihnen ungefragt Tipps geben. Nicht umsonst ist der Satz »Geteiltes Leid ist halbes Leid« ein geflügeltes Wort, und natürlich kann Ihnen niemand die Trauer nehmen. Aber Leid, das man teilt, ist mit Sicherheit etwas leichter zu ertragen.

Gelingt es Ihnen überhaupt nicht, mit der Trauer umzugehen, isolieren Sie sich sozial mehr und mehr, und haben Sie den Eindruck, dass es keinen Sinn mehr macht weiterzuleben – dann holen Sie sich professionelle Hilfe. Jeder Mensch braucht unterschiedlich viel Zeit, um die Trauer und den Verlust irgendwie ins Leben zu integrieren und wieder in den Alltag zurückzufinden. Als grobe Orientierung gilt, dass bis zu drei bis fünf Jahre Trauerzeit normal sind. Allerdings sollte nach einigen Wochen wieder eine gewisse Alltagsroutine, wie zur Arbeit oder zur Schule zu gehen, möglich sein. Verliert man sein Kind, kann dies noch länger dauern, hier gelten bis zu zehn Jahre Trauerzeit als normal. Damit ist nicht gemeint, dass man danach nie wieder an den Verstorbenen denkt. Die Trauer wird den Hinterbliebenen natürlich auch darüber hinaus begleiten. Es wird immer wieder weh tun, doch geht es jetzt darum, dass man nach dieser Trauerphase in der Lage sein sollte, trotz des Schmerzes wieder ein eigenes Leben zu führen und auch mal etwas Schönes zu erleben. Hier passt das Bild einer Wunde sehr gut. Am Anfang ist sie tief und offen, tut höllisch weh, und jeder kann sie sehen. Mit der Zeit bildet sich oberflächlich eine Kruste, aber darunter ist noch immer eine Wundfläche. Irgendwann bleibt »nur noch« eine Narbe zurück. Diese schmerzt immer wieder, wie eine richtige Narbe bei Wetterumschwung. Bei der Trauer können dies Geburtstage, Familienfeste oder Jahrestage sein, die diesen »Narbenschmerz« auslösen. Die Narbe bleibt für immer und ist ein Zeichen, dass das Leben nie wieder so sein wird wie zuvor.

INSELN IM STERBEPROZESS

*»Das Leben hört nicht auf, lustig zu sein, wenn Menschen sterben.
Ebenso bleibt es ernst, wenn Menschen lachen.«*

GEORGE BERNARD SHAW

Offen über das Sterben zu reden hat eine entlastende Funktion, das ist an vielen Stellen des Buches deutlich geworden, aber man kann und soll sich nicht jeden Tag von früh bis spät damit beschäftigen. Niemand ist in der Lage, ein bedeutungsschweres Gespräch nach dem anderen zu führen, mit dem Gedanken im Hinterkopf, es könnte möglicherweise das letzte sein. Zwischendrin muss Raum für schöne Unterhaltungen, für Ablenkung, für angenehme Momente trotz der Krankheit sein. Und es muss auch Zeit für Spaß und Humor bleiben.

Was können also mögliche »Inseln« sein, die für einen Moment so etwas wie Normalität herstellen, die die Krankheit für einen Moment in den Hintergrund drängen und dem Betroffenen erlauben, einmal durchzuatmen, zu leben und zu genießen?

Grundsätzlich sind hier der Phantasie keine Grenzen gesetzt. Auch hier gilt wieder: Die Aktivität sollte individuell an den Erkrankten sowie seine Angehörigen angepasst sein. Haben Sie zum Beispiel immer sonntags zusammen den »Tatort« geschaut, tun Sie das doch auch im Krankenhaus, im Hospiz oder zu Hause. Auch wenn Ihr Angehöriger im Pflegebett liegt, gibt es Möglichkeiten, eine gemütliche Atmosphäre zu schaffen. Wir haben auf unserer Station einmal eine Feier organisiert, zu der eine Patientin ihren Kegelclub eingeladen hat. Das Krankenzimmer wurde dekoriert, Getränke und Snacks sowie eine Musikanlage wurden besorgt. Es wurde viel gelacht, erzählt (und auch sehr ordentlich getrunken), und die Patientin genoss es sehr, im Mittelpunkt der Aufmerksamkeit zu stehen. Sie verstarb zwei Tage später. Sie sehen, bis fast ganz zum Ende kann es möglich sein, schöne Momente zu erleben – wenn der Betroffene und auch die Angehörigen dazu bereit sind.

Manchmal können auch Kleinigkeiten sehr viel bewirken. Beispielsweise können frische Blumen helfen, die so im Zimmer platziert werden, dass der Erkrankte sie sehen und riechen kann. Man kann auch Handtücher mitbringen, die vertraut riechen und ein Stück Zuhause ins Krankenhaus oder ins Hospiz transportieren, genauso wie Fotos oder andere »Dekorationsartikel«, die dem Erkrankten immer sehr viel bedeutet haben.

Es ist wichtig, positive Aspekte des Lebens zu betonen und zu aktivieren. In der Psychotherapie gibt es einen Bereich, der sich explizit damit beschäftigt. Die sogenannten euthymen Verfahren konzentrieren sich auf Freude, Wohlbefinden oder Genuss, also auf Dinge, die der Seele unabhängig von Erkrankungen guttun. Einige Aspekte dieser Therapieform kann man als Inspiration nutzen und als Angehöriger in einer Palliativsituation anwenden. Dabei beziehen sich euthyme Verfahren immer auf die persönlichen Ressourcen, es muss also geschaut werden, woran ein Erkrankter denn Freude haben könnte. Ein Beispiel für ein euthymes Verfahren haben wir schon kennengelernt, das Genusstraining (siehe Seite 96).

Auch Entspannungstechniken und Phantasiereisen gehören zu diesen Verfahren, da Sie dem Erkrankten eine Auszeit ermöglichen. In der Phantasie kann man an den Lieblings-Urlaubsort zurückkehren, sich an Orte träumen, die man gerne noch besucht hätte, oder einfach auf einer blühenden Frühlingswiese ein bisschen Ruhe genießen. Solch eine Phantasiereise kann man auch mit seinem Angehörigen machen und sich beispielsweise von einer Anleitung auf CD unterstützen lassen.

Natürlich können Sie eine solche Reise auch individuell gestalten und sie aufnehmen. Wenn die Aufmerksamkeit eines Erkrankten beispielsweise auf die letzte gemeinsame Reise gelenkt wird, kann er sich vielleicht für eine gewisse Zeit von unangenehmen Themen und Empfindungen zerstreuen lassen.

Genuss sollte, so lange es irgendwie geht, ermöglicht werden. Vor kurzem hatten wir auf unserer Palliativstation eine Patientin, die in ihrem Zweibettzimmer ihre Kaffeemaschine von zu Hause aufgebaut hatte. Sie liebte Latte macchiato aus ihrer Maschine und wollte die Möglichkeit haben, sich einen Kaffee zuzubereiten, wenn ihr danach war. Sie konnte zwar nur ganz kleine Schlucke davon nehmen, weil sie unter einer massiven Verengung der Speiseröhre litt und zudem mit Übelkeit kämpfte. Trotzdem vermittelte ihr diese Maschine ein Stück Heimat und auch Selbstbestimmung. Schauen Sie als Angehöriger, womit Sie Ihrem Erkrankten eine Freude machen können, und äußern Sie als Betroffener Ihre Wünsche. Das kann ein kleiner Schluck vom Lieblingsrotwein oder ein Stück vom Lieblingskuchen sein. Allerdings müssen Sie bedenken, dass der Appetit mit fortschreitender Erkrankung nachlässt. Seien Sie nicht enttäuscht, wenn der Erkrankte nur ein kleines Stück Ihres Kuchens essen kann. Drängen Sie ihn nicht dazu. (Diese Reduktion des Appetits ist letztlich eine Schutzfunktion des Körpers, der größere Mengen an Nahrung nicht mehr verarbeiten kann. Hier ist wichtig zu bedenken, dass ein Mensch nicht stirbt, weil er nicht mehr isst, sondern nicht mehr isst, weil er stirbt. So besorgt Sie als Angehöriger auch sind und so gut Sie es meinen – einen Sterbenskranken zum Essen überreden zu wollen, ist nie eine gute Idee.) Und trotzdem kann ein Löffel Schokopudding wahnsinnig guttun. Wenn jemand gar nicht mehr schlucken kann, gibt es die Möglichkeit, ihm seine Lieblingsspeise in ein »Kausäckchen« zu füllen, um ihm das Geschmackserlebnis zu ermöglichen. Das Gleiche funktioniert auch mit Getränken. Füllen Sie beispielsweise Aperol Spritz in eine kleine Sprühflasche und sprühen Sie der erkrankten Person zwei bis drei Sprühstöße in den Mund. Dies ist gut gegen einen trockenen Mund und erlaubt ein angenehmes Geschmackserlebnis.

Geben Sie Ihrem schwer erkrankten Angehörigen die Möglichkeit, positive Gefühle wie Freude oder Stolz spüren zu können. Fragen Sie bewusst nach Ereignissen, in denen der Betroffene wichtig und hilfreich war. Sprechen Sie auch darüber, was Sie von ihm gelernt haben, wofür Sie ihn immer bewundert haben und welche Ratschläge von ihm Sie in Ehren halten. Lassen Sie den Erkrankten noch einmal erzählen, wie er seine Frau kennengelernt und welche Streiche er als Junge gespielt hat. Fragen Sie eine Mutter, wie sie die Geburt ihres Kindes erlebt hat. Sie werden merken, wie gut das den Patienten tut und wie lebhaft Menschen, die sonst vielleicht ruhig und kraftlos im Bett liegen, plötzlich noch mal lebendig zu erzählen beginnen.

Nutzen Sie das soziale Netz des Erkrankten, wenn er dies wünscht. Wenn Sie beispielsweise nicht immer im Krankenhaus oder im Hospiz sein können oder wenn der Erkrankte zu Hause ist, kann es für ihn abwechslungsreich und entspannend sein, wenn andere Menschen zu Besuch kommen. Anderer Besuch bedeutet andere Themen, neuen Input, Teilhabe an anderen Bereichen des Lebens. Solche Besuche sollten aber im Vorfeld besprochen werden. Mancher Erkrankte möchte seine Kraft für die Familie aufsparen oder in seinem Zustand nicht von anderen gesehen werden.

Humor

Einmal in der Woche machen wir auf unserer Palliativstation eine Chefvisite. Mit den Patienten gibt es viel Beängstigendes und Bedrückendes zu besprechen, Sorgen, Nöte und Hoffnungen werden geäußert. Wir versuchen, so unvoreingenommen wie möglich jedem einzelnen Patienten und seinen Angehörigen zu begegnen und diese Visite für alle Beteiligten zu einem besonderen Moment in dieser Woche zu machen. Eine Sache nehmen wir uns dabei immer wieder vor: Wir wünschen uns, dass uns jeder Patient ein Lächeln schenkt, ein Lachen wäre natürlich noch schöner. So erleben wir neben ganz vielen bedrückenden, traurigen und berührenden Momenten immer wieder kleine Augenblicke, in denen es gelingt, Patienten – wenn auch nur für einen ganz kurzen Moment – von ihrem Zustand abzulenken und ihnen auf einer ganz anderen Ebene zu begegnen.

Von dem österreichischen Neurologen, Psychiater und KZ-Überlebenden Viktor Frankl stammen die Sätze »Humor ist eine Trotzmacht, ein Gegenspieler der Angst«, und »Es gibt nun einmal Situationen, in denen einem eben keine Wahl mehr bleibt, es sei denn die Wahl der Haltung und der inneren Einstellung«. Humor ist ein Mittel, mit dem es den Menschen leichter fallen kann, Tod und Sterben zu thematisieren, ohne dabei Angst aufzubauen. Nachdem eine Patientin bei der Physiotherapie ziemlich über die Station gescheucht wurde, fragte sie uns mit einem Augenzwinkern: »Wissen Sie eigentlich, was der Unterschied zwischen einem Tumor und einer Physiotherapeutin ist?« Natürlich wussten wir das nicht. »Ein Tumor kann auch gutartig sein.«

Humor beschreibt die innere Haltung und entfaltet oftmals gerade dann seine heilsame Wirkung, wenn es einem Menschen besonders schlechtgeht. Dann bietet sich die Möglichkeit, zumindest für einige Sekunden aus einer vielleicht kaum erträglichen Situation auszubrechen und sich über sie zu stellen. Natürlich ändert ein humorvoller Umgang nichts an den Gegebenheiten, aber sehr wohl an der Art, wie wir sie wahrnehmen und mit ihnen umgehen.

Humor ist nachweislich eine große Ressource, sowohl für kranke Menschen, für deren Angehörige, aber auch für uns professionelle Begleiter. Es ist vollkommen in Ordnung, wenn ab und an auch mal schwarzer Humor mit ins Spiel kommt. Sterbenskranke Menschen entlastet es zum Teil enorm, wenn sie Situationskomik zulassen und sich und ihre zunehmenden Einschränkungen auch mal auf die Schippe nehmen können. Dann gelingt es vielen Sterbenskranken tatsächlich, Witze über ihre Krankheit und übers Sterben zu machen, um damit nicht nur ein Stück weit die Situation zu verarbeiten, sondern gleichzeitig die Begleitenden zu entlasten.

Für Angehörige ist es oftmals viel schwerer, Humor im Beisein eines geliebten sterbenskranken Menschen zuzulassen, denn oft kommen Schuld- und Schamgefühle auf. Sich dabei zu ertappen, wie man in dieser Situation über einen Witz auch nur schmunzeln kann, ist für viele Angehörige nicht leicht. Aber es ist umso wichtiger zu verstehen, dass Humor auch Angehörige extrem entlasten kann und er ihnen hilft, sich selbst in dieser schweren Zeit über Wasser zu halten.

E. Noni Höfner und Sascha Neumann zeigen an einem Beispiel aus der Praxis sehr anschaulich, wie das ablaufen kann:

> »Herr Neumann begleitet Frau Bahler schweigend zum Auto. Sie unterbricht die Stille: ›Mein Mann wird nach meinem Tod zurück nach Amerika gehen. Mir ist im Grunde egal, was mit mir passiert. Er will mich einäschern lassen und die Urne mit in die USA nehmen. Dort werde ich wohl auf dem Kaminsims enden. Wissen Sie was? Ich hasse Amerika! Überall diese fetten Menschen. Überall Klimaanlagen. Ich hasse Klimaanlagen!‹ Stille. Sie weint. Er riskiert es und sagt: ›Nun: In der Urne werden Sie von der Klimaanlage nicht viel mitbekommen.‹ Sie schauen sich an. Sie lacht. Beide lachen.« (Aus: Psychotherapeutische Perspektiven am Lebensende, 2018)

Auch für Profis im Umgang mit sterbenskranken Menschen ist Humor eine wichtige Ressource, um in diesem anstrengenden Arbeitsfeld dauerhaft gesund zu bleiben. Daher wird es Sie nicht wundern, dass im Dienstzimmer laut und viel gelacht wird und dass sich viele Witze um Tod und Sterben drehen. Schmunzeln, lachen, miteinander für einen kurzen Moment diese gelöste Stimmung teilen, auch für uns Palliativmediziner ist ein guter Witz eine Kraftquelle und ein Schutz vor Burn-out. Hier ein Beispiel: Patient zum Arzt: Ich kann mich einfach nicht zwischen einer Operation und dem Sterben entscheiden. Arzt: Mit ein bisschen Glück können Sie beides haben.

Sterbenskranke Menschen haben sehr feine Antennen für die Atmosphäre, die um sie herum herrscht. In einem wertschätzenden, mitfühlenden und humorvollen Kontext fällt es ihnen viel leichter, ihre Emotionen zum Ausdruck zu bringen. Lachen kann nachweislich dazu führen, dass Schmerzen reduziert werden. Man kann, wenn auch nur für Momente, seinem eigenen Schicksal entfliehen. Manchmal gelingt es darüber sogar, neue Aspekte des eigenen Krankseins oder der Beziehung zu seinen Mitmenschen zu entdecken. Humor (auch schwarzer) kann dabei helfen, Aggressionen herauszulassen und ein wenig loszuwerden.

»Schwester Petra, wo bringen Sie mich denn hin?«
»Zum Friedhof.«
»Aber ich bin doch noch gar nicht tot.«
»Wir sind ja auch noch nicht da.«

Oma holt das Rad aus der Garage, da fragt die kleine Leni:
»Wo fährst du denn hin?«
»Zum Friedhof, mein Kind.«
»Und wer bringt das Rad wieder nach Hause?«

Wichtig ist es, dass man miteinander lacht, nicht übereinander. Sonst kann Humor sehr schnell verletzend werden und die Verbindung zwischen Menschen eher gefährden. Und: Jemand, der noch nie Humor hatte, wird nicht ausgerechnet auf dem Sterbebett seine komische Seite entdecken. Daher empfiehlt es sich, insbesondere wenn man Menschen nicht gut kennt, die Humorbereitschaft des Sterbenden zart anzutesten und seine Witze entsprechend fein zu dosieren.

Intimität

Nur weil ein Mensch schwer erkrankt ist, verschwindet sein Bedürfnis nach Nähe und Intimität nicht plötzlich, ganz im Gegenteil. In einer so schwierigen Situation wie bei einer palliativen Erkrankung wächst das Bedürfnis nach Nähe eher. So geht es häufig auch den nahen Angehörigen, zum Beispiel dem Partner. Liegt ein schwer erkrankter Mensch im Krankenhaus, ist es sehr schwer, Raum für Intimität oder sogar Sexualität zu finden. Dabei ist mit Sexualität nicht alleine Geschlechtsverkehr gemeint, sondern alles, was Partner miteinander austauschen, Küsse, aber vielleicht auch nur das Gefühl, Haut an Haut aneinandergekuschelt im Bett zu liegen. Wir sprechen mit unseren Patienten immer wieder über das Bedürfnis nach Nähe und haben schon mehr als einmal ein großes »Bitte nicht stören«-Schild gebastelt und an die Tür gehängt, damit ein Paar auch im Krankenhaus sein Bedürfnis nach Nähe und körperlicher Zuneigung ausleben konnte. Sprechen Sie solche Wünsche offen aus und schaffen Sie für Ihren Partner und auch für sich selbst solche Inseln.

Tiere

Der Kontakt zu Tieren kann für schwerkranke beziehungsweise sterbende Menschen eine große Ressource darstellen. Einerseits werden speziell ausgebildete Therapietiere, etwa Hunde, in einigen Einrichtungen bei der Sterbebegleitung eingesetzt. Andererseits kann natürlich auch der Kontakt zu den eigenen oder vertrauten Tieren eine Insel im Sterbeprozess darstellen. Auch hier ist Kreativität gefragt, um solche Begegnungen zu ermöglichen. Beispielsweise kann man einen bettlägerigen Patienten im Bett nach draußen fahren, wo der eigene Hund oder die eigene Katze wartet. Unserer Erfahrung nach zehrt der schwerkranke Patient noch Tage später von solchen Begegnungen und erzählt gern davon. Die Erinnerung daran und das Sprechen darüber zaubert ihm noch viel später ein Lächeln ins Gesicht.

Religion

Für viele Menschen spielt Religion eine wichtige Rolle im Leben oder gewinnt vor dem Sterben noch einmal an Bedeutung. Gespräche über spirituelle Themen mit Freunden, Bekannten, medizinischen Profis oder im Besonderen auch mit Seelsorgern können ebenfalls Inseln darstellen und einen Erkrankten entlasten.

Letzte Wünsche erfüllen

Unsere Erfahrung zeigt, dass es Menschen großen Auftrieb geben kann, wenn ihnen ein letzter (größerer) Wunsch erfüllt wird. Fragen wir auf unserer Station nach letzten Wünschen, sind wir oft überrascht, wie klein diese sind. Zum Beispiel wünschte sich ein Patient, ein letztes Mal eine Haxe zu essen. Sie wurde ihm auf einem mit Tischdecke gedeckten Tisch, mit Stoffserviette und allem, was dazugehört, serviert, und er verspeiste sie genüsslich. Ein anderer Patient wünschte sich ein Hörbuch mit dem neuesten Werk seines Lieblingsautors, das er leider nicht mehr selbst lesen konnte. Manche Patienten haben aber auch größere letzte Wünsche. Wenn man hier als Angehöriger überfordert ist (oft ist beispielsweise schon ein Transport mit einem normalen Auto nicht möglich), kann man sich zum Beispiel an den »Wünschewagen« des Arbeiter-Samariter-Bundes wenden. Ehrenamtliche Mitarbeiter helfen dort sehr kompetent und engagiert bei der Erfüllung solcher letzten Wünsche. Wir haben hier schon ganz tolle Erfahrungen gesammelt. So wollte eine Patientin beispielsweise als glühender Fan von Borussia Mönchengladbach einmal ein Heimspiel »ihrer« Mannschaft im Stadion genießen. Die Aussicht auf diese Fahrt hat der Patientin so viel Kraft gegeben – es war sehr schön, das zu beobachten. Manchmal werden solche Wunscherfüllungen organisiert, doch der Patient erlebt die Ausführung dann leider nicht mehr. Auch das haben wir schon erlebt. Doch allein schon die Planung war für den Patienten und seine Angehörigen ein positiv besetztes Thema, über das sehr ausführlich gesprochen wurde. Der Patient starb dann letztlich in der Erwartung, dass sein Wunsch erfüllt wird, und wir hatten den Eindruck, dass ihn dies bis zum Schluss mit Freude erfüllte.

Diese Inseln, von denen wir gesprochen haben, sollen dazu dienen, den Betroffenen eine positive Auszeit zu verschaffen und damit auch die Angehörigen zu entlasten. Dies gelingt auch in den meisten Fällen. Allerdings kann es auch passieren, dass der Patient nach dieser Auszeit in Traurigkeit verfällt, wenn er zum Beispiel von dem geliebten Terrier Abschied nehmen muss, ohne zu wissen, ob er ihn wiedersieht. Oder wenn ihm klarwird, dass er nie wieder seine Leibspeise mit Genuss wird essen können. Bleiben Sie daher mit Ihrem betroffenen Angehörigen im Gespräch, aber lassen Sie sich nicht entmutigen. Diese Trauer haben nicht Sie ausgelöst, sondern die Erkrankung, und das Gefühl war auch schon da, bevor Sie ihm diese Möglichkeit geschaffen haben. Ermutigen Sie Ihren Angehörigen dazu, seine Gefühle herauszulassen, seine Gedanken zu formulieren und auszusprechen. Wenn es zu solchen Situationen kommt, lassen Sie sich nicht abschrecken, versuchen Sie weiter, Inseln der Entspannung und der Freude zu schaffen. Sehen Sie solche »Ausbrüche« als Möglichkeit an, mit dem Erkrankten in ein ehrliches Gespräch zu kommen, das ein Stück Krankheitsbewältigung ist und etwas die Angst vorm Sterben nehmen kann.

»Reden, immer wieder reden darüber,
so übst du ein wenig das Sterben.«

JANOSCH